中西医结合肾脏病诊疗学

金艳　王礼清　张智　崔明晓　主编

山东大学出版社
SHANDONG UNIVERSITY PRESS
·济南·

图书在版编目(CIP)数据

中西医结合肾脏病诊疗学 / 金艳等主编.—济南：
山东大学出版社,2023.10
　ISBN 978-7-5607-7915-7

　Ⅰ.①中…　Ⅱ.①金…　Ⅲ.①肾疾病－中西医结合－
诊疗　Ⅳ.①R692

中国国家版本馆 CIP 数据核字(2023)第 172736 号

策划编辑　毕文霞
责任编辑　毕文霞
封面设计　王秋忆

中西医结合肾脏病诊疗学
ZHONGXIYI JIEHE SHENZANGBING ZHENLIAOXUE

出版发行　山东大学出版社
社　　址　山东省济南市山大南路 20 号
邮政编码　250100
发行热线　(0531)88363008
经　　销　新华书店
印　　刷　山东蓝海文化科技有限公司
规　　格　720 毫米×1000 毫米　1/16
　　　　　17.25 印张　300 千字
版　　次　2023 年 10 月第 1 版
印　　次　2023 年 10 月第 1 次印刷
定　　价　88.00 元

《中西医结合肾脏病诊疗学》
编 委 会

前　言

　　肾系疾病属于临床常见、多发疾病，部分属于疑难病，涵盖范围十分广泛，临床表现复杂多样，往往侵害人体多个系统。近年来，随着人们生活方式的改变，各种肾脏病发病率呈持续上升趋势，尤其是糖尿病肾病、高血压肾损害。慢性肾脏病具有病程长、缠绵难愈、病情复杂的特点。对于部分肾脏病，西医治疗没有很好的疗效，中医以辨证论治、整体调节为原则，应用中药及中医医疗技术，如针灸、穴位贴敷、耳针、督灸、中药塌渍、中药封包、中药灌肠等，在肾脏病的治疗中显示出较大的优势。

　　为了帮助广大临床内科及肾脏病专科医师更好地学习和掌握肾病学的基础理论和基础知识，提高肾脏病诊疗水平，特编写此书。本书具有很强的实用性，面向临床一线医师，侧重于肾脏病的中西医结合诊断和治疗。本书分为基础篇、临床篇共计9章25节，分别从中西医两方面阐述了肾脏的生理病理及肾脏病的诊断方法、常用药物，并介绍了临床常见各种肾脏病的西医最前沿诊断治疗、临床指南，中医辨证施治，中医医疗技术的临床应用，中西医诊疗进展等，具有很强的临床指导和实践意义。本书中个别外文单词或字母缩写暂无正式中文译名，为避免讹误，未翻译为中文。

　　本书的编写者都是多年奋战在临床肾脏病防治一线的医护人员，本书是他们多年临床工作经验的总结。由于时间紧、任务重，编者水平有限，书中难免有不妥之处，恳请广大读者及临床专家批评指正。

编者

2023 年 2 月

目　录

基础篇

临床篇

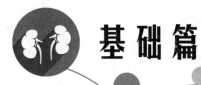

基础篇

第一章　肾脏生理病理

第一节　西医的肾脏生理

肾脏是维持人体内环境稳定的重要器官,通过肾小球选择性滤过、肾小管重吸收和分泌等过程生成尿液,以排泄代谢产物、调节体液容量、维持电解质和酸碱平衡。肾脏分泌的激素既作用于肾内也作用于肾外,同时还接受来自全身的众多神经内分泌的调节,从而保证肾脏基本功能的完成。

一、肾的结构与生理功能

人体有左右两个肾脏,位于腹膜后,其大小、质量随年龄、性别而异。中国成年人肾的长、宽、厚分别为 $10.5\sim11.5$ cm、$5.0\sim7.2$ cm 和 $2.0\sim3.0$ cm;成年男性的肾脏质量为 $100\sim140$ g,女性略轻。肾外观表面为致密结缔组织构成的被膜,其实质切面分为外周部的皮质和深部的髓质两部分。皮质由肾小体及部分肾小管组成,髓质包含 $8\sim18$ 个肾锥体,其中除少数肾小体外,主要是肾小管及肾血管等。肾锥体底较大并稍向外凸,与外周的皮质相连,顶部圆钝,又称"肾乳头"。每一个肾乳头顶部有 $10\sim25$ 个小孔,肾实质所产生的尿液则由此流入肾小盏。几个肾小盏合成一个肾大盏,几个肾大盏集合形成肾盂,后者直接与输尿管相通,由肾脏形成的尿液由此引流至膀胱,经尿道排出体外。

肾由肾单位、近血管球复合体以及肾间质、血管、神经等组成。肾单位是制造尿液的主要场所,每个肾有肾单位约 100 万个,每个肾单位由肾小体及肾小管组成。肾小体内部为肾小球毛细血管丛,由入球小动脉与出球小动脉相互联结,外面为肾小囊,又称"鲍曼囊"。该囊壁层由平行上皮组成,该上皮返折而包被于肾小球毛细血管丛外,其壁层、脏层之间的空隙称为"鲍曼囊腔"。血浆经入球小动脉进入毛细血管丛时被超滤出而进入该囊腔,而后直接进入与其相连的肾小管管腔。肾小管是由一系列单层上皮细胞组成的连续性小管,肾小球滤过的超滤液在此经过加工、处理,最后成为终尿。根据肾小管各段解剖形态以及功能不同又可把肾小管分为近端小管、远端小管以及集合管三大部分。近端小管起始的弯曲部和与其相连的直部,主要负责重吸收肾小球超滤液中各种成分。进入肾髓质内层后的近端小管细而薄,称为"亨利袢下降支";以后返折上升,其开始部分仍薄而细,称为"亨利袢上升支薄段";以后管壁转为粗而厚,称为"亨利袢厚段",后者也是远端小管起始部分。亨利袢厚段上升到皮质表面时呈横行且弯曲走行,该部称为"远曲小管"。相邻的几个远曲小管通过联结段相汇而进入皮质部集合管,后者再度向肾脏深部走行成为髓质部集合管,最后与肾盏相通。

人类及哺乳类动物的肾单位有两种:一种位于皮质浅部,称为"皮质部肾单位",占多数,其亨利袢较短,下降支在髓质浅部即开始返折;另一种位于皮髓交界处,又称"近髓部肾单位",其亨利袢下降支较长,大多可达髓质深部,少部分可达肾乳头部。

(一)肾小球的结构特点

肾小球的结构特点主要表现为以下几个方面:①数量多:众多的肾小球提供了充足的滤过面积,保证了每天约180 L的血浆从肾小球滤过。②两重动脉分支:肾小球由入球小动脉、毛细血管和出球小动脉组成。肾小球毛细血管对小分子物质滤过,但对大分子物质如蛋白质则有明显阻滞作用。血液从入球小动脉进入肾小球后,小分子物质快速滤过,而血浆等大分子物质停留在毛细血管内,导致出球小动脉处血浆胶体渗透压显著增高,当流经肾小管旁毛细血管时,可以把从肾小球滤过的大量滤过液快速而有效地重吸收。③合理的血流动力学控制:肾小球血流动力学控制主要靠出球小动脉和入球小动脉,在其上有很多的感受器和对多种血管活性物质感受的受体,通过它们的作用,可以精确感受到血压、血流以及全身循环的变化,通过调节出球小动脉和入球小动脉的舒缩,从而控制肾小球的滤过压。④特殊的选择滤过:肾小球滤过呈选择性滤过的特点。所谓"选择性滤过"是指在滤过血浆成分时,对不同的血浆中物质并不是同等程度的滤过,而是具有选择性,这包括对不同分子量、不同电荷、不同分子形态物质的滤过不同。一般情况下,肾小球对蛋白质不能滤过,对带负电荷的物质要较带正电荷的物质更不易滤过,这种对不同性质物质滤过不同的特点,使得肾小球在大量液体滤过时,仅仅把需要滤出的物质排出,而将一些机体中重要的物质,例如蛋白质等保留在体内。一旦这种滤过的选择性被破坏,可以造成蛋白尿以及其他相应后果。

肾小球毛细血管网有三层结构,即内皮细胞、基底膜和上皮细胞。内皮细胞间有较大间隙,小分子物质可以很快通过;基底膜可阻挡较大分子物质的通过。足细胞的足突与基底膜紧密相接,足突与足突之间有裂隙,裂隙之间的特殊结构称为"裂隙隔膜"(slit diaphragm,SD)。

肾小球的选择滤过机制十分复杂,至今尚未完全清楚。目前比较明确的是内皮细胞和足突上皮裂隙蛋白的完整最为关键。内皮细胞表面有一层胶状的物质,称作"内皮细胞表面膜结构"(endothelial cell surface layer,ESL)。ESL主要由内皮细胞分泌的蛋白多糖,如基底膜蛋白多糖、多能蛋白聚糖、糖胺多糖以及吸收的血浆蛋白(如白蛋白、类黏蛋白)共同组成。膜结合蛋白多糖诸如多配体蛋白聚糖、共结合蛋白聚糖和磷脂酰肌醇蛋白聚糖,能携带硫酸软骨素和(或)硫酸肝素侧链从而形成多糖-蛋白质复合物,并与某些血浆蛋白质相互作用,形成一种具有分子及电荷选择特性的胶样物质。ESL受足细胞产生的血管内皮生长因子和血管生成素-1调节。当足细胞功能改变时,血管内皮生长因子和血管生成素-1通过旁分泌作用于内皮细胞上的血管生成素-1型受体以及血管内皮生长因子受体,影响 ESL 的结构,导致肾小球滤过屏障的功能障碍。

上皮细胞足突之间的裂隙隔膜由多种蛋白组成,这种蛋白复合物会构成一种类似拉链样的结构,通过改变该结构,可以调整裂孔间隙的宽度(孔径)。裂孔膜蛋白复合物中最重要的是肾病蛋白(nephrin),它是由 1241 个氨基酸所组成的跨膜糖蛋白,在 SD 中发挥着黏附分子和信号蛋白的作用。各种细胞外的刺激通过 nephrin 这种信号蛋白传导到足突所特有的"脂筏"结构,进而影响一系列正常足突结构的蛋白,包括紧密连接蛋白-1、足细胞标记蛋白、胎盘钙黏蛋白等,决定了足细胞结构的状态。

病理状态下,各种损伤信号所产生的致炎因子通过影响 nephrin 的表达,改变整个足细胞裂孔膜蛋白复合物的完整性和通透性,损伤足细胞,影响血浆成分如白蛋白的滤过,导致蛋白尿的发生。在众多损伤因子中,比较常见的是高糖、氧化应激和机械牵拉等。

(二)肾小管的结构特点

肾小管的结构特点为:①充足的长度,能保证在不同节段对滤过液体的处理。②纵形排列,有利于不同节段对液体进行选择处理。③横形相邻,能对不同物质进行横行交换,此在浓缩稀释功能中特别重要。④与血管是交叉排列的,能保证在血液流过时仍然可以保持各部分的溶质梯度。

除上述结构特点外,肾小管各部分的通透性不同,有利于对溶质的分别处理,如近端小管对许多物质重吸收能力强,能快速地把许多滤过的物质重吸收,而亨利袢上升支对钠离子则需要特殊的泵才能转运。集合管,尤其是髓质部的集合管往往需要特殊的激素作用才能进行转运。肾小管上皮细胞各侧的结构也是不一样的,即有极性,这种极性与小管上皮细胞所负担的功能是相呼应的。例如,近端小管对葡萄糖的重吸收需要葡萄糖-钠协同转运子完成:肾小管基底侧的钠泵利用三磷酸腺苷(ATP)的能量,将钠离子(Na^+)泵出,钾离子(K^+)泵入,造成细胞内钠离子浓度较低,为钠离子从管腔侧进入胞内创造浓度梯度。随着钠离子的进入,葡萄糖同时进入细胞。正是由于这种管腔侧和基底侧结构的不同,才能保证它们的重吸收。

肾小管各段对同一物质的重吸收量不同,以对氯化钠的代谢为例:每天从肾小球滤过的氯化钠为 25500 mmol,其中的 65% 由近端小管重吸收,25% 经亨利袢上升支重吸收,此后的肾小管又吸收了 7%,因此,到达皮髓交界处集合管的氯化钠仅有 3%。

肾小管各段对氯化钠重吸收可以通过不同的能量消耗来反映。Na^+-K^+-ATP 酶是重吸收钠离子的重要能量基础。近端小管曲部该酶活力很高,说明该段能重吸收大量氯化钠,到近端小管直部该酶活性已有减弱,说明该段氯化钠重吸收比较少,因此实际上肾小球滤过的氯化钠有 65% 在不到近端小管直部的位置就已被重吸收。在亨利袢髓质上升支部位 Na^+-K^+-ATP 酶活性也非常高,保证了氯化钠在该段的主动重吸收,此为髓质高渗透压能够维持的重要基础。到了远端集合管,Na^+-K^+-ATP 酶活性又出现了一个高峰,该处存在着上皮钠通道,可以受醛固酮和许多激素的调节。此后,各段肾小管一直到外髓集合管,Na^+-K^+-ATP 酶活性虽有所下降,但始终还保持一定活性。从各段酶的活性就可以判断出不同节段的不同功能。肾小管各段对其他一些物质重吸收或分泌,也可从不同段有关的 Ca^{2+}-ATP 酶、H^+-ATP 酶等的活性得到反映。

(三)肾小球和肾小管相互协调

肾小球和肾小管功能相互影响、相互调节。肾小球血流动力学有自我调节的特点。正常情况下,虽然全身血压经常变化,但由血压改变所导致的肾小球滤过变化幅度并不太大,肾小球的滤过在相当范围内依然相对恒定。这种自我调节对于调节体液平衡、保护肾小球免受压力损害等都具有非常重要的意义。肾小球血流的自我调节主要通过肌源性和肾小管-肾小球反馈(管-球反馈,tubulo-glomerular feedback,TGF)两大机制来实现。肌源性机制(myogenic mechanism)指入球小动脉的平滑肌通过感受压力的改变,调节平滑肌的收缩。入球小动脉压力增加时,入球小动脉平滑肌上的 L-型钙通道开放,钙离子内流,与钙调蛋白结合,进而磷酸化,与平滑肌肌蛋白轻链激酶(MLCK)形成复合物,最终使平滑肌收缩。相反,去磷酸化可以使平滑肌舒张。肌源性机制在肾小球血流改变的急性期发挥重要作用。TGF 在肾小球血流动力学自我调控中也发挥了重要作用。从肾小球滤过的滤液流经肾小管致密斑处后,致密斑处的离子通道(主要为钠-钾-氯协同转运蛋白 2)感受到滤液氯离子浓度的改变,通过产生环氧化酶-2(COX-2),与 E 型前列腺素受体 4(EP4)结合,激活致密斑产生血管紧张素 Ⅱ 以及腺苷酸等,影响入球小动脉及出球小动脉的收缩,从而稳定了肾小球的血流。

　　总结各段肾小管的不同离子转运和生理功能:近端小管最重要的作用是重吸收,而这种重吸收的选择性较差;近端小管还有分泌作用,分泌的主要物质为有机酸和尿酸。髓质与浓缩稀释功能密切相关。远端小管因为有大量离子通道,因而可以进一步精细处理钠、氯、钙等物质的重吸收。集合管则能对滤过的液体进行最后处理,从而精确控制终尿量;更为重要的是能制造出某物质非常高的浓度梯度,如尿液的酸碱度(pH 值)可以为 4.5～6.5 甚至 7.0,氢离子浓度变化了 1000 倍,这都与集合管的精密调控密切相关。

二、肾脏功能应对全身体液平衡情况改变的反应

　　细胞外液容量和渗透压的改变可以通过多种途径由肾脏进行调节。容量扩张时近端小管重吸收减少,到达远端小管中的滤过液增加,从而排出水分增加;容量减少则肾小球滤过率(glomerular filtration rate, GFR)降低,滤过减少,另外还可以通过刺激肾素-血管紧张素 Ⅱ 促进水钠重吸收。除肾脏本身之外,还可通过全身,比如通过对颈动脉窦的压力感受器、心房利钠肽分泌等,作用于肾脏。中枢神经系统许多神经核也参与体液平衡的调节,如通过抗利尿激素的释放,起到精密调节水平衡的作用。

第二节　西医的肾脏病理

一、原发性肾小球疾病

　　原发性肾小球疾病系指各种病因引起双侧肾脏弥漫性或局灶性不同病理改变的肾小球病变,其原发病变发生在肾脏,并排除了继发全身疾病引起的肾小球损害。除少数急性肾小球病变外,原发性肾小球疾病起病隐匿,患者早期常无明显自觉症状,病情易有慢性化趋向。原发性肾小球疾病伴发肾小管间质炎症性和纤维化病变是引起肾衰竭的重要因素,也是慢性肾衰竭最常见的

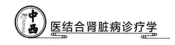

病因。

原发性肾小球疾病的临床分型,虽不如病理分型确切,但两者之间尚有一定的联系。如原发性肾小球肾病相对应的病理类型为微小病变;原发性肾小球肾炎中,急性肾小球肾炎的病理类型为毛细血管内皮细胞增生性肾炎,急进性肾小球肾炎的病理类型为新月体性肾炎,肾小球新月体占50%以上;慢性肾小球肾炎的病理类型可表现为膜性肾病、系膜增生性肾炎、膜增殖肾炎、局灶节段性系膜增生性肾炎或局灶节段性肾小球硬化等;隐匿性肾小球肾炎的病理类型可表现为局灶节段性系膜增生、系膜增生、早期膜性、免疫球蛋白 A(IgA)肾病、薄基膜肾病和早期膜增生等。

原发性肾小球疾病的临床分型可发生改变,而病理分型可相应转型,如隐匿性肾小球肾炎病程进展出现临床症状,病理变化可能转型,而临床上症状持续缓慢进展,即诊断为慢性肾小球肾炎,而病理类型亦可从局灶节段性系膜增生转为弥漫性系膜增生。目前临床分型虽有一定局限性,但尚有一定的实用性,它对临床诊断思维、治疗方案制订、劳动力和预后判定均有帮助,亦便于教学。

(一)急性肾小球肾炎

急性肾小球肾炎的病理变化随病程及病变的轻重而有所不同,轻者肾脏活组织检查仅见肾小球毛细血管充血,内皮细胞和系膜细胞轻度增殖,肾小球基底膜上免疫复合物沉积不显著,在电镜下无致密物沉着。典型病例在光学显微镜下可见弥漫性肾小球毛细血管内皮细胞增殖、肿胀,使毛细血管管腔发生程度不等的阻塞。系膜细胞也增殖肿胀,伴中性粒细胞及嗜酸性粒细胞、单核细胞浸润,纤维蛋白沉积,肾小球毛细血管内血流发生障碍,引起缺血,使肾小球滤过率降低。上述变化一般在病程第 7~10 日最明显。肾小球基底膜一般正常,但在电镜下则可见基底膜上皮侧有呈"驼峰"样的高密度沉积物,在基底膜内侧也可有不规则沉积物,基底膜密度有时不均,部分可变薄、断裂,上皮细胞的足突有融合现象。免疫荧光检查可见 C3 及免疫球蛋白 G(IgG)在"驼峰"中存在,并沿毛细血管呈颗粒样沉积,肾小管细胞发生混浊肿胀,管腔中有红细胞及白细胞管型,肾间质有水肿。

大部分患者恢复较快,上述变化在短期内可完全消失,少数患者肾小球毛细血管蒂部间质细胞增殖及沉积物消失需历时数月或更长,少数患者病变继续发展,肾小球囊上皮细胞增殖较为明显,并可与肾小球毛细血管丛粘连,局部形成新月体,巨噬细胞增殖也可形成新月体,逐渐转入慢性。在严重的病例中,入球小动脉及肾小球毛细血管可发生纤维素样坏死及血栓形成,或上皮细胞和巨噬细胞显著增殖,可转变为新月体性肾炎,导致肾衰竭。

其病变主要在肾小球,引起血尿、蛋白尿、肾小球滤过率下降,导致水钠潴留,而肾小管功能基本正常,患者表现为水肿、高血压,严重时可致左心衰竭及高血压脑病。

(二)急进性肾小球肾炎

在本病早期,肾小球内有大量壁层和脏层上皮细胞增殖。增殖的上皮细胞在囊腔重叠成层,形成上皮细胞性新月体或呈环形包绕整个肾小囊壁层,称"环状体"。有人认为在发病的头几天内就可有新月体形成,增殖的上皮细胞之间可见纤维蛋白、多核巨噬细胞、中性粒细胞和红细胞等。这些病变范围可相当广泛,甚至累及 80% 左右的肾小球。在患病时间较长的病例中,增殖的每层上皮细胞之间可见有新生的胶原纤维出现,以后逐渐形成纤维性新月体。现已公认新月体形成的数量与严重性和预后密切相关。至于新月体形成的机制尚不十分清楚,多认为是纤维蛋白通过有病变的肾小球毛细血管壁渗出到肾小腔内,刺激上皮细胞反应性增殖,但纤维蛋白能否引起如此显著程度上皮细胞增殖尚属疑问,很可能还有其他未知的影响因素。巨噬细胞的作用已受到重视,巨噬细胞促进纤维蛋白原在肾小球沉积;巨噬细胞于球囊壁上增殖,并转化为上皮样细胞,形成新月体。新月体可自行消失。

在有新月体的肾小球毛细血管丛可出现灶性坏死,继之毛细血管塌陷,并与新月体粘连使囊腔阻塞,最后整个肾小球可发生玻璃样变或纤维化。此外,肾小球毛细血管丛也可见到增殖性改变。

本病理改变除肾小球突出病变外,间质内可有细胞浸润、水肿和纤维化等。间质病变程度也影响预后。

(三)慢性肾小球肾炎

慢性肾小球肾炎的病理改变因病因、病程和临床类型不同而异,可表现为弥漫性或局灶节段性系膜增殖、膜增殖、膜性、微小病变、局灶硬化、晚期肾小球纤维化或不能定型。除肾小球病变外,患者尚可伴有不同程度肾间质炎症及纤维化。晚期肾小球肾炎肾皮质变薄,肾小球毛细血管袢萎缩并发展为玻璃样变或纤维化,残存肾小球可代偿性增大,肾小管萎缩等。有时在同一个肾活组织检查标本中,同时存在活动性病变和慢性病变,如系膜细胞明显增殖、细胞性新月体形成、白细胞数目增多、毛细血管坏死以及肾间质炎症细胞浸润等活动性病变,以及肾小球局灶节段性硬化、全球硬化、纤维化新月体形成和肾间质纤维化等慢性病变。

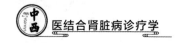
(四)肾病综合征

原发性肾病综合征病理类型在国内以肾小球系膜增殖最为常见,占 1/4～1/3;其次为膜性肾病,占 1/5～1/4,以成人较为多见;微小病变成人约占 1/5;膜增殖约占 15%;局灶节段性肾小球硬化占 10%～15%。局灶节段性系膜增殖较少发生肾病综合征。各病理类型中均可伴有肾间质不同程度炎症改变和(或)纤维化,其中以炎症较为明显的类型如系膜增殖、膜增殖和少部分局灶节段性肾小球硬化,常伴有肾间质炎症或纤维化改变;膜性引起者亦不罕见,肾间质炎症程度和纤维化范围对肾小球滤过功能减退有较大影响。

原发性肾病综合征病理类型不同,与临床表现(除均可有肾病综合征外)有一定关联,如微小病变和膜性肾病引起者多表现为单纯性肾病综合征,早期少见血尿、高血压和肾功能损害,但肾病综合征临床表现多较严重、突出,经尿丢失蛋白质多,可高达 20 g/d;而系膜增殖和膜增殖等炎症明显,且常伴有血尿、高血压和不同程度肾功能损害,肾功能损害发生相对较早。局灶节段性肾小球硬化,常有明显高血压和肾功能损害,出现镜下血尿亦较多见。少数情况病理类型改变与临床表现不完全一致。

(五)微小病变性肾病

微小病变性肾病光镜下肾小球基本正常,免疫荧光检查一般无免疫沉积物,电镜下的弥漫性上皮足突消失或融合为其典型病变。有时也可见到局灶的系膜区有电子致密物。微小病变性肾病有时也可以存在形态学异常,表现为轻中度局灶或弥漫的系膜细胞增殖和局灶性肾小球硬化。但在微小病变性肾病病程发展到后期出现的局灶硬化性损害,可作为在微小病变性肾病中较为严重和对激素治疗反应差的一种组织学标志。微小病变性肾病有时在免疫荧光下也可见系膜区有免疫球蛋白 M(IgM)、IgA 或 C3 沉积,一般很轻微。系膜细胞增殖和 IgM 沉积如同时出现,常提示对激素治疗反应差或对激素的反应延迟,并且使疾病进展的可能性增大。微小病变中足突细胞除足突融合外,足突细胞顶面有微绒毛改变,伴随有足突细胞蛋白 nephrin 和足突素减少,降低滤过率,并出现大量蛋白尿。

(六)膜性肾病

膜性肾病早期肾脏肿大、苍白,慢性肾衰竭晚期肾脏大小正常或略小。本病光镜和电镜下病理特点为上皮下免疫复合物沉着及基底膜增厚和变形。原发性膜性肾病的免疫复合物只分布在毛细血管祥而不分布在系膜区,一般无内皮或系膜细胞增生。继发性膜性肾病由循环免疫复合物引起,免疫复合物除分布于毛细血管祥外,还可在系膜区沉积。免疫荧光检查可见 IgG、C3 呈细颗粒状弥漫性沉积于肾小球毛细血管祥,有时可见 IgM 及纤维蛋白。肾间质可见以淋巴细胞为主的细胞浸润,其程度与肾病综合征和肾功能损害程度明显相关。

(七)局灶节段性肾小球硬化症

1.光镜

光镜下病灶呈局灶、节段性分布,肾小球的某些节段硬化,而未硬化处相对正常。病变部位以系膜基质增多和血浆蛋白沉积为主,早期病变出现于皮质、髓质交界处,晚期病变弥漫,而且出现球性硬化。在肾小管常可见到基底膜局灶增厚和萎缩,伴间质细胞浸润及纤维化。小动脉内膜玻璃样物质沉积和小动脉透明样变亦很常见。

2.免疫荧光

IgM 伴有或不伴有 C3 在肾小球硬化部位呈高强度团块状沉积。未硬化的肾小球系膜区也常见 IgM 沉积,但强度较弱。IgG 和 IgA 也可呈微弱阳性。

3.电镜

电镜下可见系膜基质增多,毛细血管塌陷,电子致密物沉积,上皮细胞足突广泛融合,上皮细胞和内皮细胞空泡变性。

(八)系膜增生性肾小球肾炎

弥漫性肾小球系膜细胞增生伴基质增多是本病的特征。早期以系膜细胞增生为主,后期伴系膜基质增多,甚至以系膜基质增多为主。全部肾小球的所有小叶均可受累,程度也基本一致;马松(Masson)染色有时可见系膜区或副系膜区有嗜伊红物沉积。肾小球毛细血管壁及基底膜正常。当肾小球系膜细胞增生时,间质及肾小管基本正常,当系膜病变进展时,可出现间质炎症细胞浸润及纤维化、肾小管萎缩,肾血管一般正常。根据系膜增生程度,非 IgA 系膜增生性肾炎(non-IgA MsPGN)可分为轻度、中度、重度三级:①轻度:增生的系膜宽度不超过毛细血管的直径,毛细血管呈开放状,无挤压现象。②中度:增生的系膜宽度超过毛细血管的直径,毛细血管腔呈现轻重不等的挤压现象。③重度:增生的系膜在弥漫性指状分布的基础上,呈团块状聚集,系膜基质明显增多,在团块状增生聚集的部位,毛细血管结构被破坏,甚至消失。也有研究者按系膜区细胞核数或系膜基质增多程度评估病理改变的严重程度。必须指出,正确诊断系膜增生性肾小球肾炎,要严格掌握切片厚度在 $1\sim3~\mu m$,若超过 $3~\mu m$,可因细胞组织重叠、染色不佳,易与肾小球轻微病变、局灶增生性肾炎、早期膜性肾病等,甚至正常肾脏相混淆。

(九)IgA 肾病

IgA 肾病主要累及肾小球,呈多样性,可为轻微病变、系膜增生性病变、局灶节段性病变、毛细血管内增生性病变、系膜毛细血管性病变、新月体病变及硬化性病变等,亦有报道可为膜性病变,但以系膜增生性病变最为常见。病变可以累及肾小球、肾小管间质,也可以累及肾内血管。有研究显示,IgA肾病肾内血管病变的发生率高于非IgA系膜增生性肾小球肾炎和特发性膜性肾病,而且肾小动脉的病变重,玻璃样变的发生率高。李(H. S. Lee)等确立了Lee分级系统,目前较为常用。Ⅰ级:肾小球绝大多数正常,偶有轻度系膜增宽(节段性),伴或不伴有细胞增生;小管间质正常。Ⅱ级:肾小球局灶系膜增殖和硬化(50%),罕见小的新月体;小管间质正常。Ⅲ级:肾小球弥漫系膜增殖和增宽(偶尔为局灶节段),偶见小的新月体、球囊粘连;局灶性间质水肿,偶见细胞浸润,罕见小管萎缩。Ⅳ级:肾小球重度弥漫性系膜增殖,伴有硬化,部分或全部肾小球硬化,可见新月体(<45%);小管萎缩,间质浸润,偶见间质泡沫细胞。Ⅴ级:肾小球病变类似Ⅳ级,但更严重,可见新月体(>45%);小管间质改变类似Ⅳ级,但更严重。

(十)系膜毛细血管增生性肾炎

1.Ⅰ型

(1)光镜:主要特点为弥漫性球性毛细血管壁增厚以及毛细血管内细胞增生,伴单核细胞和中性粒细胞浸润。系膜细胞和基质重度增生,并沿毛细血管内皮细胞间插入,毛细血管壁增厚,管腔变窄。插入毛细血管壁的系膜基质与基膜有相似的染色,在嗜银染色下表现为双层或多层基膜图像,呈"双轨征"。系膜基质显著增加,毛细血管腔大部分闭塞,小叶结构呈分叶状。明显扩张的系膜基质可呈结节状,其中心硬化,类似糖尿病性肾小球硬化或轻链沉积病。可有不同程度的肾小管萎缩和间质纤维化。

(2)免疫荧光:IgG、C3沿系膜区和毛细血管壁呈弥漫性粗颗粒状沉积,部分病例亦可见IgM、C1q和C4沉积。

(3)电镜:内皮下和系膜区有致密物沉积,系膜增殖、插入,基底膜增厚,毛细血管腔狭窄。

2.Ⅱ型

Ⅱ型以基膜内电子致密物沉积为显著特征。其光镜下与Ⅰ型、Ⅲ型相似,但系膜插入不如Ⅰ型、Ⅲ型显著,30%的病例有新月体形成。免疫荧光示C3呈粗颗粒状沉积于系膜区和毛细血管壁,IgG少见。电镜下可见毛细血管基膜致密层被大量连接成带状的电子致密物取代,故又称"致密物沉积病"。致密物沉积亦可见于系膜和肾小管基膜。

3.Ⅲ型

Ⅲ型光镜下与Ⅰ型相似,电镜下可见内皮下和上皮下致密物沉积。Ⅲ型又分为A、B、C三型。ⅢA型:基底膜断裂;ⅢB型:中间体型致密物沉积;ⅢC型:上皮下和内皮下均有电子致密物沉积。

(十一)纤维性肾小球肾炎和免疫触须样肾小球病

1.电镜

电镜检查是纤维性肾小球肾炎(fibrillary glomerulonephritis,FGN)和免疫触须样肾小球病(immunotactoid glomerulopathy,ITG)的确诊依据。FGN的诊断需在电镜下观察到无规则排列的、无分支的纤维,直径约20 nm,位于肾小球系膜区和(或)毛细血管壁。纤维样物质可沉积于上皮下、内皮下或基底膜内。纤维丝样沉积物的直径明显大于邻近细胞的肌动蛋白纤维丝的直径,而淀粉样变性的纤维丝的直径仅稍大于肌动蛋白纤维丝。与ITG或冷球蛋白血症患者的纤维样物质相比,FGN患者的纤维丝直径较小。在电镜下观察,ITG患者的纤维丝无指纹样结构,后者常见于狼疮性肾炎患者。多数ITG患者有大量蛋白尿,因此常可观察到其肾小球脏层上皮细胞足突广泛融合。

在放大倍数为5000～10000时,即可观察到ITG患者的肾小球内有管状沉积物,但在上述放大倍数下,不能辨认出FGN患者的纤维丝呈管样结构。ITG的微管常呈平行排列,而FGN的纤维丝则呈无序排列。ITG沉积物的超微结构与冷球蛋白血症性肾小球肾炎的沉积物类似,因此,在诊断ITG前,必须除外冷球蛋白血症性肾小球肾炎。

2.光镜

FGN患者常可见系膜细胞增生、系膜基质增多和毛细血管壁增厚,可呈各种类型肾脏病理改变,如呈系膜毛细血管增生性肾炎、膜性肾病、系膜增生性肾炎等,重者有新月体形成。用六胺银染色法染色,典型的纤维丝沉积呈虫咬状,刚果红染色为阴性,据此可以与淀粉样变性相鉴别。肾小管、间质和血管一般无异常。ITG在光镜下的表现也呈多样化,以系膜毛细血管增生性肾炎最为多见。

3.免疫荧光

所有FGN患者肾小球系膜区都有免疫球蛋白和补体沉积,免疫荧光不是通常所见的颗粒或线状,而是位于毛细血管壁的不规则的带状,在系膜区则呈不规则的蓬松状。沉积的免疫球蛋白绝大多数是IgG,以IgG亚型为主,IgM和IgA呈弱阳性或阴性。C3染色常呈强阳性。肾小管基底膜、肾间质以及间质血管免疫荧光一般为阴性。ITG患者的免疫荧光也是以IgG为主,且通常含

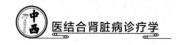

γ 和 λ 两种轻链。

二、继发性肾小球疾病

(一)系统性红斑狼疮的肾损害

1.肾小球病变

狼疮肾炎(lupus nephritis，LN)肾脏的组织病理变化广泛而又多样。其多样化表现为病变不仅在患者与患者之间不同，而且同一患者的肾小球与肾小球之间，甚至同一肾小球的不同节段之间的病变也不一致。同一患者的肾脏病理变化在不同时间也会发生变化，既可是自发的改变，亦可能与治疗相关。

肾小球内细胞增生及浸润是本病的基本病变，应用单克隆抗体技术鉴定发现肾小球内浸润的细胞多为单核巨噬细胞及 T 淋巴细胞。肾小球内免疫复合物沉着是本病的第二个基本病变，免疫复合物可沉积于上皮下、内皮下、基底膜及系膜区。免疫病理可见多种抗体 IgG、IgM、IgA、补体 C3、补体 C1q 阳性，常称为"满堂亮"表现。当镜下肾小球毛细血管袢呈铁丝圈样时，又称"白金耳"现象。有时毛细血管腔内可见透明样血栓，电镜下可见到系膜区有指纹样改变(finger print like pattern)，均是病变活动的指标。血管袢坏死也很常见，有时染色呈纤维素样，又称为"纤维素样坏死"(fibrinoid necrosis)。

2.LN 的少见病变

除了小球病变外，LN 另有一些不常见的肾脏病变，如小管间质性肾炎、血管病变、少量或无免疫复合物坏死性肾小球肾炎等，分述如下。

(1)小管间质性肾炎：小管间质性肾炎(间质浸润、小管损害)伴或不伴小管基底膜免疫复合物沉积，在 LN 中十分常见，常与其他肾小球病变同时存在。小管间质受累程度是判断预后的一个重要指标，它同高血压、血浆肌酐水平及临床病程进行性发展呈正相关。在有些病例，小管间质病变是 LN 的唯一表现，对于那些血肌酐水平增高而尿检相对正常或仅有少量红细胞、白细胞的患者，尤其值得注意。以上改变可伴小管功能损害如Ⅰ型(远端)肾小管酸中毒、高钾或低钾及继发性醛固酮增多症等。激素治疗对保护肾功能通常有效。

(2)血管病变：肾脏血管的累及在 LN 患者中并不少见，它的出现同肾脏的预后呈负相关。本病的血管病变有多种，最常见的包括高血压引起的血管病变、免疫介导的微血管病、血栓性微血管病变所致综合征(与血栓性血小板减少性紫癜相类似)及坏死性血管炎。血管免疫复合物沉积通常位于内皮下，一般不产生炎症反应，但重症患者可出现纤维素样坏死伴血管狭窄，且与中等至严重程度的高血压相关。究竟是高血压引起血管病变还是因血管狭窄激活了肾素-血管紧张素系统从而加剧了高血压,目前尚不十分清楚。无论发病机制如何,发生坏死性血管病变的患者较那些仅有肾小球累及的患者预后更差。血管病变的治疗同其他重症狼疮的治疗并无不同,通常也需使用泼尼松及环磷酰胺,并且应控制好血压。一些表现为肾小球及血管性血栓的患者,通常与抗磷脂抗体如狼疮抗凝物质(lupus anticoagulant,LA)及抗心磷脂抗体有关。狼疮抗凝物质在体内能促进凝血,导致动脉及静脉血栓形成、血小板减少、网状瘀斑及习惯性流产。这一综合征在致病机制上同特发性血栓性血小板减少性紫癜相类似,受累肾脏的小动脉、肾小球毛细血管甚至大的肾动脉分支有纤维蛋白血栓形成。肾内血栓性微血管病变通常和急性、可逆性肾功能减退相关,且常同时伴有严重的高血压。对急性期患者用血浆置换治疗可能有益,若其同时伴免疫复合物沉积所致病变,则需加用免疫抑制剂治疗。免疫抑制剂治疗虽可使狼疮的血清学指标得到控制,但对清除抗磷脂抗体无效。

(3)少量或无免疫复合物坏死性肾小球肾炎:尽管电镜及免疫荧光镜下免疫复合物沉积为狼疮性肾小球肾炎的特征表现,但也有少数患者表现为很少或无免疫复合物沉积的坏死性小血管炎,其发病机制不清,抗中性粒细胞抗体并不起主要作用,细胞免疫可能发挥更为重要的作用。

(4)药物引起的狼疮:很多药物能引起狼疮样综合征,特别是那些在肝中乙酰化的药物如肼屈嗪、普鲁卡因及异烟肼等;肾脏累及虽不多见,但可以发生增殖型肾小球肾炎或肾病综合征。

(5)肾小球足细胞病:一些狼疮性肾炎患者有类似微小病变型的足细胞病变。这些患者虽无毛细血管内皮细胞增生、坏死及电子致密物在基底膜的沉积,但有肾病综合征范围的蛋白尿,电镜下可发现至少80%的足突消失。该类型发生率很低,低于万分之一。

(二)过敏性紫癜的肾损害

该病典型的肾小球病变为系膜增生型肾小球肾炎,可伴有不同程度的新月体形成。系膜细胞增生和基质扩张可以是局灶性的,亦可为弥漫性的。在严重病例,单核及多核细胞可浸润肾小球毛细血管丛并引起血管袢坏死。通过单克隆抗体染色,发现浸润的细胞为单核细胞、巨噬细胞及$CD4^+$、$CD8^+$ T细胞等。有些病例呈膜增生型,出现肾小球基底膜双轨现象,脏层、壁层上皮细胞增生,新月体形成。小管间质萎缩及间质纤维化与肾小球损伤程度相一致。电镜下可见系膜细胞增生,基质增加,有广泛的系膜区、内皮细胞下不规则电子致密物沉积,偶见上皮细胞下电子致密物沉积,伴基底膜断裂,管腔内有中性粒细胞、血小板及纤维素等。免疫荧光镜可见IgA呈颗粒样在系膜区广泛沉积,也可有

IgG、IgM、C3、备解素和纤维蛋白相关抗原的沉积,大部分分布在系膜区,亦可在内皮细胞下。

(三)混合性结缔组织病的肾损害

受累肾脏的病理变化亦具有混合病变的特点:肾小球、肾血管及间质均可出现病变。肾脏的中、小动脉病变可有进行性系统性硬化和多动脉炎的特点,肾间质常见淋巴细胞、单核细胞和浆细胞大片浸润。肾小球则可出现狼疮性肾炎时的多样化表现。免疫荧光检查可见系膜和(或)毛细血管壁 IgG、C3、C4沉积。

(四)原发性干燥综合征的肾损害

肾脏病理改变为中至重度的小管间质肾炎伴 T 淋巴细胞和浆细胞的浸润。免疫组化显示 75% 的浸润细胞为 T 淋巴细胞,10% 为 B 淋巴细胞,也有许多浆细胞。有些患者可出现肉芽肿伴葡萄膜炎,提示可能存在结节病或肾小管间质性肾炎葡萄膜炎综合征。慢性病例可出现小管萎缩和间质纤维化。相比较而言,肾小球多无明显病变或有轻度非特异性的肾小球改变,包括节段性系膜细胞增生、系膜基质增生、小球周围纤维化等,这些变化通常继发于小管的改变。少数患者有严重的肾小球病变,病理改变包括膜性、局灶节段增生性、弥漫增生性肾小球病变,出现这些病变时,需考虑合并其他自身免疫性疾病的可能。亦可发现坏死性动脉炎和小动脉炎,干燥综合征合并血栓性血小板减少性紫癜的患者中常见肾小球毛细血管及小动脉透明血栓形成。免疫荧光镜可见 IgG、IgM、C3 在局部的小管基底膜沉积,肾小球一般无累及。电镜改变研究甚少,大多数患者肾小球改变为非特异性,仅很少患者可见膜性、局灶或弥漫增生性肾小球肾炎及血栓性微血管病变等超微结构的变化。

(五)糖尿病肾病

糖尿病肾病(diabetic nephropathy,DN)的病理基础是肾脏的结构改变,所有的肾脏结构,包括小球、小管、血管与间质等均可以出现异常变化。但不同患者 DN 的病理差异较大,这主要取决于糖尿病的类型、疾病持续的时间、是否存在高血压以及肾功能损害情况等。这些变化的严重程度也决定了 DN 患者的预后。近来,DN 的早期肾脏改变越来越受到重视,因为此时如给予适当的临床干预,可望使病变过程得到遏止甚至逆转。

(六)高尿酸血症的肾损害

原发性高尿酸血症肾病的主要病理变化为慢性肾间质-肾小管病,病变以肾髓质部位最为严重。光镜下可见呈针状、双折光放射形排列的尿酸盐结晶沉积于肾间质-肾小管内,这为高尿酸血症肾损害的特征性病理变化。晚期肾间质纤维化肾萎缩,纤维组织压迫血管引起肾缺血、肾小动脉硬化及肾小球纤维化。

三、尿路感染

尿路感染(urinary tract infection,UTI)是由各种病原体入侵泌尿系统引起的疾病,简称"尿感"。根据病原体种类可分为细菌性尿感、真菌性尿感及病毒性尿感等,根据感染部位可分为上尿路感染(肾盂肾炎、输尿管炎)和下尿路感染(膀胱炎、尿道炎),根据有无临床症状可分为有症状尿感和无症状尿感,根据有无尿路异常(如梗阻、结石、畸形、膀胱输尿管反流等)又分为复杂性尿感和非复杂性尿感。

急性肾盂肾炎病变可为单侧或双侧,局限或广泛,可轻可重,轻者仅累及肾盂黏膜;重者肾脏肿大,切面可见黏膜充血及溃疡、小脓肿形成。如伴梗阻,则肾盏增宽。少数严重患者,其肾乳头及锥体部可见坏死,坏死组织随尿液排出,称"坏死性乳头炎"。显微镜下可见肾间质水肿、小管损伤、局灶中性粒细胞和单核细胞浸润。

慢性肾盂肾炎肾脏较正常缩小,两侧病变常不对称。肾盂及肾盏有慢性炎症表现,肾盂扩大、畸形,肾皮质及乳头部有瘢痕形成,肾髓质变形,肾盂、肾盏黏膜及输尿管管壁增厚,严重者肾实质广泛萎缩。光镜检查可见肾小管萎缩及瘢痕形成;间质有淋巴细胞和单核细胞浸润,急性发作时可有中性粒细胞浸润;肾小球正常或轻度小球周围纤维化,如有长期高血压,则可见肾小球毛细血管壁硬化,肾小球囊内胶原沉着。

四、肾石病

结石分布以肾盂最常见,肾盏次之,肾实质罕见。肾盏结石多位于下肾盏,双侧肾结石的发生率不到10%。结石可引起肾盂肾盏损伤、感染和阻塞。上述改变导致上皮脱落产生溃疡,最终瘢痕形成。结石引起的阻塞多为不完全性,尿液经结石周围流入输尿管,但可有肾盂扩大、肾盂壁肥厚和纤维化。若结石嵌顿于肾盂输尿管交界处或输尿管狭窄处,则产生肾盂积水、肾盂扩大、肾皮质萎缩及破坏,并可引起肾盂感染积脓。结石还可伴肾盂鳞状细胞癌。

五、缺血性肾病

缺血性肾病的肾脏组织学病理改变以缺血性改变为特征,可累及肾小球、肾小管以及肾血管。其中肾小管的病变为最主要的病理变化,主要表现有肾小管上皮细胞剥脱、凋亡或斑点状坏死,小管萎缩或闭锁,基底膜增厚分层,部分存在上皮细胞的新生,肾间质局灶性炎症细胞浸润和纤维化。研究认为,肾小管上皮细胞再生的活跃程度可作为判断缺血性肾病临床预后的指标之一。肾小球病变出现较晚,多继发于肾小管及血管的改变,表现为缺血性毛细血管袢开放不良、皱缩、闭锁及局灶节段性硬化,最后导致肾小球废弃。有些肾小球与近曲小管脱离形成"无肾小管的肾小球"。肾血管病变表现多样,可存在血管平滑肌细胞增生和活化、胶原沉积、弹力层断裂,血管腔狭窄终至玻璃样变。长期高血压的患者可见肾内小动脉中层增厚及玻璃样变,弓形动脉纤维弹性组织变性,动脉栓塞(胆固醇碎片、局灶梗死)。其中入球小动脉硬化提示肾脏慢性病变的严重性。

免疫荧光一般无免疫复合物在肾组织沉积,偶见肾小球系膜区和血管袢有IgM 的非特异性沉积。

电镜下可见:肾小管刷状缘微绒毛化,大部分线粒体和胞质消失,以近端小管萎缩最为突出;肾小球基底膜皱缩;肾间质纤维化。

六、间质性肾炎

间质性肾炎(interstitial nephritis)又称"小管-间质性肾炎"(tubulointerstitial nephritis),是指主要影响肾小管间质疾患的总称。肾小管与肾间质是肾脏中结构与功能相对独立而又紧密联系的两个成分,损伤累及其中一个成分,不可避免地最终会累及另一个成分,故采用"小管间质疾病"(tubulointerstitial diseases)一词应更为妥当。本组疾病所表现的临床病理综合征称为"小管间质肾病"(tubulointerstitial nephropathy)。因此,此处所指的肾间质包括肾小管、肾小管基底膜(tubular basement membrane,TBM)、血管结构、间质细胞和其周围的细胞外基质。

(一)急性间质性肾炎

本病的病理改变极具诊断意义,在形态学上可分为急性、慢性和肉芽肿形成三种类型。

急性原发性间质性肾炎以间质区有明显的炎症细胞浸润、很少累及肾小球为标志。炎症的弥漫程度与肾功能下降密切相关。药物所致急性间质性肾炎的损害以斑片状为多见,常起始于肾皮质深部;非甾体抗炎药(NSAIDs)引起的则几乎不影响肾小球。所浸润的炎症细胞主要是 T 淋巴细胞和单核细胞,但也可见浆细胞和嗜酸性粒细胞。T 淋巴细胞可由各种表型的淋巴细胞所组成,然而以 CD4$^+$ 为著。间质水肿常见,可压迫肾小管。免疫荧光检查偶见线形或颗粒状 IgG、IgM 和补体沿 TBM 着染,绝大多数并无免疫沉积物。几乎所有患者在炎症过程中受损的肾小管上皮细胞都有主要组织相容性复合体（major histocompatibility complex，MHC）Ⅱ类抗原和黏附分子的异常表达，此对 T 淋巴细胞聚集有重要意义。在一些患者中，这种聚集将加剧炎症过程，而在另一些患者中则可缓和炎症过程。

在慢性损害中，广泛的细胞浸润被纤维化过程逐步取代，表现为肾外形不规则和肾固缩，小管上皮细胞萎缩和肾小管腔扩张。所谓"慢性"仅是一个相对的术语，因为在炎症起始后 7～10 天内就可见到这种纤维化改变，以肾硬化症和肾小球硬化症为特征的肾血管性和肾小球性改变则常在病程晚期呈现。因此，病理检查不能确定间质性肾炎的病因。

第三种病理改变被称为"肉芽肿形成"，分为急性和慢性两型。在急性肉芽肿性间质性肾炎中，肉芽肿较为稀疏，是非坏死性的，巨细胞罕见，常伴间质浸润。在慢性肉芽肿性间质性肾炎中，则有较多巨细胞；如因结核病所致，可为坏死性。药物是急性肉芽肿性间质性肾炎的常见原因，大部分可引起急性间质性肾炎的药物都被报告可引起肉芽肿形成。在慢性型中要注意识别结核病和结节病。韦格纳（Wegener）肉芽肿的肾肉芽肿则常伴肾小球和肾血管改变。

（二）慢性间质性肾炎

慢性间质性肾炎病理改变以肾小管上皮细胞扁平、萎缩，小管腔扩张和间质纤维化，以及在小管间和间质内有灶性单核细胞浸润为特征，TBM 常增厚。也可见到急性间质性肾炎时常有的细胞管型。浸润的细胞以淋巴细胞为主，偶见中性粒细胞、浆细胞和嗜酸性粒细胞。罕见间质水肿和出血。即使已有明显的肾小球功能损害，光镜下肾小球仍属正常；随病情进展，可出现球周纤维化、节段性硬化和全小球硬化。除偶见微弱的 C3、IgM 在系膜区节段性着染外，免疫荧光检查常为阴性。小动脉和细小动脉可见程度不等的纤维内膜增厚，而血管炎表现并非是特征性的。

第三节　中医的肾脏生理

肾左右各一，位于腰部脊柱两侧。《素问·脉要精微论》说："腰者，肾之府。"肾的主要生理机能是主藏精，主水，主纳气。肾藏先天之精，主生殖，为人体生命之本原，故称肾为"先天之本"。肾精贵藏，故称肾为"封藏之本"。肾精化肾气，肾气含阴阳，肾阴与肾阳能资助、协调一身脏腑之阴阳，故又称肾为"五脏阴阳之本"。肾的生理特性是主蛰守位与肾气上升。

肾在体合骨,生髓,通脑,其华在发,在窍为耳及二阴,在志为恐,在液为唾。肾与膀胱由足少阴肾经与足太阳膀胱经的相互属络而成表里关系。肾在五行属水,为阴中之阴,与自然界冬气相通应。

一、主要生理机能

(一)主藏精

肾主藏精,指肾贮存、封藏精以主司人体的生长发育、生殖和脏腑气化的生理机能。《素问·六节藏象论》说:"肾者,主蛰,封藏之本,精之处也。"精藏于肾而不无故流失,是其发挥正常生理效应的重要条件。

肾精的构成,以先天之精为基础,以后天之精为辅助。先天之精是肾精的主体,后天之精起充养作用。先天、后天之精相互资助,相互为用,合化为肾精。肾精所化的肾气,主要属先天之气,即元气。

肾精闭藏于肾,其中一部分在生殖机能成熟时化为生殖之精有节制地施泄。生殖之精有节制地施泄是肾阴敛藏与肾阳激发相协调的结果,也是肾气封藏与肝气疏泄相协调的结果。若肾阴不足,相火偏亢,敛藏不及而激发太过,可见遗精、梦交等;若肾阳不足,阴气偏盛,激发不及而敛藏太过,可见精冷不育或宫寒不孕等。肾气虚衰,闭藏失职,可出现滑精、早泄等失精的病变;肝气郁结,疏泄失常,可见精瘀等排精不畅的病变。

肾藏精的生理效应主要有以下两方面:

1.主生长发育与生殖

主生长发育与生殖指肾精、肾气促进机体生长发育与生殖机能成熟的作用。《素问·上古天真论》记述了肾气由稚嫩到充盛,由充盛到衰少继而耗竭的演变过程,说:"女子七岁,肾气盛,齿更发长。二七而天癸至,任脉通,太冲脉盛,月事以时下,故有子。三七,肾气平均,故真牙生而长极。四七,筋骨坚,发长极,身体盛壮。五七,阳明脉衰,面始焦,发始堕。六七,三阳脉衰于上,面皆焦,发始白。七七,任脉虚,太冲脉衰少,天癸竭,地道不通,故形坏而无子也。丈夫八岁,肾气实,发长齿更。二八,肾气盛,天癸至,精气溢泻,阴阳和,故能有子。三八,肾气平均,筋骨劲强,故真牙生而长极。四八,筋骨隆盛,肌肉满壮。五八,肾气衰,发堕齿槁。六八,阳气衰竭于上,面焦,发鬓斑白。七八,肝气衰,筋不能动,天癸竭,精少,肾藏衰,形体皆极。八八,则齿发去。"

肾藏精,精化气,肾精足则肾气充,肾精亏则肾气衰。机体生、长、壮、老、已的生命过程,可分为幼年期、青年期、壮年期和老年期等若干阶段,而每一阶段机体的生长发育状态,均取决于肾精及肾气的盛衰,并从"齿、骨、发"的变化中体现出来。出生之后,机体随着肾精及肾气的逐渐充盛,到幼年期,则表现出头发生长较快、日渐稠密,更换乳齿,骨骼逐渐生长而身体增高;青年期,肾精及肾气隆盛,表现为长出智齿,骨骼长成,人体达到一定高度;壮年期,肾精及肾气充盛至极,表现出筋骨坚强,头发黑亮,身体壮实,精力充沛;老年期,随着肾精及肾气的逐渐衰少,表现出面色憔悴,头发脱落,牙齿枯槁等。肾精、肾气不足,在小儿则为生长发育不良,五迟(立迟、语迟、行迟、发迟、齿迟),五软(头软、项软、手足软、肌肉软、口软);在成人则为早衰。

机体生殖器官的发育,性机能的成熟与维持,以及生殖能力等,同样取决于肾精及肾气的盛衰。人出生之后,由于肾精及肾气的不断充盈,天癸随之产生。天癸,是肾精及肾气充盈到一定程度而产生的,是促进人体生殖器官发育成熟和维持人体生殖机能的一种精微物质。天癸来至,女子月经来潮,男子精气溢泻,说明性器官发育成熟,具备了生殖能力。其后,肾精及肾气的日趋充盈维持着机体日益旺盛的生殖机能。中年以后,肾精及肾气逐渐衰少,天癸亦随之衰减,以至竭绝,生殖机能逐渐衰退,生殖器官日趋萎缩。最后,丧失生殖机能而进入老年期。

临床上,在防治某些先天性疾病、生长发育迟缓、生殖机能低下或一些原发性不孕不育症,以及优生优育、养生保健、预防衰老等时,也多从补益肾精肾气着手。

2.主脏腑气化

主脏腑气化指肾气及其所含的肾阴、肾阳主司脏腑气化过程。脏腑气化,指脏腑之气的升降出入运动推动和调控各脏腑形体官窍的机能,进而推动和调控机体精气血津液新陈代谢的过程。

肾气由肾精所化,是一身之气分布于肾的部分。肾气含有肾阴、肾阳:肾阴具有凉润、宁静、抑制等作用,肾阳具有温煦、推动、兴奋等作用。肾阴与肾阳对立统一,相反相成,平衡协调,则肾气冲和。

肾阳为一身阳气之本,五脏之阳气,非此不能发,能推动和激发脏腑的各种机能,温煦全身脏腑形体官窍。肾阳充盛,脏腑形体官窍得以温煦,各种机能旺盛,精神振奋。若肾阳虚衰,推动、温煦等作用减退,则脏腑机能减退,精神不振,发为虚寒性病证。

肾阴为全身阴气之本,五脏之阴气,非此不能滋,能宁静和抑制脏腑的各种机能,凉润全身脏腑形体官窍。肾阴充足,脏腑形体官窍得以凉润,其机能健旺而又不至于过亢,精神内守。若肾阴不足,抑制、宁静、凉润等作用减退,则致脏腑机能虚性亢奋,精神虚性躁动,发为虚热性病证。

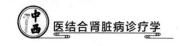

（二）主水

肾主水,指肾气具有主司和调节全身津液代谢的机能。《素问·逆调论》说:"肾者水藏,主津液。"津液的输布和排泄是一个十分复杂的生理过程,肾气的作用主要体现在以下两方面:

1.肾气对参与津液代谢脏腑的促进作用

水饮入胃,在胃主腐熟、小肠主液、大肠主津的作用下,经脾气运化,津液或上输于肺,或"灌四旁",从而发挥其滋养濡润作用。经脏腑形体官窍代谢后所产生的浊液,或通过肺气宣发化为汗液排泄,或通过肺气肃降输送至膀胱化为尿液排泄。可见,机体津液的输布与排泄,是在肺、脾、肾、胃、大肠、小肠、三焦、膀胱等脏腑的共同参与下完成的,各脏腑机能的正常发挥有赖于肾气、肾阴肾阳的资助与调控。换言之,肾气及肾阴肾阳通过对各脏腑之气及其阴阳的资助和调控,主司和调节着机体津液代谢的各个环节。

2.肾气的生尿和排尿作用

尿液的生成和排泄是津液代谢的一个重要环节。津液代谢过程中,各脏腑形体官窍代谢后产生的浊液,以及胃肠道中的部分津液,通过三焦水道下输于膀胱,在肾气的蒸化作用下,其清者经脾达肺,重新参与津液代谢;浊者留而为尿。尿液的排泄,主要是膀胱的生理机能,但依赖于肾阴抑制与肾阳推动作用的平衡,肾气蒸化与固摄作用的协调。肾阳虚衰,激发和推动作用减弱,可致津液不化而为尿少水肿;肾阴不足,相火偏亢,抑制作用减退,可见虚火内炎的尿频而数。肾气虚衰而失其固摄,则见尿失禁。《素问·水热穴论》说:"肾者,胃之关也,关门不利,故聚水而从其类也,上下溢于皮肤,故为胕肿。胕肿者,聚水而生病也。"

（三）主纳气

肾主纳气,指肾气摄纳肺所吸入的自然界清气,保持吸气的深度,防止呼吸表浅的机能。肺司呼吸,呼气赖肺气宣发,吸气赖肺气肃降。但吸气维持一定的深度,除肺气肃降作用外,还有赖于肾气的摄纳潜藏。故《难经·四难》说:"呼出心与肺,吸入肾与肝。"《类证治裁·喘证》说:"肺为气之主,肾为气之根。"

肾的纳气机能,实际上是肾气的封藏作用在呼吸运动中的具体体现。肾气充沛,摄纳有权,则呼吸均匀和调,气息深。若肾气衰弱,摄纳无力,肺吸入之清气不能下纳于肾,则会出现呼吸表浅,或呼多吸少、动则气喘等病理表现,称为"肾不纳气"。藏精是肾的最基本机能,而肾主生长发育和生殖、主水及主纳气等,都是肾藏精机能的延伸。在认识肾的各种机能时,必须把藏精作为最根本的机能来理解和把握。

二、生理特性

(一)主蛰守位

主蛰，喻指肾有潜藏、封藏、闭藏之生理特性，是对其藏精机能的高度概括。由于肾应冬，而冬日"蛰虫周密"(《素问·脉要精微论》)，天人一理，比类推理，则知"肾者主蛰"。《素问·六节藏象论》说："肾者主蛰……通于冬气。"肾主藏精、主纳气、主生殖等机能，都是肾主蛰生理特性的具体体现。《医学入门·脏腑》说："肾……为封藏之本。"《医碥·杂症》说："肾以闭藏为职。"

肾气封藏则精气盈满，人体生机旺盛；若肾气封藏失职，则会出现滑精、喘息、遗尿，甚则小便失禁、多汗、大便滑脱不禁及女子带下、崩漏、滑胎等。《小儿药证直诀·脉证治法》云："肾主虚，无实也。"这充分体现了肾主封藏生理特性的临床意义。

守位，指肾中相火(肾阳)潜藏不露，以发挥其温煦、推动等作用。相火与君火相对而言。君火，即心阳，心之生理之火，又称"心火"；相对于心火，其他脏腑之火皆称为"相火"。生理状态下，各脏腑的阳气称"少火"；病理状态下，各脏腑的亢盛之火称"壮火"。相火以其所在脏腑的不同而有不同的称谓，肝之相火称为"雷火"，肾之相火称为"龙火"。君火与相火的关系是"君火以明，相火以位"(《素问·天元纪大论》)，即君火在心，主发神明，以明著为要；相火在肝肾，禀命行令，以潜藏守位为要，即所谓"龙潜海底，雷寄泽中"。心神清明，机体的生命活动有序稳定，相火自然潜藏守位以发挥其温煦、激发等作用；肾阴充足，涵养相火，相火则潜藏于肾中而不上僭。

(二)肾气上升

肾位于人体之下部，其气当升。肾气中含有肾阴、肾阳两部分。肾阳鼓动肾阴，化为肾气以上升，与位于人体上部的心气交感互济，维持人体上下的协调。若肾阴不足，不能上济心阴以制约心火，可致心火偏亢；若肾阳虚衰，无力鼓动肾阴上济心阴以制心火，也可致心火偏亢，临床常见心烦、不寐等症。前者当补肾阴，后者则应补肾阳。

三、与形、窍、志、液、时的关系

(一)在体合骨，生髓，其华在发

骨，指骨骼，是躯体的支架。骨骼的发育标志着人的形体的发育，由肾精充养，由肾气推动与调控。肾藏精，精生髓，髓居骨中(称"骨髓")以养骨，骨骼赖之以生长发育。因此，肾主骨实际上是肾精及肾气促进机体生长发育的具体体现。《素问·阴阳应象大论》说："肾生骨髓。"《素问·痿论》说："肾主身之骨髓。"肾精充足，骨髓生化有源，髓以养骨，则骨骼坚固有力；若肾精不足，骨髓生化无源，骨骼失养，则可出现小儿囟门迟闭，骨软无力，以及老年人骨质脆弱，易于骨折等。

髓分骨髓、脊髓和脑髓，皆由肾精化生。脊髓上通于脑，脑由髓聚而成，故《灵枢·海论》说："脑为髓之海。"《素问·五藏生成》说："诸髓者，皆属于脑。"因此，肾精充足，髓海得养，脑发育健全，则思维敏捷，精力充沛；反之，肾精不足，髓海空虚，脑失所养，则见"脑转耳鸣，胫痠眩冒，目无所见，懈怠安卧"（《灵枢·海论》）。可见，脑的机能虽然总统于心，但亦与肾密切相关。脑的病变，尤其是虚性病变，常采用补肾填精法治疗。

齿，指牙齿，为骨之延续，亦由肾精充养，故称"齿为骨之余"。《杂病源流犀烛·口齿唇舌病源流》说："齿者，肾之标，骨之本也。"牙齿松动、脱落及小儿齿迟等，多与肾精、肾气不足有关。

发，指头发。发的生长，赖血以养，故称"发为血之余"。由于肾藏精，精生血，精血旺盛，则毛发粗壮、浓密而润泽，故说发的生机根于肾。《素问·六节藏象论》说："肾……其华在发。"《素问·五藏生成》说："肾……其荣，发也。"肾精、肾气的盛衰，可从头发的色泽、疏密等表现出来。青壮年肾精、肾气旺盛，发长而润泽；老年人肾精、肾气衰少，发白而脱落，皆属常理。但临床所见的未老先衰，年少而头发枯萎、早脱、早白等，则与肾精、肾气不足有关，应考虑从肾论治。

（二）在窍为耳及二阴

耳是听觉器官，听觉灵敏与否，与肾精、肾气的盛衰密切相关。故《灵枢·脉度》说："肾气通于耳，肾和则耳能闻五音矣。"肾精及肾气充盈，髓海得养，听觉灵敏；反之，肾精及肾气虚衰，髓海失养，则听力减退，或见耳鸣，甚则耳聋。人到老年，由于肾精及肾气衰少，多表现为听力减退。故说"肾开窍于耳"。

二阴，指前阴（外生殖器尿道口）和后阴（肛门）。前阴司排尿和生殖，后阴主排泄粪便。前阴的排尿与生殖机能，为肾所主，前已叙述。粪便的排泄本属大肠，但亦与肾气及肾阴、肾阳的作用有关。若肾阴不足，凉润作用减退，虚热虚火内生，耗伤津液，可致肠液枯涸而见便秘；若肾阳虚损，温煦作用减退，气化失常，可见泄泻或便秘；肾气虚衰，固摄失司，可见久泄滑脱。

（三）在志为恐

恐，是肾精、肾气对外在环境的应答而产生的一种恐惧、害怕的情志活动，亦为人之常性。但过度恐惧，可导致"恐伤肾""恐则气下"等病理变化，出现二便失禁，甚则遗精、滑精等症。故说肾"在志为恐"。《素问·阴阳应象大论》说：

"在脏为肾……在志为恐。"

惊与恐相似,也为一种惧怕的心理状态,且可出现相同的病理变化。但两者又有区别:恐为自知,惊为不自知;恐致气下,而惊多致气乱。《素问·举痛论》说:"惊则气乱。"

(四)在液为唾

唾为口津,即唾液中较稠厚的部分,多出于舌下,具有润泽口腔,滋润食物及滋养肾精的作用。

唾由肾精化生。肾精在肾气的作用下,沿足少阴肾经到达舌下或齿缝,分泌而出则为唾。故《素问·宣明五气》说:"五脏化液……肾为唾。"由于唾源于肾精,若咽而不吐,则能回滋肾精;若多唾久唾,则能耗伤肾精。故古代养生家主张"吞唾"以养肾精。

唾与涎均为口津,但同中有异。涎较清稀,为脾精所化,出自两颊,可自口角流出;唾较稠厚,为肾精所生,出自舌下,多从口中唾出。故临床治疗口角流涎多从脾治,唾多频出多从肾治。

(五)与冬气相通应

冬季是一年中气候最寒冷的季节,一派霜雪严凝、冰凌凛冽之象,属阴中之阴的太阴。自然界的物类,则静谧闭藏以度冬时。人体中肾为水脏,有润下之性,藏精而为封藏之本。同气相求,故以肾应冬。时至冬日,人体气血亦随"冬藏"之气而潜藏,故养生家主张冬三月"早卧晚起,必待日光"(《素问·四气调神大论》),保持心志静谧内守,避寒就温,保持皮肤腠理致密,同时食用补阴潜阳的膳食,以利阴气积蓄,阳气潜藏。冬季气候寒冷,水气当旺,若素体阳虚,或久病阳虚,多在阴盛之冬季发病,即所谓"能夏不能冬";若患阳虚性慢性疾病如肺病、心脏病等,则易在冬季寒冷时复发。

第四节　中医的肾脏病理

肾位于腰部,左右各一,开窍于耳及二阴,在体为骨,生髓充脑,其华在发。肾主藏精,主生长、发育与生殖,又主水,主纳气。肾内寄元阴元阳,为脏腑阴阳之根本,故称"先天之本"。膀胱位于小腹中央,与肾直接相通,又有经脉相互络属,互为表里。膀胱有贮尿和排尿的功能。

肾病的主要病理为生长、发育和生殖功能障碍,水液代谢失常等,常见症状有腰膝酸软或痛、眩晕耳鸣、发育迟缓、智力低下、发白早脱、牙齿动摇、男子阳痿遗精、精少不育,女子经少经闭、不孕,以及水肿、二便异常、呼多吸少等。膀胱病的主要病理为贮尿排尿功能失常,常见症状为小便频急涩痛、尿闭以及遗尿、小便失禁等。

肾病的常见证型以虚证为多,可见肾阳虚证、肾阴虚证、肾精不足证、肾气不固证、肾虚水泛证、肾不纳气证等。膀胱病的常见证型为膀胱湿热证。

一、常见证型

(一)肾阳虚证

肾阳虚证指肾阳亏虚,机体失其温煦,以腰膝酸冷、性欲减退、夜尿多及阳虚症状为主要表现的证。

【证候表现】腰膝酸软冷痛,畏寒肢冷,下肢尤甚,面色㿠白或黧黑,神疲乏力,性欲冷淡,尿频清长,夜尿多,舌淡苔白,脉沉细无力,尺部尤甚。可兼见男子阳痿、遗精、早泄,女子宫寒不孕、白带清稀量多;或大便久泻不止,完谷不化,五更泄泻;或水肿,腹部胀满;或心悸,咳喘等症。

【证候分析】多因素体阳虚,或年高肾亏、久病伤阳,或房劳过度等所致。

肾阳虚衰,不能温养筋骨、腰膝,故腰膝酸软冷痛;元阳不足,失于温煦,则体寒肢冷,下肢尤甚;阳虚无力运行气血,血络不充,故面色㿠白;若肾阳衰惫,阴寒内盛,则本脏之色外现而面色黧黑;阳虚不能鼓动精神,则神疲乏力;肾阳虚弱,故性欲冷淡,男子阳痿,女子宫寒不孕;肾阳虚衰,调摄失司,则男子滑精、早泄,女子白带清稀量多,尿频清长,夜尿多。舌淡苔白,脉沉细无力,尺部尤甚,为肾阳不足之象。

【辨证要点】腰膝冷痛、性欲减退、夜尿多与虚寒症状共见。本证以肾病常见症状与阳虚证共见为审证要点。肾阳为各脏阳气之本,对各脏腑、组织器官起着推动、温煦的作用,故又称"元阳""真阳"。肾阳充足,则人体机能活动旺盛。若素体阳虚,或老年肾亏,或房事过度,或久病伤肾等,则会损伤肾脏阳气,致使肾阳不足,对各脏腑的温煦功能减弱,出现肾阳虚证。

常用方剂:

1.金匮肾气丸

金匮肾气丸温补肾阳。其用于肾阳不足诸证,如腰痛脚软,下半身常有冷感,小腹拘急,小便不利,或小便繁多,以及脚气、痰饮、消渴等。口服,水蜜丸每次6 g,小蜜丸每次9 g,大蜜丸每次1丸,每日2～3次。本方为治疗肾阳虚的千年名方,后世的系列"地黄丸"都是在此方基础上衍生出来的。服后无口干、大便干结者为合适。

2.右归丸

右归丸温补肾阳,填精补血。其用于年老或久病气衰神疲,畏寒肢冷,腰膝软弱,阳痿遗精,或阳衰无子,或饮食减少,大便不实,或小便自遗。口服,水蜜丸每次 6 g,小蜜丸每次 9 g,大蜜丸每次 1 丸,每日 2～3 次。本方温补肾阳之力较金匮肾气丸更强。高血压患者慎用。

3.济生肾气丸

济生肾气丸温肾化气,利水消肿。其用于肾虚水肿,腰膝酸重,小便不利,痰饮喘咳。口服,水蜜丸每次 6 g,小蜜丸每次 9 g,大蜜丸每次 1 丸,每日 2～3 次。本方适用于肾之阳气不足而兼有水肿症状者。

4.四神丸

四神丸温肾暖脾,涩肠止泻。其用于命门火衰,脾肾虚寒,五更泄泻或便溏腹痛,腰酸肢冷。口服,每次 9 g,每日 1～2 次。本方为治疗五更泄泻的名方。五更泄泻以肾阳虚衰(命门火衰),凌晨即泻为特点。

5.青娥丸

青娥丸补肾强腰。其用于肾虚腰痛,起坐不利,膝软乏力。口服,水蜜丸每次 6～9 g,大蜜丸每次 1 丸,每日 2～3 次。本方适用于肾亏而偏阳虚的腰痛患者。

6.五子衍宗丸

五子衍宗丸补肾益精。其用于肾虚腰痛,尿后余沥,遗精早泄,阳痿不育。口服,水蜜丸每次 6 g,小蜜丸每次 9 g,大蜜丸每次 1 丸,每日 2 次。本方用于肾中精气阴阳不足之证,兼有收涩之功。

7.龟鹿补肾丸

龟鹿补肾丸壮筋骨,益气血,补肾壮阳。其用于身体虚弱,精神疲乏,腰腿酸软,头晕目眩,肾亏精冷,性欲减退,夜多小便,健忘失眠。口服,小蜜丸每次4.5～9 g,大蜜丸每次 6～12 g,每日 2 次。本方具有补益气血阴阳之功,而以补肾阳为主。

(二)肾虚水泛证

肾虚水泛证指肾的阳气亏虚,气化无权,水液泛溢,以水肿(腰以下为甚)、尿少及肾阳虚症状为主要表现的证。

【证候表现】全身水肿,腰以下为甚,按之没指,小便短少,腰膝酸软冷痛,畏寒肢冷,腹部胀满或心悸气短,咳喘痰鸣。水肿反复消长不已,面浮身肿,腰以下甚,按之凹陷不起,尿量减少或反多,腰酸冷痛,四肢厥冷,怯寒神疲,面色㿠白,甚者心悸胸闷,喘促难卧,腹大胀满,舌质淡胖,苔白,脉沉细或沉迟无力。

【证候分析】多因素体虚弱，久病及肾，或房劳伤肾，肾阳亏耗所致。

肾主水，肾阳不足，气化失司，水邪泛溢肌肤，则全身水肿，小便短少，此为阴水，水性下趋，故腰以下肿甚，按之没指；肾阳虚，失其温煦，故腰膝酸软冷痛，畏寒肢冷；水气犯脾，脾失健运，气机阻滞，则腹部胀满；水气上逆，凌心则见心悸气短，射肺则见咳喘痰鸣。舌淡胖苔白，脉沉迟无力，均为肾阳亏虚、水湿内停之征。

【辨证要点】水肿（腰以下为甚）、小便不利与肾阳虚症状共见。

肾阳虚证与肾虚水泛证鉴别：均为虚寒证，但前者偏重于脏腑功能衰退，性功能减弱；后者偏重于气化无权而以水肿、尿少为主症。

水肿的转归：一般而言，阳水易消，阴水难治。阳水患者如属初发年少，体质尚好，脏气未损，治疗及时，则病可愈。此外，因生活饥馑、饮食不足所致水肿，在饮食条件改善后，水肿可望治愈。若先天禀赋不足，或他病久延，导致正气大亏，肺脾肾三脏功能严重受损，后期还可影响心肝，则难治愈。若水邪壅盛或阴水日久，脾肾衰微，水气上犯，则可出现水邪凌心犯肺之候。病变后期，肾脾衰败，气化不行，浊毒内闭，可由水肿发展为关格。若肺失通调，脾失健运，肾失开阖，致膀胱气化无权，可见小便点滴或闭塞不通，则是水肿转为癃闭。若阳损及阴，造成肝肾阴虚，肝阳上亢，则可兼见眩晕之证。

（三）肾阴虚证

肾阴虚证指肾阴亏损，失于滋养，虚热内扰，以腰酸而痛、遗精、经少、头晕耳鸣及阴虚症状为主要表现的证。

【证候表现】腰膝酸软而痛，眩晕耳鸣，失眠多梦，形体消瘦，潮热盗汗，五心烦热，咽干颧红，男子阳强易举，遗精早泄，女子经少经闭，或见崩漏，舌红少苔或无苔，脉细数。

【证候分析】多因久病及肾，或温热病后期伤阴，或过服温燥劫阴之品，或房事不节，耗伤肾阴所致。

肾阴不足，腰膝、脑、骨、耳窍失养，故腰膝酸软而痛，眩晕耳鸣；肾水亏虚，不能上承于心，水火失济则心火偏亢，致心神不宁，则见失眠多梦；肾阴亏虚，阴不制阳，虚火内生，故见形体消瘦，潮热盗汗，五心烦热，咽干颧红；肾阴不足，相火妄动，则男子阳强易举，精室被扰则遗精早泄；女子以血为用，阴亏则经血来源不足，故经少或经闭；阴虚火旺，迫血妄行，则见崩漏。舌红少苔或无苔，脉细数为阴虚内热之象。

【辨证要点】腰酸耳鸣、男子遗精、女子月经失调与阴虚症状共见。

肾阴虚证的治疗以滋补肾阴为主，常用六味地黄丸、左归丸、左归饮之类。

若心肾不交者,可选黄连阿胶汤;肝肾阴虚、肝阳上亢者,可选杞菊地黄汤、镇肝息风汤;相火妄动,可选知柏地黄丸;肺肾阴虚者,可选百合固金汤、麦味地黄丸之类。

(四)肾精不足证

肾精不足证指肾精亏损,脑髓与骨髓失充,以小儿生长发育迟缓、成人生育机能低下、成人早衰等为主要表现的证。

【证候表现】小儿发育迟缓,身材矮小,囟门迟闭,骨骼痿软,智力低下;成人性欲减退,男子精少不育,女子经闭不孕,发脱齿摇,耳聋或耳鸣如蝉,腰膝酸软,足痿无力,健忘恍惚,神情呆钝,动作迟钝,舌淡苔白,脉弱。

【证候分析】多因先天禀赋不足,或后天失于调养,久病伤肾,或房劳过度,耗伤肾精所致。

小儿肾精不充,不能主骨生髓充脑,不能化气生血,生长肌肉,则发育迟缓,身体矮小,囟门迟闭,骨骼痿软,智力低下;肾精不足,生殖无源,不能兴动阳事,故性欲减退,生育机能低下,男子表现为精少不育,女子表现为经闭不孕;成人肾精亏损,无以充髓实脑,则健忘恍惚,神情呆钝;精亏不足,则发枯易脱,齿松早脱;精少髓亏,耳窍失养则耳鸣、耳聋;肾精不养腰府,则腰膝酸软;精亏骨失充养,则两足痿软,行动迟缓。舌淡苔白,脉弱,亦为精血亏虚,脉道失充之象。

【辨证要点】以小儿生长发育迟缓,成人生育机能低下、早衰为主要表现。

肾阴虚证与肾精不足证鉴别:皆属肾的虚证,均可见腰膝酸软、头晕耳鸣等症,但前者有阴虚内热的表现,性欲偏亢,梦遗,经少;后者主要为生长发育迟缓,早衰,生育机能低下,无虚热表现。

常用方剂:

1.河车补丸

药物组成:紫河车、熟地、生牡蛎、怀牛膝(去头)、天冬、麦冬、续断、黄柏、五味子(醋炙)、人参(去芦)、陈皮、干姜。

功能主治:滋肾阴,补元气。用于肾阴不足、元气亏损引起的身体消瘦、精神倦怠、腰膝酸软、四肢无力、潮热骨蒸、自汗盗汗、遗精早泄甚至阳痿等症。

成药剂量:蜜丸剂,9 g/丸,1 丸/次,3 次/日,空腹时温开水送下。

2.七宝美髯丸

药物组成:何首乌、当归、菟丝子、枸杞子、茯苓、怀牛膝、补骨脂。

功能主治:滋养肝肾,补益精血,乌须黑发。用于肝肾亏虚、精血不足之须发早白、脱发、牙齿动摇、腰膝酸软、头晕耳鸣、梦遗滑精、肾虚不育等症。

成药剂量:蜜丸剂:120 g/瓶,成人 9 g/次,3 次/日;糖浆剂:10 mL/支,成人

10 mL/次,2～3次/日。

3.参茸丸

药物组成:人参(去芦)、鹿茸(去毛)、熟地、山药、茯苓、百合、党参、大枣、芡实、莲肉、枸杞子、龙眼肉、续断。

功能主治:补气填精,健脾益肾。用于体质虚弱、遗精早泄、贫血萎黄。

成药剂量:水丸剂,内服,1～3 g/次,2次/日。

(五)肾气不固证

肾气不固证指肾气亏虚,失于封藏、固摄,以腰膝酸软,小便、精液、经带、胎气不固及肾虚症状为主要表现的证。

【证候表现】腰膝酸软,神疲乏力,耳鸣耳聋,小便频数清长,夜尿频多,或遗尿,或尿后余沥不尽,或尿失禁,男子滑精、早泄,女子月经淋漓不尽,带下清稀量多,或胎动易滑,舌质淡,苔白,脉弱。

【证候分析】多因年幼肾气未充,或年高肾气亏虚,或房劳过度,或久病伤肾所致。

肾气亏虚,骨髓、耳窍失养,故腰膝酸软,耳鸣耳聋;气不充身,则神疲乏力;肾气亏虚,固摄无权,膀胱失约,则小便频数,尿后余沥不尽,遗尿,夜尿多,甚则小便失禁;肾气虚精关不固,男子滑精、早泄,带脉失固,女子带下量多清稀;肾气不足,冲任失约,则女子月经淋漓不尽,胎元不固,则易滑胎。舌淡苔白,脉弱为肾气虚弱之象。

【辨证要点】腰膝酸软、小便频数清长、滑精、滑胎、带下量多清稀与肾气虚症状共见。

主方:金锁固精丸。

方药:沙苑子(炒)、芡实(蒸)、莲子、莲须、龙骨(煅)、牡蛎(煅)。

用法:空腹用淡盐水或温开水送服,每日3次。

功能主治:固肾涩精。用于肾虚不固、遗精滑泄、神疲乏力、四肢酸软、腰痛耳鸣。

(六)肾不纳气证

肾不纳气证指肾气亏虚,纳气无权,以久病咳喘、呼多吸少、动则尤甚及肾气虚症状为主要表现的证。

【证候表现】久病咳喘,呼多吸少,气不接续,动则喘甚,腰膝酸软,或自汗神疲,声音低怯,舌淡苔白,脉弱;或喘息加剧,冷汗淋漓,肢冷面青,脉浮大无根;或气短息促,颧红心烦,口燥咽干,舌红少苔,脉细数。

【证候分析】多因久病咳喘,肺病及肾;或年老肾亏,劳伤太过,致肾气不足,不能纳气所致。

肺为气之主,司宣发肃降,肾为气之根,主摄纳肺吸入之清气,保证体内外气体的正常交换。咳喘久延不愈,累及于肾,致肺肾气虚,则肾不纳气,气不归元,故呼多吸少,气不得续,动则喘息益甚;肾气不足,失其充养,则腰膝酸软乏力;气虚,机能减退,则神疲乏力,宗气不足则声音低怯,卫气不固则自汗。舌淡苔白,脉弱,皆为气虚之象。肾气虚极则肾阳亦衰,甚至虚阳浮越欲脱,则见喘息加剧,冷汗淋漓,肢冷面青,脉浮大无根。阴阳互根,肾气虚衰,若久延伤阴,或素体阴虚,均可致气阴两虚,而见气短息促,以及颧红心烦、口燥咽干、舌红少苔、脉细数等阴虚内热之象。

【辨证要点】久病咳喘、呼多吸少、动则尤甚与肾气虚症状共见。

常用方剂:

1.都气丸

都气丸由熟地、山萸肉、泽泻、茯苓等多种中药组成,具有补肾纳气的功效。对缓解肾不纳气引起的肺肾两虚、呃逆、滑精、腰痛、咳嗽气喘有一定的作用。

2.鹿茸肾气丸

鹿茸肾气丸由鹿茸、山药、菟丝子、泽泻、巴戟天、石斛等多种中药组成,可补肾纳气,通常用于治疗肾不纳气导致的眩晕、脉虚等症。

3.参赭镇气汤

参赭镇气汤由野台参、生芡实、苏子、生山药等多种中药组成,具有补气、敛肺、降气平喘的功效,通常用于治疗阴阳两虚、肾不纳气引起的喘息等症。

4.参蛤散

参蛤散中含有人参、蛤蚧等中药成分,可补肺益肾,定喘止咳,主治肺肾两虚、肾不纳气导致的咳嗽、咳痰等症状。

5.黑锡丹

黑锡丹可暖肾消寒,升降阴阳,坠痰定喘,对于肾不纳气导致的肾阳不足以及畏寒、短气等症状有一定的治疗效果。

(七)膀胱湿热证

膀胱湿热证指湿热侵袭,蕴结膀胱,以小便频急、灼涩疼痛及湿热症状为主要表现的证。

【证候表现】尿频、尿急、尿道灼痛,小便短黄,或混浊,或尿血,或尿中见砂石,小腹胀痛,或腰、腹掣痛,或伴发热,舌红,苔黄腻,脉滑数。

【证候分析】多因外感湿热,蕴结膀胱;或饮食不节,湿热内生,下注膀胱所致。湿热蕴结膀胱,气化不利,下迫尿道,则尿频、尿急、尿道灼痛;湿热熏灼津液,则小便短黄或混浊;湿热灼伤血络,则为尿血;湿热久郁,煎熬尿中杂质成砂石,则尿中可见砂石;膀胱湿热,气机不利,故小腹胀痛;若累及肾脏,可见腰、腹牵引而痛;若湿热外蒸,可见发热。舌红,苔黄腻,脉滑数乃湿热胶结之象。

【辨证要点】尿频、尿急、尿道灼痛、尿短黄与湿热症状共见。

常用方剂:

1.八正散

八正散主要由车前子、瞿麦、萹蓄、滑石、栀子、炙甘草、木通、大黄组成,具有清热通淋、泻火利尿的作用。

2.六一散

六一散主要由滑石和甘草组成,具有清热利湿、清暑的作用。膀胱湿热证可以运用本方加减治疗。

3.散淋汤

散淋汤主要由白术、茯苓、杜仲、黄柏、薏苡仁、肉桂组成,具有补肾、清热利湿的作用。肾虚证见膀胱湿热的症状,可以本方加减使用。

二、肾脏兼病辨证

人体是一个以五脏为中心,通过经络连接六腑、四肢百骸、五官九窍、皮肉筋骨脉等构成的有机整体。五脏之间有生克乘侮关系,脏腑之间有互为表里的关系。在进行辨证时,一定要从整体观念出发,不仅考虑脏腑的病理变化,还需注意脏腑间的联系和影响。在疾病发生发展过程中,同时出现两个或两个以上脏腑的证候,称为"脏腑兼证"。脏腑兼证并非单一脏腑证的简单相加,需要从脏腑之间的各种生理病理以及经络的联系出发,弄清彼此存在的先后、因果、主次、并列等相互关系。脏腑兼证在临床上甚为多见,这里仅介绍临床常见的证型。

(一)心肾不交证

心肾不交证指心肾水火既济失调,以心烦、失眠、梦遗、耳鸣、腰膝酸软为主要表现的证。

【证候表现】心烦惊悸,失眠多梦,头晕,耳鸣,腰膝酸软,梦遗,口燥咽干,五心烦热,潮热盗汗,便结尿黄,舌红少苔,脉细数;或阳痿,腰膝冷痛,脉沉细无力等。

【证候分析】多因久病虚劳,房事不节,肾阴耗伤,不能上奉于心,心火偏亢;或劳神太过,或情志忧郁化火伤阴,心火内炽,不能下交于肾;或心火独亢,不能下温肾水,肾水独寒,皆可导致水火既济失调。

肾阴亏损,不能上济心阴,心火偏亢,水不济火,扰动心神,心神不安,则见心烦惊悸,失眠,多梦;肾阴亏虚,脑髓、耳窍失养,则头晕、健忘、耳鸣;腰膝失养,则腰膝酸软;虚火内炽,扰动精室,精关不固,则梦遗;阴虚阳亢,虚热内生,津液亏耗,失其濡养,则口咽干燥,五心烦热,潮热,盗汗;便结尿黄,舌红少苔,脉细数,为阴虚火旺之征;心火不能下温肾水,肾水独寒,则见阳痿,腰膝冷痛,脉沉细无力。

【辨证要点】心烦、失眠、腰膝酸软、耳鸣、梦遗与虚热或虚寒症状共见。

(二)心肾阳虚证

心肾阳虚证指心与肾的阳气虚衰,温煦失职,以心悸、腰膝酸冷、水肿及阳虚症状等为主要表现的证。水肿明显者,可称为"水气凌心证"。

【证候表现】心悸怔忡,腰膝酸冷,肢体水肿,小便不利,形寒肢冷,神疲乏力,精神萎靡或嗜睡,唇甲青紫,舌胖,淡暗或青紫,苔白滑,脉弱。

【证候分析】多因心阳虚衰,久病及肾,阴寒内盛,水气内停;或肾阳亏虚,气化无权,水气凌心所致。

心肾阳虚,鼓动无力,故心悸怔忡;阳虚则寒,形体失于温养,脏腑功能衰退,则腰膝酸软,形寒肢冷;肾阳亏虚,蒸腾气化失司,三焦决渎不利,水湿内停,外溢肌肤,故肢体水肿,小便不利;阳气不振,推动无力,机能衰退,则神疲乏力,精神萎靡甚则嗜睡;阳虚温运无力,血行不畅,故见唇甲青紫,舌淡紫。苔白滑,脉弱,为心肾阳虚,水湿内停之象。

【辨证要点】心悸怔忡、腰膝酸冷、肢体水肿与虚寒症状共见。

(三)肺肾阴虚证

肺肾阴虚证指肺肾阴液亏虚,虚热内扰,以干咳、少痰、腰酸、遗精及阴虚症状为主要表现的证。

【证候表现】咳嗽痰少,或痰中带血,或声音嘶哑,腰膝酸软,形体消瘦,口燥咽干,骨蒸潮热,盗汗,颧红,男子遗精,女子经少或崩漏,舌红少苔,脉细数。

【证候分析】多因久病咳喘、痨虫、燥热等损伤肺阴,或久病、房劳耗伤肾阴,肾肺失于濡养所致。

肺阴亏虚,火热内生,清肃失职,则咳嗽痰少;虚火伤络,则痰中带血;虚火熏灼,咽喉失润,则声音嘶哑;肾阴亏虚,腰膝失养,则腰膝酸软;虚火扰动精室,则为遗精;阴精不足,精不化血,冲任空虚,则月经量少;若虚火内盛,迫血妄行,则女子崩漏;肺肾阴虚,虚热内蒸,故口燥咽干,骨蒸潮热,颧红盗汗,形体消瘦。舌红少苔,脉细数等皆为阴虚内热之征。

【辨证要点】干咳少痰、腰酸、遗精与虚热症状共见。

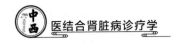

（四）肝肾阴虚证

肝肾阴虚证指肝肾两脏阴液亏虚，虚热内扰，以腰酸胁痛、两目干涩、眩晕、耳鸣遗精及阴虚症状为主要表现的证。

【证候表现】头晕目眩，胸胁隐痛，两目干涩，耳鸣健忘，腰膝酸软，失眠多梦，口燥咽干，五心烦热，或低热颧红，男子遗精，女子月经量少，舌红少苔，脉细数。

【证候分析】多因久病失调，或情志内伤，或房事不节，或温病日久等耗伤肝肾之阴，肝肾阴虚，阴不制阳，虚热内扰所致。

肝肾阴虚，水不涵木，肝阳偏亢，上扰清窍，故头晕目眩；肝阴亏虚，肝络失滋，故胸胁隐痛；肝肾阴虚，不能上达，目失濡养，则两目干涩；肾精不足，不能濡养清窍，髓海失养，则耳鸣健忘；肾阴不足，腰膝失养，故腰膝酸软；虚火上扰，心神不安，故失眠多梦；虚火扰动精室，精关不固，则见遗精；阴精不足，血海不充，冲任失养，则月经量少。口燥咽干，五心烦热，或低热颧红，舌红少苔，脉细数等皆阴虚失濡，虚热内炽之征。

【辨证要点】胸胁隐痛、腰膝酸软、眩晕耳鸣、两目干涩与虚热症状共见。

（五）脾肾阳虚证

脾肾阳虚证指脾肾阳气亏虚，温化失职，虚寒内生，以久泄久利、水肿、腰腹冷痛及阳虚症状为主要表现的证。

【证候表现】腰膝、下腹冷痛，久泄久痢，或五更泄泻，完谷不化，便质清冷，或全身水肿，小便不利，形寒肢冷，面色㿠白，舌淡胖，苔白滑，脉沉迟无力。

【证候分析】多因久病，耗伤脾肾之阳；或久泄久痢，脾阳损伤，不能充养肾阳；或水邪久踞，肾阳受损，不能温暖脾阳，终致脾阳、肾阳俱虚。

肾阳亏虚，温煦失职，则腰膝、下腹冷痛；脾阳虚弱，运化失常，故久泄不止；命门火衰，阴寒凝滞，故黎明前腹痛泄泻，完谷不化，便质清冷，而称为"五更泻"；脾肾阳虚，不能温化水液，泛溢肌肤，故久病水肿，小便不利；阳虚不能温煦全身，则形寒肢冷；阳虚水气上泛，故面色㿠白。舌淡胖，苔白滑，脉沉迟无力皆虚寒证常见之征。

【辨证要点】腰腹冷痛、久泄久痢、五更泄泻与虚寒症状共见。

脾肾阳虚证与心肾阳虚证鉴别：均可见肾阳虚衰、水湿内停的表现，常见形寒肢冷、腰膝酸软、水肿、小便不利、舌淡胖、苔白滑等症状。不同点在于，前者兼脾阳亏虚、运化无权表现，常见久泄久痢、便质清冷等症状；后者兼心阳虚衰、血行不畅表现，常见心悸怔忡、唇甲紫暗等症状。

三、肾脏病理在六经辨证、卫气营血辨证、三焦辨证中的体现

（一）在六经辨证中的体现

六经辨证，是东汉张仲景在《素问·热论》六经分证理论的基础上，根据外感病的发生发展、证候特点和传变规律总结而创立出来的一种辨证方法。六经辨证为中医临床辨证之首创，为后世各种辨证方法的形成奠定了基础，在中国医学发展史上起了重大作用。

六经，即指太阳、阳明、少阳、太阴、少阴、厥阴。六经辨证，就是以六经所系经络、脏腑的生理病理为基础，将外感病过程中所出现的各种证，综合归纳为太阳病证、阳明病证、少阳病证、太阴病证、少阴病证、厥阴病证六类，并从病变部位、疾病性质、病势进退、邪正斗争、体质因素等多方面阐述疾病的发生、发展与变化，是对疾病演变过程中各个不同阶段的发病规律、病变特点和病变本质的概括，用以指导临床的诊断和治疗。

六经病证是脏腑、经络病变的具体反映：三阳病证以六腑及阳经病变为基础，三阴病证以五脏及阴经病变为基础。故凡病位偏表在腑、正气强盛不衰、邪正抗争激烈者，为三阳病证；病位偏里在脏、正气衰弱不足、邪正交争于里者，为三阴病证。六经辨证在临床应用上，既可用于外感时病，也可用于内伤杂病。

肾脏病理在六经辨证中主要体现在少阴病证中。少阴病证指伤寒六经病变的后期阶段出现心肾亏虚、阴阳衰惫所表现的证。少阴经属心肾，为水火之脏，人身之根本。病至少阴，已属疾病后期的危重阶段。

由于人体阴阳有偏盛偏衰的不同，病邪从阴化寒则为少阴寒化证，从阳化热则为少阴热化证。

1.少阴寒化证

少阴寒化证指病邪深入少阴，心肾阳气虚衰，从阴化寒，阴寒独盛所表现的虚寒证。

【证候表现】无热恶寒，但欲寐，四肢厥冷，下利清谷，呕不能食，或食入即吐，脉微，或见身热反不恶寒，甚则面赤。

【证候分析】多由素体阳弱，病邪直中少阴；或他经病久渐入少阴，损伤心肾之阳，阳虚阴盛而成。

少阴阳气衰微，阴寒独盛，失于温养，故无热恶寒；心肾阳气衰微，神失所养，故见但欲寐衰惫之态；四肢为诸阳之本，阳衰失于温运，故四肢厥冷；肾阳虚衰，火不暖土，脾胃纳运升降失调，故下利清谷，呕不能食，或食入即吐；若阴寒盛极，格阳于外，虚阳外浮，则表现出身热反不恶寒，或面红如妆的假热之象；心

肾阳衰,无力鼓动血行,是以脉微。

【辨证要点】无热恶寒、四肢厥冷、下利清谷、脉微。

2.少阴热化证

少阴热化证指病邪深入少阴,心肾阴虚,从阳化热所表现的虚热证。

【证候表现】心烦不得眠,口燥咽干,或咽痛,舌尖红少苔,脉细数。

【证候分析】邪入少阴,从阳化热,灼耗真阴,不能上承,故口燥咽干;心肾不交,水火失济,水亏则不能上济于心,心火独亢,心神不宁,故心烦不得眠;阴不制阳,虚火循肾经上攻咽喉,故咽痛;少阴心肾阴虚,虚火内炽,故见舌尖红少苔,脉细数等虚热之象。

【辨证要点】心烦失眠、口燥咽干、舌尖红、脉细数。

少阴兼水火二气,故邪入少阴,既可从阴化寒,也可从阳化热。就伤寒病而言,临床少阴病以阳虚寒化类型为多见。

(二)在卫气营血辨证中的体现

卫气营血辨证是清代医家叶天士创立的一种论治外感温热病的辨证方法。温热病是一类由外感温热病邪所引起的热象偏重,并具有一定的季节性和传染性特点的外感疾病。叶氏应用《黄帝内经》中关于"卫""气""营""血"的分布与生理功能的不同,将外感温热病发展过程中所反映的不同的病理阶段,分为卫分证、气分证、营分证、血分证四类,用以阐明温热病变发展过程中,病位的浅深、病情的轻重和传变的规律,并指导临床治疗。

卫气营血病证,代表着温热病浅深、轻重不同的四个病理阶段。温热病邪从口鼻而入,首先犯肺,由卫及气,由气入营,由营入血,病邪步步深入,病情逐渐深重。卫分证主表,邪在肺与皮毛,为外感温热病的初起阶段;气分证主里,病在胸、膈、胃、肠、胆等脏腑,为邪正斗争的亢盛期;营分证为邪入营分,热灼营阴,扰神窜络,病情深重;血分证邪热深入血分,血热亢盛,耗血动血,瘀热内阻,为病变的后期,病情更为严重。

卫气营血辨证是在六经辨证的基础上发展起来的,是外感温热病的辨证纲领,它弥补了六经辨证的不足,完善并丰富了中医对外感病的辨证方法和内容。

血分证指温病邪热深入阴血,导致动血、动风、耗阴等表现的一类证。血分证是温热病发展过程中最为深重的阶段。

肾脏病理在卫气营血辨证中主要体现在血分证中,血分证病变主要累及心、肝、肾三脏。根据病理改变及受损脏腑的不同,血分证可分为血分实热证和血分虚热证。

1.血分实热证

血分实热证指温热病邪深入血分,闭扰心神,迫血妄行,或燔灼肝经所表现的证。本证多为血分证的前期阶段。

【证候表现】身热夜甚,躁扰不宁,甚者神昏谵语,舌质深绛,脉弦数;或见斑疹显露、色紫黑,或吐血、衄血、便血、尿血;或见四肢抽搐,颈项强直,角弓反张,目睛上视,牙关紧闭。

【证候分析】多因邪在营分不解,传入血分而成;或气分热炽,劫营伤血,径入血分而成;或素体阴亏,已有伏热内蕴,温热病邪直入血分而成。

邪热深入血分,病情更加深重。除身热夜甚、心烦不寐等营分证表现之外,还可见血热内扰心神之躁扰不宁,或神昏谵语。邪热迫血妄行,溢于脉外,则见斑疹显露、斑色紫黑,或吐血、衄血、便血、尿血等。邪热燔灼肝经,炽伤筋脉,则可引动肝风,导致四肢抽搐、颈项强直,甚至角弓反张、目睛上视、牙关紧闭等。

【辨证要点】身热夜甚、躁扰神昏、舌质深绛、脉弦数与出血或动风症状共见。

2.血分虚热证

血分虚热证指血热久羁,耗伤肝肾之阴,以持续低热,并见机体失养,或虚风内动等为主要表现的证。本证多为血分证的后期阶段。

【证候表现】持续低热,暮热早凉,五心烦热,或见口干咽燥,形体干瘦,神疲耳聋,舌干少苔,脉虚细,或见手足蠕动,瘛疭。

【证候分析】邪热久羁,劫灼阴分,余热未清,故持续低热、暮热早凉、五心烦热;伤阴耗液,穷必及肾,上窍失润,则口干咽燥,舌干少苔;形体失于充养,故见形体干瘦,脉虚细;阴耗精损,不能上充脑髓,神窍失养则神疲耳聋;肝阴亏损,筋脉失养,虚风内动则手足蠕动,甚或瘛疭。

【辨证要点】低热持续不退与形体干瘦,或手足蠕动、瘛疭等症状共见。

(三)在三焦辨证中的体现

三焦辨证是清代著名医家吴鞠通创立的一种诊治温热病的辨证方法。它是依据《黄帝内经》及先贤对于三焦所属部位的论述,结合张仲景六经辨证及叶天士卫气营血辨证,以临床温热病的传变特点及规律为核心而总结出来的一种对外感温热病进行辨证的方法。它将外感温热病的各种证分别纳入上焦病证、中焦病证、下焦病证,着重阐明了三焦所属脏腑在温热病过程中的病理变化、临床表现、证候特点及其传变规律。

三焦辨证在阐述三焦所属脏腑病理变化及其临床表现的基础上,也反映着温病发展过程中的不同病理阶段,说明了温病初、中、末三个不同阶段。从三焦证来看,上焦病证主要包括手太阴肺和手厥阴心包的证,而手太阴肺经证多为温病的初起阶段,病情轻浅;手厥阴心包经证为肺经温热邪气内陷心包之证。中焦病证主要包括足阳明胃、足太阴脾及手阳明大肠的病变,而足阳明胃主燥,易从燥化,多为里热燥实证;足太阴脾主湿,易从湿化,多为湿温病证。中焦病证多为温病的中期阶段,病情较重。下焦病证主要包括足少阴肾和足厥阴肝的病变,属温病的末期阶段,多表现为肝肾阴虚之证,病情深重。

下焦病证是指温热之邪犯及下焦,以劫夺肝肾之阴为主要表现的证。

【证候表现】身热,手足心热甚于手足背,颧红,口舌干燥,神倦,耳聋,舌红少苔,脉虚大;或见手足蠕动,或瘛疭,心中憺憺大动,神倦,舌绛苔少,脉虚,甚或时时欲脱。

【证候分析】温热病邪,久居中焦,燥热消灼下焦阴液,而致肝肾受累,故多为肝肾阴伤之证。

温病后期,邪热深入下焦,损及肝肾之阴。肾阴亏耗,虚热内生,故见身热,手足心热甚于手足背,颧红;肝肾阴精既耗,神失充养,故神倦;耳失充养,故耳聋;口舌干燥,舌红少苔,脉虚大为阴虚内热之象。热邪久羁,肾阴被灼,水不涵木,筋失所养,虚风内动,以致出现手足蠕动,甚或瘛疭;心中憺憺大动亦系阴虚水亏,虚风内扰所致;神倦,舌绛苔少,脉虚,甚或时时欲脱,均为阴精耗竭之象。

【辨证要点】肾阴亏虚,以身热颧红、神倦耳聋等与阴虚症状共见;肝阴亏虚,以手足蠕动、瘛疭、舌绛苔少、脉虚等与阴虚症状共见。

第二章　肾脏病的诊断

第一节　西医诊断方法

一、肾脏病的实验室检查

（一）尿液检查

1.尿标本的收集与储存

尿常规检查可以随时留新鲜尿进行,考虑到运动和食物影响,清晨首次尿液较浓,是收集尿液送检的理想时间。为减少局部污染物影响检查结果,留尿前应清洗尿道口及外阴,储尿容器应洁净,留中段尿尽快送检。如需留 24 小时尿,则记录 24 小时总量,摇匀后取其中一部分尿液送检。尿液需留于干燥清洁容器中,容器应加盖置于 4 ℃冰箱内保存。如在室温下储存,或者留尿时间较长(如 24 小时),需加防腐剂,目前福尔马林和盐酸防腐效果较好。

2.尿常规检查

尿常规检查包括物理检查、化学检查及显微镜检查。

(1)物理检查:包括尿色、尿量、尿比重、尿透明度。

尿色:正常尿液呈淡黄色、透明。

尿量:24 小时尿量为 1000～2000 mL。

尿比重:正常值为 1.010～1.015。

尿透明度:尿呈红色者,除血尿外,利福平、苯妥英钠、酚磺酞等药物均可使尿呈红色,并应注意与血红蛋白尿、肌红蛋白尿鉴别。乳糜尿为乳白色,脓尿、结晶尿则呈现混浊。

(2)化学检查

1)pH 值检查

正常值:尿 pH 值为 4.5～8,平均 5.5～6.5。尿 pH 值 4.5～5.5 为酸性,

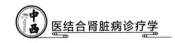

6.5～8 为碱性。

临床意义：一般情况下，尿 pH 值反映了血清 pH 值。在代谢性酸中毒或呼吸性酸中毒时，尿呈酸性；在代谢性碱中毒或呼吸性碱中毒时，尿呈碱性。另外，酸性尿见于食肉后及糖尿病、尿酸结石、结核患者，碱性尿除久置外可见于感染尿、食用大量蔬菜及草酸钙结石合并肾小管酸中毒者。餐后尿 pH 值存在变化，是由于进食后大量胃酸分泌造成体液偏碱，形成所谓"碱潮"。而通常尿 pH 值随细胞外液 pH 值的改变而改变，尤其午餐后改变较明显，尿 pH 值可达8.0。若酸血症患者出现碱性尿，常提示肾小管酸中毒，碱血症患者出现酸性尿往往提示低钾。临床上常通过调节尿 pH 值来预防结石、增加某些抗菌药物疗效和促进药物排泄以减轻药物的肾毒性作用。

2）尿蛋白检查

正常值：正常人尿中含微量蛋白，24 小时尿蛋白排出量＜150 mg，尿蛋白定性为阴性。尿蛋白定性检查常用＋/－表示。

临床意义：出现蛋白尿原因包括肾小球性、肾小管性和过剩性。最常见的为肾小球性疾病，原因是肾小球毛细血管对蛋白的通透性增加，特别是清蛋白，24 小时尿蛋白＞1 g 应怀疑肾小球疾病，＞3 g 时可确诊。肾小管蛋白尿是由于肾小管不能重吸收正常滤过的低分子蛋白。一般肾小管性蛋白尿很少超过 3 g/24 h，且常伴有近端肾小管的其他功能障碍而产生糖尿、氨基酸尿、磷酸盐尿和尿酸尿。过剩性蛋白尿是由于血浆异常免疫球蛋白和其他低分子量蛋白浓度增加，导致肾小球的蛋白滤过量大于肾小管重吸收量。骨髓瘤常产生大量的免疫球蛋白，引起过剩性蛋白尿。短暂性蛋白尿可因高热、剧烈运动等引起，多见于儿童，休息几天后可恢复；在老人可由于充血性心力衰竭所致，常见心衰纠正后尿蛋白转为阴性。间歇性蛋白尿通常与体位改变有关，如长期站立可产生轻微蛋白尿，每天尿蛋白量很少超过 1 g，平卧休息后恢复正常，其原因为站立时肾静脉压力增高，大多可自行恢复。对持续性蛋白尿患者应做进一步检查。泛影葡胺造影剂、大量尿酸盐、青霉素、阿司匹林等会使尿蛋白定性出现假阳性。

3）尿糖检查

正常值：通常几乎所有从肾小球滤过的葡萄糖均在近曲小管被重吸收，故正常人空腹尿糖为阴性。

临床意义：尿中出现葡萄糖称为"糖尿"，常见于糖尿病。当滤过的糖超过肾小管重吸收能力时（血清的肾糖阈值大约是 10 mmol/L），亦可出现尿糖阳性，尿中含大量的维生素 C、对氨水杨酸等可引起假阳性。

4)酮体检查

正常值:正常尿中无酮体出现。

临床意义:糖尿病酮症酸中毒患者、孕妇和过度饥饿的人由于异常的脂肪分解,尿酮体可出现阳性。

5)胆红素和尿胆原检查

正常值:正常人尿中无胆红素,只有非常少量的尿胆原。

临床意义:胆红素分直接胆红素和间接胆红素。直接胆红素是由胆红素与葡萄糖醛酸在肝细胞内结合形成,正常情况下经胆管进入小肠,并转化成尿胆原。所以直接胆红素不出现在尿中,除非有肝内疾病和胆管梗阻。尿胆原是直接胆红素的终末代谢产物,通常 50% 由粪便排出,50% 再吸收进入肠肝循环,每天 1~4 mg 的尿胆原分泌在尿中。溶血性疾病和肝细胞疾病可引起尿胆原增加。

(3)显微镜检查:通常取新鲜尿 10 mL 离心 5 分钟后弃去上清液,取尿沉渣进行显微镜检查,正常人尿红细胞 0~3 个/HP,大于 3 个/HP 为血尿;白细胞正常为 0~5 个/HP,大于 5 个/HP 提示有炎症。少量上皮细胞无临床意义。正常人尿中无管型。管型是尿蛋白质在肾小管腔内形成的凝块,黏蛋白是所有管型的基本物质。当管型仅由黏蛋白组成,则称为"透明管型",多见于高热或剧烈活动后,也可见于肾脏本身病变。红细胞管型是肾小球出血的依据,多见于急性肾小球肾炎。白细胞管型多见于急性肾盂肾炎。颗粒管型、上皮细胞管型、蜡样管型均反映肾实质损害。尿中有结晶,通常意义不大,但如新鲜尿中有多量尿酸结晶和草酸钙结晶,且有红细胞存在,应考虑有结石可能。服用某些药物(如磺胺类药物),尿中也可出现这些药物的结晶。如发现胱氨酸结晶,可确诊为胱氨酸尿。在酸性尿中,结晶包括草酸钙、尿酸和胱氨酸;在碱性尿中结晶为磷酸钙和三磷酸盐结晶。

3.尿三杯试验

血尿、脓尿时,可通过尿三杯试验帮助初步定位。

方法:清洗外阴及尿道口后,将一次尿不中断地排入三个清洁容器内,将最初的 10~20 mL 尿留于第一杯中,中段尿留 30~40 mL 于第二杯中,终末 5~10 mL 留于第三杯中,分别送化验。

临床意义:若第一杯尿液异常且程度最重,提示病变可能在前尿道;若第三杯异常且程度最重,则病变可能在后尿道或膀胱颈;若三杯均异常,病变可能在膀胱颈以上。

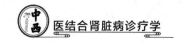

4.乳糜尿检查

方法:将尿液加入等量乙醚中,震荡后取乙醚层(上层)液体一滴放于玻璃片上,加入苏丹亚染液,镜下观察。

临床意义:如为乳糜尿,可见红色脂滴,并可见下层尿液由浊变清。此时应再吸取乳糜尿沉渣寻找微丝蚴。

5.尿细菌学检查

方法:应在用药前或停药 2 天后,清洗外阴及尿道口,留中段尿于无菌瓶中,加盖后立即送检,若置于 4 ℃保存不能超过 8 小时。细菌培养:常用中段尿行定量培养并做药敏试验。

临床意义:若培养出细菌数大于 10^5/mL 为感染,小于 10^3/mL 则多为污染,如为 10^3/mL～10^5/mL 则不能排除感染的可能性,必要时需复查。对细菌数大于 10^5/mL 者应常规做药物敏感试验。真菌、衣原体、淋病奈瑟菌、伤寒沙门菌、结核分枝杆菌及厌氧菌等需做特殊培养。

6.尿脱落细胞检查

尿脱落细胞检查可帮助评价肾实质和尿路疾病,特别是对尿路上皮肿瘤的早期诊断、疗效观察和癌症普查有重要意义;对尿路上皮的原位癌和细胞分化较差的肿瘤有特殊的诊断价值,阳性率有报告达 70%以上。

方法:要求尿液新鲜,尿量不少于 50 mL,最好为早晨第一次尿的中后段尿液。收集尿应及时离心,沉淀物涂片必须在尿液排出后 1～2 小时内完成。若不能及时完成涂片,可在尿液中加入 1/10 尿量的浓甲醛溶液或 95%乙醇固定,以防尿液腐败,细胞自溶。

临床意义:恶性肿瘤细胞的形态特征为:细胞核大,核直径＞1/2 细胞直径,核/浆比例增大,可出现多核染色质颗粒粗糙,核仁增多增大,核膜明显。细胞质变化,见分化不良细胞的胞质量少,细胞总体积增加,呈多形性。临床上还用荧光素吖啶橙染色法来判断细胞形态及核酸代谢等变化。肿瘤细胞胞质呈橘红荧光,核呈黄绿色或黄色荧光,荧光强度取决于胞质核糖核酸(RNA)和脱氧核糖核酸(DNA)含量,因此增生活跃的细胞其细胞质和细胞核荧光强度增强。

7.尿液的生化检查

方法:尿液的生化检查应收集 24 小时尿,即从第一天确定的某一时间将尿排尽并弃去,然后将所有的尿液排入容器内,直至第二天的同一时间排尿并收入容器中。计算 24 小时尿量,混匀后留取 50 mL 送检,留尿期间标本宜保存于冰箱内或加入防腐剂。做 24 小时尿尿素氮、肌酐、肌酸、尿酸、氯化物、钾、钠、钙、磷等物质的测定以甲醛为宜,17-羟皮质类固醇(17-OHCS)、17-酮皮质类固醇(17-KS)、儿茶酚胺(CA)、3-甲氧基-4-羟基苦杏仁酸(VMA)、醛固酮等物质的测定以盐酸为宜。

正常值及临床意义:①尿肌酐:正常值为 7~18 mmol/L。在急性肾炎或肾功能不全时,尿肌酐排出量降低。②尿素氮:正常值为 500~1140 mmol/L。增高时表示体内组织分解代谢增加,降低见于肾功能不全、肝实质性病变。③尿酸:正常值为 1.5~4.4 mmol/L,增高见于痛风,降低见于肾炎。④尿钾:正常值为 25~100 mmol/L,增高见于肾上腺皮质功能亢进、肾移植术后利尿,降低见于严重失水、失钠而有肾前性氮质血症及失盐综合征、尿毒症及肾上腺皮质功能减退等。⑤尿钠:正常值为 130~260 mmol/L,增高见于肾上腺皮质功能减退、急性肾衰竭及肾移植术后利尿期,降低见于长期禁食钠盐、肾上腺皮质功能亢进等。⑥尿钙、尿磷:尿钙正常值为 2.7~7.5 mmol/L,尿磷正常值为 9.7~42.0 mmol/L。尿钙、尿磷排出量增高见于甲状旁腺功能亢进症、特发性高尿钙。

8.尿的激素及代谢产物检查

正常值及临床意义:①尿 17-羟皮质类固醇:为肾上腺皮质类固醇的代谢产物,正常值男性为 8~12 mg/24 h,女性为 6~10 mg/24 h;增高多见于肾上腺皮质功能亢进,如皮质醇增多症等;降低见于肾上腺皮质功能减退。②尿 17-酮皮质类固醇:正常值男性为 10~20 mg/24 h,女性比男性低 2~3 mg/24 h。17-KS在女性主要来自肾上腺,在男性则 2/3 来自肾上腺,1/3 来自睾丸,所以此检查在男性反映肾上腺皮质与睾丸功能,在女性反映肾上腺皮质功能。其增高见于皮质醇增多症、肾上腺性征异常综合征、睾丸间质细胞瘤、多毛症、肢端肥大症、男性性早熟、内分泌雄激素治疗后;减少见于垂体功能减退、睾丸发育不全、睾丸切除后、甲状腺功能减退以及某些慢性病如肝炎、结核、糖尿病等。③尿儿茶酚胺:包括去甲肾上腺素(80%)、肾上腺素、多巴胺三种物质。正常值为 9~108 μg/24 h。增高见于嗜铬细胞瘤、肾上腺髓质增生、副神经节瘤等;降低见于营养不良、高位截瘫、家族性脑神经功能异常和帕金森病等。④3-甲氧基-4-羟基苦杏仁酸:是儿茶酚胺代谢产物,增高见于儿茶酚胺增多症。化验前数日应停止食用香蕉、咖啡、茶、巧克力等含香草的食品,可避免部分假阳性;停服苯胺氧化酶抑制药及甲基多巴可避免假阴性。⑤尿醛固酮:是肾上腺皮质球状带分泌的一种盐皮质激素,调节 K^+、Na^+ 及水的平衡。正常值低于 10 μg/24 h。增多见于原发性醛固酮增多症、继发性醛固酮增多症、甲状腺功能亢进症、部分高血压、低血钾等;减少见于肾上腺皮质功能减退、糖尿病、18-羟化酶缺乏、垂体功能减退等。

（二）肾功能检查

肾功能检查对了解有无肾脏病及疾病严重程度,选择治疗方案及判断疾病预后均有重要意义。由于肾脏有强大的储备能力,而目前临床常用于检查肾功能的方法敏感程度不够,故肾功能检查结果正常也不能完全排除肾脏器质性损害及功能轻度受损。

1.肾小球滤过功能检查

（1）血清肌酐（Scr）和尿素氮（BUN）的测定:肾排出的各种"废物"中,大多数为含氮代谢产物,如尿素、肌酐、尿酸、胍类、胺类等。当肾小球滤过功能发生变化时,血液内这些物质的浓度即会随之发生改变。临床常通过测定血中这些物质浓度来了解肾小球功能状况,其中 Scr 和 BUN 测定最常用。

1）Scr 水平测定:肌酐是肌肉组织的代谢产物,其分子量为 113 Da。在肌肉中,肌酸在肌酸磷酸激酶的催化下转变成带高能磷酸键的磷酸肌酸,磷酸肌酸不稳定,容易脱去磷酸脱水,转化成肌酐。

正常值:男性 53～106 μmol/L,女性 44～97 μmol/L。

临床意义:肌酐主要经肾小球滤过,在肾小管几乎无重吸收,而且经肾小管分泌的量也很少,因而 Scr 水平能较好地反映肾小球的滤过功能。虽然肌肉发达程度、饮食、体力活动等因素可能对 Scr 水平产生影响,但是这些影响均较小,并不妨碍临床用 Scr 作为肾小球功能检测指标。不过,其敏感度较差,只有肾小球滤过率下降超过 50% 时,Scr 水平才上升。

2）BUN 测定:尿素是人体蛋白质代谢的终末产物之一,分子量为 60 Da。

正常值:2.9～7.5 mmol/L。

临床意义:肾脏病时测定 BUN 的目的在于了解有无氮质潴留,以判断肾脏对蛋白质代谢产物的排泄能力。血液中的尿素全部经肾小球滤过,正常情况下30%～40% 被肾小管重吸收,肾小管也排泌少量尿素,肾衰竭时排泌量增加。临床上也用 BUN 水平检测肾小球滤过功能,但它同 Scr 一样不够敏感,也只有当肾小球滤过率下降超过 50% 时,BUN 水平才升高。除此而外,BUN 水平还受诸多因素影响,如脱水、低血压引起血容量不足,创伤、出血、感染引起组织蛋白分解增加,饮食蛋白质摄入过多及某些药物作用等,均可能使 BUN 水平升高,此时其升高并不反映肾小球滤过功能受损,临床上要认真鉴别。

（2）GFR 检查:GFR 是指每一单位时间内,肾脏清除了多少毫升血浆内的某一物质。在同一时间内分别测定该物质在血浆中的浓度及一分钟内尿中排出量,即可计算出每分钟被肾脏清除该物质的血浆量（常以 mL/min 为单位）,称为该物质的"清除率"。

1)菊粉清除率测定:菊粉是一种由果糖构成的多糖体,分子量较小,约为5.2 kD。

正常值:男性 127 mL/min,女性 118 mL/min。

临床意义:菊粉被注入体内后不被机体分解代谢而以原形自由通过肾小球滤出,既不被肾小管排泌,也不被其重吸收,故其清除率可准确地反映 GFR。尽管菊粉清除率可以较准确地反映 GFR,但由于需要持续静脉滴注菊粉和多次抽血,又需留置导尿管等,临床上难以推广使用,主要用于实验研究。

2)内生肌酐清除率(Ccr):肌酐除经肾小球滤过外,近端肾小管尚能排泌一小部分,故理论上它的清除率可略大于菊粉清除率。但是,在不进食动物瘦肉的情况下,正常人 Ccr 实测结果与菊粉清除率极接近,而 Ccr 检查法却远比菊粉清除率简单,故现在临床上常用 Ccr 来代表肾小球滤过率,作为敏感的肾小球功能检测指标。不过,肾衰竭时肾小管排泌肌酐增多,此时测得的 Ccr 值会比实际肾小球滤过率高,此应注意。

Ccr 检查方法:收集 24 小时全部尿液并计量;在收集 24 小时尿液结束时取血,然后对血、尿肌酐进行定量和计算。计算结果经体表面积矫正后,Ccr 正常值为 80～120 mL/(min · 1.73 m²)。血清肌酐包括内生肌酐和外源性肌酐。内生肌酐由体内肌酸分解而来,生成量恒定,不受食物成分的影响。外源性肌酐来自饮食摄入的动物瘦肉。既往做 Ccr 检查前需素食三天,目的为减少外源性肌酐的影响,但目前认为少量外源性肌酐不影响次日清晨空腹血肌酐测定,故不必素食。

3)放射性核素 GFR 测定:一次性弹丸式注射放射性物质如⁹⁹ᵐTc-二乙烯三胺(⁹⁹ᵐTc-DTPA)等,然后多次采血,测定血浆放射性,绘制血浆时间-放射性曲线(T-A 曲线),按区分析并求出曲线下面积,然后用此面积除以投予量即可求出肾小球核素清除率。此方法能够较准确地反映肾小球滤过率,且不需收集尿液,但需注射放射性物质,对妊娠和哺乳期妇女不宜应用。

2.肾小管功能检查

临床常用的肾小管功能检查包括近端肾小管功能检查、远端肾小管功能检查及有关肾小管酸中毒的功能试验等方面。

(1)近端肾小管功能检查:许多物质(如钠、磷、碳酸氢盐、葡萄糖、氨基酸、多肽及低分子蛋白等)经肾小球滤过后,均主要在近端肾小管重吸收。另外,近端肾小管还具有排泌功能。如果近端肾小管受损,则可能出现重吸收及排泌功能障碍。

1)酚红排泄试验:当酚红注入人体后,绝大部分(94%)由近端肾小管上皮细胞主动排泌,从尿中排出。因此,测定酚红在尿中排出量(酚红排泄率)可作为判断近端肾小管排泌功能的粗略指标。健康成人 15 分钟排泌量在 25% 以上,两小时排泌总量在 55% 以上。由于酚红排泄试验受肾血流量及其他肾外因素影响较大,对肾小管功能敏感性不高,故目前基本不用。

2)肾小管对氨基马尿酸最大排泄量测定:对氨基马尿酸(PAH)注入人体后,不经分解代谢,约 20% 以原形从肾小球滤过,80% 以原形从近端肾小管排泄,不为肾小管重吸收,其排泄量随血浆 PAH 水平升高而增加。当血浆浓度增加至一定限度(约 60 mg/dL)时,肾小管对其排泄量已达最大限度,即使再增高 PAH 的血浆浓度,尿中其排出量也不一定增加,此时的排泄量即为对氨基马尿酸最大排泄量。如用最大排泄量减去肾小球的滤过量(用菊粉清除率测定),即得肾小管对氨基马尿酸最大排泄量(TmPAH),用于评价近端肾小管的排泌功能。急进性肾炎、慢性肾小球肾炎、肾动脉硬化及肾盂肾炎时 TmPAH 可降低。由于其测定方法较繁琐,临床较难采用。

3)肾小管葡萄糖最大重吸收量(TmG)测定:当血糖在正常范围时,肾小管能将经肾小球滤过的葡萄糖全部重吸收,排出的尿液中几乎无葡萄糖。其重吸收的机制为近端肾小管细胞膜上的载体蛋白(转运蛋白)与钠和葡萄糖三者形成复合物,穿过近端肾小管细胞膜重新吸收入血。如果血浆葡萄糖浓度不断增高,肾小管对葡萄糖的重吸收值也随之增加。当血中葡萄糖浓度超过一定限度时,肾小管重吸收能力达到饱和,则不能将过多的葡萄糖重吸收,出现尿糖。此时滤液中被重吸收的葡萄糖量称为"肾小管葡萄糖最大重吸收量",正常为 (340 ± 18.2) mg/min,为反映近端肾小管重吸收功能的指标之一。某些肾脏疾病如慢性肾小球肾炎、肾动脉硬化、慢性肾盂肾炎等致部分肾小球失去功能及肾小管缺血损伤时,影响葡萄糖重吸收,则 TmG 值减小。因 TmG 测定方法较繁琐,临床上多不采用。

4)尿氨基酸测定:血中氨基酸经肾小球滤过,在近端肾小管绝大部分被重吸收。如在同样饮食情况下,患者尿中氨基酸排出量异常增多,则考虑近端肾小管重吸收功能减退。可通过氨基酸分析仪测定尿中氨基酸含量。

5)尿 β_2 微球蛋白(β_2-MG)测定:β_2-MG 为一种低分子蛋白(11.8 kD),含 100 个氨基酸和 2 个二硫键。正常成人每日产生 $150\sim200$ mg β_2-MG。体内的 β_2-MG 几乎全部由肾脏清除。β_2-MG 经肾小球滤过后,95% 以上被近端肾小管重吸收,少量未被小管重吸收的 β_2-MG 最后从尿排出,正常人每日仅约 270 mg。当近端肾小管功能受损重吸收减少时,尿中 β_2-MG 排出即增多。测定尿中 β_2-MG 含量,可了解近端肾小管重吸收功能。尿 β_2-MG 含量常用放射免疫方法测定,此法敏感度高,重复性好。用氨基糖苷类抗生素的患者在肾小球滤过率下降前约 5 天即可出现尿 β_2-MG 水平增高,因此对早期诊断药物肾损害及监测用药有意义。对造影剂所致肾损害,尿 β_2-MG 检测亦有诊断意义。下尿路感染时尿 β_2-MG 水平不增高,而慢性肾盂肾炎时,尿 β_2-MG 水平可能升高,对鉴别诊断有一定意义。肾移植患者出现排异反应时,尿 β_2-MG 水平即迅速升高,而且远较血清肌酐水平升高早。

6)尿溶菌酶测定:溶菌酶亦为小分子蛋白质(14～17 kD),同 β_2-MG 一样,能经肾小球自由滤过,并且绝大部分在近端肾小管被重吸收,故尿中含量极微。正常人尿溶菌酶含量小于 3 $\mu g/mL$。如果血中溶菌酶含量正常,尿中含量增多,则说明近端肾小管重吸收功能受损。

所以,上述前面两项化验是近端肾小管排泌功能检查,而后面四项化验是近端肾小管重吸收功能检验。

(2)远端肾小管功能检查:各种病因导致远端肾小管损伤时,患者即可出现尿浓缩及稀释功能障碍。因此,临床常用尿浓缩功能试验来检测远端肾小管功能。尿稀释功能试验也能反映远端肾小管功能,可是,患者需在短时间大量饮水,有可能引起不良反应,甚至水中毒,而且试验结果常受多种因素(如心衰、肝脏病等)干扰,故近年临床已极少采用。临床上常用尿比重测定、尿浓缩试验或尿渗透压检测来检查远端肾小管浓缩功能。

1)尿比重:尿比重反映尿液内可溶性物质和水分的比例。正常人 24 小时总尿量的比重为 1.015～1.030。一天中各次尿液的比重受饮水及出汗等影响,变动很大,稀释时可低至 1.001,浓缩时可高至 1.040。用尿比重计测定比重时,尿液温度会影响测定值。当尿液温度与尿比重计锤上标注的最适温度不符时,每增减 3 ℃,尿比重值应加减 0.001。尿内蛋白质及葡萄糖含量也会影响尿比重测定,当每 100 mL 尿液含 1 g 蛋白质或葡萄糖时,尿比重值应分别减去 0.003 或 0.004。各种疾病导致远端肾小管受损时,就会影响浓缩功能而出现低比重尿。测定全天多次尿比重均不到 1.018 时,或全天多次尿比重差不到 0.008 时,即示浓缩功能障碍。尿比重固定于 1.010±0.003 时,称为"等渗尿",提示浓缩功能严重受损。重症肾小球肾炎、肾小管间质肾炎、急性肾小管坏死多尿期均可见低比重尿。

2)尿浓缩试验:常用莫氏试验,具体做法如下:试验前停用利尿剂,晚餐照常进食,晚 8 时后禁饮食。试验日正常饮食,每餐含水分 500 mL 左右。8 时排尿弃去,上午 10、12 时,下午 2、4、6、8 时及次晨 8 时各收集尿液一次,分别准确测定尿量及尿比重。正常情况下,24 小时尿量为 1000～2000 mL。昼、夜尿量比值为(2～3)：1；尿液最高比重应在 1.020 以上，最高与最低比重之差应不少于 0.009。若夜尿量超过昼尿量，或超过 750 mL；最高尿比重低于 1.018，比重差少于 0.009，均提示浓缩功能受损。

3）尿渗透压测定：尿液渗透压是反映尿中溶质的克分子浓度，而尿比重是反映单位容积尿中溶质的质量。尿渗透压值仅与单位容积尿中溶质的微粒数相关，而与溶质分子量无关；尿比重值却不但受单位容积尿中溶质微粒数影响，而且受溶质分子量大小影响。因此，在尿中存在糖、蛋白质或右旋糖酐等大分子溶质时，测定尿渗透压就比测定尿比重能更准确地反映远端肾小管浓缩功能。目前多采用尿液冰点测定法测定尿渗透压[单位为 mOsm/(kg·H_2O)]，也可用蒸气压渗透压计算法测定。成人普通膳食时每日从尿排出 600～700 mOsm 的溶质，因此 24 小时尿量为 1000 mL 时，尿渗透压约为 600 mOsm/(kg·H_2O)；24 小时尿量为 1500 mL 时，尿渗透压约为 400 mOsm/(kg·H_2O)；24 小时尿量为 2000 mL 时，尿渗透压约为 300 mOsm/(kg·H_2O)，总之都应高于血渗透压。禁水 12 小时后晨尿渗透压应大于 700 mOsm/(kg·H_2O)。还可用尿、血渗透压比值来判断肾小管浓缩功能。正常人 24 小时混合尿液渗透压与血渗透压比值应大于 1，如小于 1 则揭示浓缩功能低下；在禁水 12 小时后测定尿、血渗透压比值，正常人应大于 3，小于此值亦提示浓缩功能受损。

4）自由水清除率（cH_2O）：cH_2O 是指每分钟从血浆中清除至尿中的纯水量，与尿渗透压比较，更能准确地反映肾在机体缺水或水分过多情况下，调节机体液体平衡的能力，能较理想地判断肾浓缩和稀释功能。其公式为：自由水清除率＝每小时尿量×（1－尿渗透压/血渗透压）。cH_2O 正常值为－25～100 mL/h。cH_2O 测定能较好地反映远端肾小管浓缩功能。急性肾小管坏死极期患者 cH_2O 常呈正值，其后出现负值及其负值大小变化可反映急性肾小管坏死恢复程度。

（3）肾小管酸化功能测定：测定尿液 pH 值、碳酸氢离子（HCO_3^-）、可滴定酸及尿胺，并配合测定血气及血清钾、钠、氯、钙及磷，常能对明显的肾小管酸中毒作出诊断。但是，对不完全性肾小管酸中毒却常需进行下列检查。

1）氯化铵负荷（酸负荷）试验：服用一定量的酸性药物氯化铵，通过肝代谢，使机体产生急性代谢性酸中毒。如远端肾小管功能正常，可通过排氢、泌氨使尿液酸化。如远端肾小管功能障碍，服氯化铵后尿液不能酸化。因此，通过观察尿液 pH 值的变化可判断有无远端肾小管功能障碍。但需注意，已有明显酸中毒的患者或肝病患者不宜做此试验，否则可使酸中毒加重或加重肝损害。具体方法如下：①三天氯化氨负荷法：口服氯化氨，每日 0.1 g/kg，分三次服，连服三天。第三天收集尿液，每小时一次，共五次，测定每次尿的 pH 值。②氯化氨单剂量法：一次性服用氯化氨 0.1 g/kg，服药后 2～8 小时收集尿液，每小时一次，测定每次尿的 pH 值。如试验后血 pH 值或 CO_2 结合力降低，而尿液 pH 值不能降至 5.5 以下，则证明远端肾小管酸化功能异常，使不完全性远端肾小管酸中毒得以确诊。

2) 碳酸氢盐重吸收排泄（碱负荷）试验：用一定量的碱性药物碳酸氢盐，使机体体液碱化，以增加肾小管重吸收 HCO_3^- 的负担。当近端肾小管受损时，其重吸收 HCO_3^- 功能减退。通过观察尿液 HCO_3^- 的排泄分数，有助于近端肾小管酸中毒的确诊。具体做法如下：①口服法：给患者口服碳酸氢盐，根据其酸中毒的程度服用剂量每日为 1～10 mmol/kg，每天逐渐加量，直至酸中毒被纠正，然后测定血浆和尿液中 HCO_3^- 和肌酐的含量，计算碳酸氢离子排出量占其滤过量的比率。②静脉法：静脉注射 5％$NaHCO_3$ 500 mL，速度为每分钟 4 mL。每小时收集尿液一次并同时抽血，测定血浆和尿液中 HCO_3^- 及肌酐的浓度，然后按相应公式计算 HCO_3^- 排泄分数。正常人尿内几乎无 HCO_3^-，其排泄分数为 0；近端肾小管酸中毒（Ⅱ型）时常大于 15％；远端肾小管酸中毒（Ⅰ型）时常小于 5％。此法因需多次取血、留尿，临床实际应用很少。

（三）特殊的生化和血清学检查

1. 尿蛋白电泳

尿蛋白电泳分析多采用醋酸纤维膜电泳、琼脂糖电泳和十二烷基硫酸钠-聚丙烯酰胺凝胶（SDS-PAGE）电泳。醋酸纤维膜电泳和琼脂糖电泳中，泳动速度与各种蛋白质相对分子质量及所带电荷多少有关，正常人尿蛋白从阳极到阴极分别为清蛋白（37.9％）、$α_1$ 球蛋白（27.3％）、$α_2$ 球蛋白（19.5％）、β 球蛋白（8.8％）、γ 球蛋白（3.3％）、Tamm-Horsfall 糖蛋白（1％～2％）。SDS-PAGE 电泳中，各蛋白质泳动速度只与其相对分子质量大小有关，相对分子质量越小，泳动速度越快。电泳后借助灵敏的染色方法可清晰地分辨出所测蛋白分子电泳条带，再与同时电泳的已知相对分子质量大小的标准蛋白质分子条带相比较，可判定尿蛋白相对分子质量范围，配合凝胶光密度计扫描测定尿蛋白所占的百分比。尿蛋白以中小分子（清蛋白及更小的蛋白质分子）为主，没有或仅有极少量大分子蛋白，称为"选择性蛋白尿"。若血浆中蛋白质不论分子大小均能从肾小球滤过，并且尿中有相当大量的大分子蛋白质，称为"非选择性蛋白尿"。

临床意义：①以肾小管损害为主的疾病，如急性肾盂肾炎、肾小管性酸中毒、慢性间质性肾炎早期、重金属及药物引起肾损害等常出现相对小分子质量蛋白,主要电泳区带在清蛋白及清蛋白以下。②以肾小球损害为主的疾病,如各类原发性、继发性肾小球肾炎,肾病综合征等,常出现相对中分子及大分子质量蛋白,主要电泳区带在清蛋白附近及以上。③整个肾单位受损的疾病,如慢性肾炎晚期、严重间质性肾炎累及肾小球以及各种病因引起的慢性肾衰竭等,常出现混合性蛋白尿,电泳区带以清蛋白为主。

2.α_1 及 β_2 微球蛋白

β_2 微球蛋白(β_2-MG)是一种相对分子质量 11.8 kD 的小分子蛋白质,主要由淋巴细胞生成,存在于有核细胞膜上,肿瘤细胞合成 β_2-MG 的能力很强。血 β_2-MG 可自由通过肾小球滤过膜,99.9%在近曲小管重吸收,由尿排出仅占 0.1%。α_1-MG 相对分子质量 30 kD,在肝细胞和淋巴细胞合成,能自由通过肾小球但绝大多数被肾小管重吸收。α_1-MG 不受尿液酸碱度的影响,已成为检测血清和尿中微量蛋白的首选指标,正逐步取代长期沿用的 β_2-MG。血或尿 α_1-MG 及尿 β_2-MG 检测方法包括酶联免疫吸附试验(ELISA)、免疫比浊法和放射免疫法(RIA)。正常人血中 β_2-MG 为 0.8~2.4 mg/L,异常升高见于各种原发、继发性肾小球疾病(表明肾小球滤过功能减退)以及恶性肿瘤、系统性红斑狼疮(SLE)、干燥综合征等自身免疫性疾病活动期。正常人尿中 β_2-MG 浓度低于 0.2 mg/L 或 370 μg/24 h。其临床意义:①肾小管炎症,中毒引起肾小管病变时,虽然肾小球滤膜孔径增宽,β_2-MG 大量滤过,但肾小管重吸收功能良好,尿液内 β_2-MG 仍正常或轻度增加。②预示某些药物对肾小管的中毒损害,如氨基苷类抗生素、重金属、造影剂使用后尿液 β_2-MG 明显增高时,应及时停药。③鉴别上或下尿路感染,在急慢性肾盂肾炎时,因肾小管受损,尿 β_2-MG 可增高,而在单纯性膀胱炎时尿 β_2-MG 不高。④协助诊断恶性疾病,癌细胞、肉瘤细胞时可产生 β_2-MG,故恶性肿瘤时血液及尿液中 β_2-MG 含量常增高。异常升高见于各种原因如肾小管-间质性肾炎、急性肾小管坏死等所致近曲小管损伤,反映肾小管重吸收功能下降;还见于恶性肿瘤、自身免疫性疾病急性期血 β_2-MG升高,肾小球滤过增加超过肾小管重吸收能力时。

尿 α_1-MG:正常人尿中 α_1-MG 浓度为 0~15 mg/L。尿 α_1-MG 升高提示肾小管重吸收功能损伤。

3.血、尿纤维蛋白降解产物

纤维蛋白原或纤维蛋白在纤溶酶作用下产生纤维蛋白降解产物(FDP),FDP 常以 X、Y、D、E 四种片段存在,其相对分子质量依次为 250、155、83 及 41 kD。肾小球内凝血及纤溶产生的 FDP 能随尿排出;肾外血管内凝血及纤溶导致血 FDP 升高时,其中的小分子片段能排至尿中;当肾小球滤过膜严重损伤时,较大分子的片段也能被肾小球滤过。肾小球疾病时,若血 FDP 升高,尿 FDP(＋),提示肾外血管内凝血,如肾病综合征时肾静脉血栓形成。血 FDP 正常,尿 FDP(＋)提示肾小球内凝血,多见于各种增殖性肾炎。

4.血、尿补体

(1)血清补体:血清补体是血清中一组具有酶活性的蛋白质,活化后主要参与免疫防御反应,也能参与破坏自身组织或细胞,而造成免疫病理损伤。一些肾脏疾病可引起补体降低。

血清总补体活性测定:常采用 50％绵羊红细胞溶解法(CH$_{50}$U),此法灵敏性差,在个别补体成分下降时,总补体活性仍正常或仅轻度下降。血清单个补体成分测定:利用各个组分的特异蛋白质,经化学提纯及免疫动物后,制备相应抗血清,采用琼脂单向扩散法或火箭电泳进行定量测定。

参考值:血清总补体为 $30\sim40$ CH$_{50}$U/mL;C4 为 $0.37\sim0.41$ g/L;C1q 为 $1.4\sim2.0$ g/L;C3 为 $0.9\sim1.5$ g/L。

临床意义:①血清总补体降低常见于急性链球菌感染后肾小球肾炎、狼疮性肾炎或亚急性细菌性心内膜炎所致肾炎及膜增殖性肾炎。②急性链球菌感染后肾炎补体 C3 仅在病初 8 周内降低,而后恢复正常,对其临床诊断有意义;膜增殖性肾炎,补体 C3 水平持续降低。③在狼疮性肾炎,血清补体 C3 能作为判断 SLE 活动指标之一,其水平与疾病严重程度和预后相关。④补体减少还见于先天性补体缺乏。

(2)尿补体 C3:相对分子质量 185 kD,属大分子蛋白质。正常情况下尿液内不含 C3,当肾小球疾病时,肾小球滤过膜受损通透性升高,导致尿中可检出 C3。

参考值:正常人尿 C3 阴性。

临床意义:膜增殖性肾炎、狼疮性肾炎、膜性肾病及局灶节段型肾小球硬化时尿中 C3 阳性检出率高,而微小病变时常为阴性;尿 C3 阳性常提示肾小球病变较重,预后差,含量越高,病情越重。

5.循环免疫复合物

免疫复合物(IC)又称"抗原-抗体复合物",有三种形式:19 s 以上的免疫复合物可被网状内皮系统清除;约 19 s 的免疫复合物存在于局部病变,如肾小球基膜、皮肤基膜、血管内膜和关节骨膜,可激活补体引起炎细胞浸润和组织损伤;19 s 以下的免疫复合物具可溶性,游离于血液、体液中,又称"循环免疫复合物"(CIC)。CIC 测定对免疫复合物疾病的诊断、疗效观察及判断预后有重要意义。

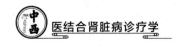

参考值:<70 U/mL。

临床意义:①常见于自身免疫性疾病如系统性红斑狼疮、类风湿性关节炎,也可见于血清病、慢性活动性肝炎、痛风、急性链球菌感染后肾炎、恶性肿瘤等。②动态监测 CIC 的变化,可了解疾病的发展,判断疗效和预后。

6.血清免疫球蛋白测定

免疫球蛋白(Ig)是一组具有抗体活性的蛋白质,存在于机体的血液、体液、外分泌液及某些细胞膜上。其分为 IgC、IgM、IgA、IgD、IgE 五大类,其中 IgG、IgM、IgA 含量较多与肾病关系较为密切,而 IgD、IgE 与肾损害的关系尚待进一步研究,含量较低,需用敏感性较高的酶标和放射免疫技术测定,临床应用不多。

参考值为:IgG 为 6.94~16.18 g/L;IgA 为 0.68~3.78 g/L;IgM 为 0.60~2.63 g/L。

临床意义:①免疫球蛋白含量降低,见于各种先天性和获得性体液缺陷病及长期应用免疫抑制剂患者。在肾病综合征时,由于尿中 IgG 丢失太多及免疫紊乱,可造成 IgG 降低。此类患者易发生感染。②免疫球蛋白的含量升高见于:多克隆升高,多见于各种慢性感染、慢性肝病、结缔组织病、寄生虫病、结节病等,而以上疾病均可引起肾脏损害,如狼疮性肾炎、干燥综合征肾损害、冷球蛋白肾损害、肝硬化性肾小球疾病、感染性心内膜炎肾损害等。单克隆升高,如多发性骨髓瘤、巨球蛋白血症等。IgA 肾病时,约 1/3 的患者出现血清 IgA 升高。此外,过敏性紫癜、肝硬化性肾小球疾病等也常见单克隆血清 IgA 升高。

7.血清抗肾抗体测定

血清抗肾抗体主要包括抗肾小球基底膜抗体、抗肾小管基底膜抗体、抗 Tamm-Horsfall 蛋白抗体及抗肾小管刷状缘抗体。

(1)抗肾小球基底膜(GBM)抗体

参考值:正常人为阴性。

临床意义:血清或肾洗脱液中抗 GBM 抗体阳性,是诊断抗肾小球基底膜肾炎的必要手段。抗 GBM 抗体检测能帮助决定何时停止治疗和何时进行肾移植,但血清抗 GBM 抗体滴度高低与肾炎病变程度不平行。

(2)抗肾小管基底膜(TBM)抗体

参考值:正常人为阴性。

临床意义:见于肾小管-间质性肾炎、抗肾小球基底膜肾炎。

(3)抗 Tamm-Horsfall 蛋白抗体

参考值:正常人为阴性。

临床意义:有助于鉴别上、下尿路感染,尤其在有尿路梗阻或膀胱-输尿管反流时。

8.尿酶

正常人尿中酶含量极少,在肾脏疾病时,血或肾组织中的酶可大量出现于尿中,测定这些尿酶变化有助于肾脏疾病的诊断及疗效观察。尿酶有很多种,常用于临床诊断的有以下几种。

(1)N-乙酰-β-D-氨基葡萄糖苷酶(NAG):NAG 相对分子质量 14 kD,广泛存在于各种组织器官的溶酶体中,肾脏近端小管上皮中含量最为丰富,尿路上皮细胞也含有极微量的 NAG。正常情况下,NAG 不能通过肾小球滤过膜。

参考值:<18.5 U/L。

临床意义:①尿中 NAG 升高主要见于肾小管损伤,如急性肾小管坏死、肾小管-间质性肾炎、重金属、药物等引起的肾小管损伤。②70%肾移植排异反应患者在排异症状出现前 12 天尿 NAG 即升高,其上升早于尿蛋白、血尿、管型尿及血肌酐的变化。③糖尿病肾病的早期诊断:有报道称糖尿病肾病时尿 NAG、α_1-MG 的变化早于尿微量清蛋白的出现,提倡联合检测以提高糖尿病肾病的早期检出率。④尿路感染时,NAG 有助于上、下尿路的定位诊断。NAG 升高提示上尿路感染。⑤在某些肾小球肾炎、肾病综合征时尿 NAG 也可升高,机制不甚清楚,可能与肾小球滤过膜受损,尿 NAG 滤出升高及大量尿蛋白对肾小管的毒性作用有关。

(2)丙氨酸氨基肽酶(AAP):AAP 相对分子质量 280 kD,属于肾小管刷状缘酶,近端小管含量最多,肾小球不能滤过。

临床意义:与尿 NAG 相似,凡引起近曲小管明显损伤的疾患均使尿 AAP升高。

(3)溶菌酶(Lys):Lys 相对分子质量 15 kD,广泛存在于泪液、睡液、血液及肝、肾、脾组织中,易于从肾小球滤过,随即被近端小管重吸收。

参考值:<3 $\mu g/mL$。

临床意义:①肾小管尤其是近端小管损伤,如重金属中毒、药物的肾毒性、急性肾小管坏死。②肾盂肾炎及急性肾小管-间质性肾炎。③肾移植早期及排斥反应。④肾小球疾病引起的近端小管重吸收功能障碍。⑤白血病患者,尤其是在化疗后。

9.尿微量清蛋白

清蛋白相对分子质量 69 kD,带负电荷。由于肾小球滤过膜的孔径屏障和电荷屏障作用,正常情况下,只有少量的清蛋白通过肾小球滤过膜,且绝大多数由肾小管重吸收。肾小球病变时,清蛋白滤过量超肾小管重吸收量,可导致尿中清蛋白升高。常规检测尿蛋白阴性的人群中,实际上有相当比例的微量清蛋白尿患者。尿微量清蛋白的测定对于诊断早期肾损害,早期治疗及临床分期、分型等具有重要价值。

参考值:<20 μg/min 或 30 mg/24 h。任意尿蛋白/肌酐比值正常为 0.1 左右,比值为 1.0 时约相当于 24 小时尿蛋白定量 1.0 g,比值为 2.0 时约相当于 24 小时尿蛋白定量 2.0 g,由此可从一次尿标本检测中大致估计 24 小时尿蛋白的总量。

临床意义:①对糖尿病肾病早期诊断及其临床分期有重大意义。②是高血压肾损害的早期指标,且可用于评价高血压的疗效。③在多数原发性及继发性肾小球疾病早期也可升高。④妊娠诱发的高血压孕妇尿微量清蛋白持续阳性,提示妊娠后期发生子痫病的危险度较大。

10.尿电解质

(1)尿钠及滤过钠排泄分数:肾脏是调节钠代谢的主要场所,另外粪便、汗液也可排出一部分钠。钠可以自由通过肾小球,并由肾小管重吸收。肾脏病变时血钠浓度降低,而尿钠含量却增高。滤过钠排泄分数(FENa)代表肾脏清除钠的能力,以肾小球滤过率百分比表示。

参考值:尿钠 130~260 mmol/24 h;正常情况下 FENa 接近 1。

临床意义:①尿钠排出减少见于各种原因引起的低钠血症,如呕吐、腹泻、严重烧伤等。②FENa 是鉴别肾前性少尿和急性肾小管坏死致急性肾衰时的敏感指标,肾前性少尿 FENa<1,急性肾小管坏死 FENa>2。

(2)尿钙:正常情况下,每日自肾小球滤过的钙约为 10 g,每天自尿排出约 200 mg,其余由肾小管重吸收。肾脏排出钙的量受血钙、血镁、血磷、甲状旁腺激素、维生素 D、降钙素、胰岛素的影响。

参考值:尿钙 2.5~7.5 mmol/24 h(0.1~0.3 g/24 h)。

临床意义:①尿钙减少见于甲状旁腺功能减退、慢性肾衰竭、慢性腹泻。②尿钙增加见于甲状旁腺功能亢进、多发性骨髓瘤。

二、肾脏病的影像学诊断

影像学检查对泌尿系统疾病诊断具有很高的价值,是诊断的主要依据。这些检查方法各有不同的诊断价值和限度,根据临床诊治的需要,优选并综合运用这些检查方法,方能经济、快捷地作出诊断。

(一)X线检查

1.泌尿系统X线检查方法

(1)腹部平片:腹部平片是泌尿系统的常规检查,主要用于检查泌尿系统阳性结石。

(2)静脉尿路造影:又称"排泄性尿路造影",是将有机碘液注入静脉内,经肾排泄,并流经输尿管至膀胱,使之显影。此方法不但可观察肾盏、肾盂、输尿管及膀胱的解剖形态,还可了解两肾的排泄功能。检查前应清除肠管内气体和粪便,并限制饮水,做碘剂过敏试验。

禁忌证:严重的肝、肾和心血管疾病,过敏体质,甲状腺功能亢进,妊娠等。造影法有常规法、双倍剂量法和大剂量法。

(3)逆行性肾盂造影:在膀胱镜指引下,将导管插入输尿管,缓慢地经导管注入对比剂后即刻摄片。本法用于静脉尿路造影不显影或显影不良及不适合做静脉尿路造影者。

2.泌尿系统常见病的X线诊断

(1)泌尿系结石:可发生于肾至尿道任何部位,主要原发于肾和膀胱。结石由草酸钙、磷酸钙、尿酸盐和胱氨酸等多种成分构成。约90%的结石在X线平片上显示,称"阳性结石"。少数如尿酸盐类结石则X线平片上不显示,称"阴性结石"。

1)肾结石:可单发或多发,单侧或双侧。X线平片表现为肾窦区内密度一致;也可分层状或浓淡不均,圆形、卵圆形、桑葚状、鹿角状、珊瑚状致密影,大小不等。小者仅为点状或结节状,大者可充满肾盂肾盏。侧位片见肾结石与脊柱重叠,借此与胆囊结石、淋巴结钙化和腹内容物等鉴别。

2)输尿管结石:多由肾结石下移而来,一般较小,多滞留于生理狭窄区。X线平片检查呈圆形、卵圆形、桑葚状等形态的致密影。结石位于输尿管行径上,长轴与输尿管走行一致。静脉尿路造影可确定结石是否在输尿管内,其结石上方输尿管及肾盂肾盏有不同程度的扩张积水。逆行性肾盂造影时,对比剂在结石部位受阻。输尿管结石与腰椎横突或与骶骨重叠时,易被遗漏,阅片时应特别注意。

3)膀胱结石:X线平片检查多为阳性结石,在骨盆中下部耻骨联合上方,单发或多发,大小不一,呈圆形、卵圆形、边缘光滑或毛糙,密度均匀或呈分层状致密影。结石可随体位而改变位置。

(2)泌尿系结核:多继发于肺结核,主要侵犯肾,然后蔓延至输尿管及膀胱,多为单侧性。

1)肾结核:早期 X 线平片显示正常,形成脓肾时肾影增大,纤维化后缩小。有时可见肾区呈云朵状、环形或花瓣状钙化甚至全肾钙化。静脉尿路造影检查:早期肾功能可正常。当结核性溃疡累及肾小盏,表现为肾小盏杯口边缘不规则呈虫蚀状。溃疡空洞与肾盏相通时,可见肾实质内团块状对比剂与受累肾盏相连,肾盏可变形狭窄。肾盂肾盏广泛破坏积脓时,静脉尿路造影检查常不显影,逆行肾盂造影检查可见肾盂、肾盏及多发空洞共同形成一大而不规则的空腔。

2)输尿管结核:造影检查表现为输尿管不规则狭窄与扩张,呈串珠状。晚期输尿管僵硬、短缩,有时可见管壁条索状钙化。

3)膀胱结核:早期膀胱结核在造影检查表现为膀胱局部不规则及变形,甚至形成充盈缺损。此时应与肿瘤性病变鉴别。晚期膀胱挛缩变小,容积减少,边缘不规则呈锯齿状改变,有时可见输尿管反流。

(3)泌尿系肿瘤:分良性和恶性肿瘤,以恶性多见。肾肿瘤分肾实质肿瘤和肾盂肿瘤,前者以肾癌多见,后者分乳头状瘤与乳头状癌,但 X 线检查不易鉴别。

1)肾癌:腹部平片检查可见肾影局部呈分叶状突出,肿块大者可占据上腹部,少数可见不同形态钙化。尿路造影检查:癌肿压迫可使肾盏伸长、狭窄、变形甚至闭塞。如癌肿较大而波及多个肾盏,可见肾盏分离呈"手握球"状改变。肿瘤压迫或侵犯肾盂时,肾盂变形或有充盈缺损。肾动脉造影检查:表现为网状和不规则杂乱血管影及池状充盈区,相邻血管发生移位、分离。

2)膀胱癌:多为乳头状癌,可单发或多发。膀胱造影检查:表现为大小不等、边缘不规则的结节状充盈缺损,局部膀胱壁僵硬、不规则。

(二)计算机断层扫描(CT)检查

1.泌尿系统 CT 检查方法及正常表现

肾脏 CT 检查无须特殊准备。正常肾在横断面上见边缘清晰、密度均匀、轮廓光滑的圆形或椭圆形软组织影。肾门内陷,有肾动、静脉和输尿管。肾窦呈脂肪性低密度,其中可显示水样密度的肾盂。腹段输尿管位于腰大肌前缘处,呈点状软组织密度。

膀胱检查需充满尿液,以区别其壁与内腔。平扫:横断面上充盈的膀胱呈圆形、椭圆形或类方形,其内尿液为均匀水样密度。经尿道插管注入对比剂更易显示膀胱病变。

2.泌尿系统常见病的 CT 诊断

(1)肾癌:CT 是肾癌的主要检查方法,表现为肾实质边缘不规则软组织肿块,密度均匀或不均匀。增强扫描:癌肿多有明显不均匀强化,由于肾实质明显强化而呈相对低密度的不均匀的肿块。癌肿向外侵犯致肾周脂肪密度增高、消失。

(2)肾盂癌:CT 平扫见肾盂内密度高于尿液但低于肾实质的分叶状软组织肿块,肾窦周围脂肪受压或消失,也可侵入邻近肾实质。肾盂或肾盏梗阻时,出现肾积水。增强扫描:癌肿轻度强化,延迟扫描能清楚显示癌肿造成肾盂内的充盈缺损。

(3)膀胱癌:CT 平扫见向腔内突出的结节状或菜花状软组织肿块,膀胱壁不规则增厚。增强扫描见癌肿明显强化。

(4)肾血管平滑肌脂肪瘤:CT 平扫见肾实质内密度不均匀肿块,边界清楚,较大肿块常突向肾外。增强扫描:肿块内的脂肪性低密度区无强化,而血管性结构明显强化。

(5)肾囊肿:平扫可见肾实质内单发或多发圆形或类圆形、密度均匀、边缘光滑的水样低密度病灶。增强扫描见病变区无强化。

(三)磁共振成像(MRI)检查

肾脏 MRI 检查能显示病变结构、邻近的侵犯情况和有无癌栓及远处淋巴结转移,对恶性肿瘤的分期和治疗后随访、评价等优于 CT。

1.MRI 检查方法及正常表现

MRI 检查一般采用横断面、冠状面和矢状面扫描。正常肾脏解剖表现与 CT 基本相同。T_1 加权像(T_1WI)上肾皮质信号高于髓质,T_2 加权像(T_2WI)上整个肾实质均呈高信号。肾窦脂肪组织在 T_1WI 和 T_2WI 上分别呈高信号和中等信号。

2.肾疾病 MRI 诊断

(1)肾癌:肾癌多呈圆形、卵圆形或不规则肿块,呈浸润性生长,癌肿信号不均匀。增强扫描见肿块呈不均匀强化。MRI 的重要价值在于确定肾静脉、下腔静脉及右心房内有无癌栓,发生癌栓时,这些结构的流空信号消失。

(2)肾血管平滑肌脂肪瘤:MRI 表现与 CT 基本相似,其特征表现是肾实质不均质肿块内有脂肪性高信号或中等信号病灶,采用脂肪抑制技术可使信号明显下降。

三、肾脏病的活体组织检查

肾活体组织检查(简称"肾活检")是获取肾脏病理标本的重要手段之一,是当前肾脏病诊断、治疗及判断预后的重要依据之一。

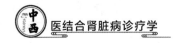

（一）肾活检的意义

肾活检在近数十年来肾脏病学的迅速发展中起了重要作用。它能提供各种类型、各个病期的肾组织供研究，并提供新鲜肾组织，使开展免疫病理及超微病理等现代检查成为可能。因此，它从广度和深度上推动了肾脏病理学的迅猛发展，使肾脏病学的整体知识不断更新。

肾活检在具体临床工作上对肾脏病的诊断、治疗及预后判断也有重大意义。它能阐明相同的临床症状而有不同的病变性质和不同的病理类型，从而指导治疗方案的选择和预后的判断。它能动态观察肾脏病的病变，以利对症处理。资料证实，肾活检后疾病临床诊断的修正率达 $34\%\sim36\%$。另外，肾活检对移植肾肾功能损害的诊断和治疗也有很高的实用价值。事实说明，在肾脏病领域内病理与临床相结合的诊断治疗水平，确实远远超过了单纯临床水平。

不过，肾活检有其局限性。肾活检所取得肾小球数必须达到 $5\sim10$ 个才有诊断价值。标本中肾小球越多，可靠性越大。

（二）肾活检的种类

1.开放肾活检

以外科手术暴露肾脏下极，可采取刀切取材、针吸取材或活体钳取材的方式，在直视下取材并止血。这种方法的优点是盲目性小、取材成功率高（可达 100%）。但其创伤大，术后并发症发生率达 $5\%\sim10\%$。现在认为只有经皮肾穿刺活检绝对禁忌或穿刺取材失败，而又必须肾活检时才做开放肾活检。

2.经皮肾穿刺活检

经皮肾穿刺活检（简称"肾穿刺"）指用肾穿刺针经背部皮肤选定穿刺点刺入肾下极取材。肾穿刺是目前国内外最普及的肾活检方法。

3.经静脉活检

经静脉活检是一种新技术。局部麻醉后将血管扩张器插入右颈内静脉，然后放入导管，在电视荧光屏直视下将导管插进右肾静脉，并楔入肾下极。再从导管腔内放入经静脉肾穿针，直至针尖抵达导管顶端。肾穿针另一端于体外连接注射器。穿刺取材时，推进肾穿针刺入肾脏，用注射器抽负压吸取肾组织。此法优点是若有创伤出血时，血液仍流入血循环。但肾脏体积较小时，必须避免穿透肾脏造成肾周血肿。一般若有经皮肾穿刺禁忌证而又必须做肾活检时，可考虑用该方法。

（三）适应证与禁忌证

1.适应证

为了明确诊断、指导治疗或判断预后，而又无肾穿刺禁忌证时，内科性各种肾实质疾病皆可穿刺。

(1)急性肾炎综合征:肾功能急剧转坏,怀疑急进性肾炎时,应尽早穿刺,并按急性肾炎治疗2~3个月。

(2)原发性肾病综合征:先治疗,当进行激素规则治疗8周后仍无效时,则行肾穿刺;或先穿刺,根据病理类型有区别地治疗。

(3)无症状性血尿:变形红细胞血尿临床诊断不清时可肾穿刺。

(4)无症状性蛋白尿:蛋白尿持续大于1 g/d,诊断不清时可肾穿刺。

(5)继发性或遗传性肾脏病:临床怀疑而无法确诊时;临床已确诊,但肾脏病理资料对指导治疗或判断预后有重要意义时可肾穿刺。

(6)急性肾衰竭:临床及实验室检查无法确定其病因时可肾穿刺。

(7)移植肾:肾功能明显减退原因不清,或严重排异反应决定是否切除移植肾,或怀疑原有肾脏病在移植肾中复发时,可肾穿刺。

2.禁忌证

禁忌证为明显出血倾向、重度高血压、活动性肾盂肾炎、肾结核、肾盂积水或积脓、肾脓肿或肾周围脓肿。

(四)肾穿刺方法

1.穿刺前准备

(1)详细询问患者病史,特别注意有无出血性疾病史。

(2)对患者进行全面体检,排除出血性疾病、全身性感染及心脏疾患,注意有否肾下垂。

(3)检查出凝血时间、血小板计数、凝血酶原时间,检查肝肾功能(肌酐清除率、血肌酐及尿素氮、转氨酶、乙型肝炎抗原等)。

(4)查血型,常规备血200~400 mL。

(5)做B型超声波检查,测量肾脏大小、位置及活动度。

(6)用静脉肾盂造影电视荧屏方法定位时,穿刺前夜患者应服缓泻剂以减少肠气,造影前做泛影葡胺过敏试验。

(7)术前2~3天让患者口服或肌注维生素K。

(8)向患者说明操作程序,让患者练习屏气及卧床排尿,以便患者密切配合。

2.穿刺点定位

一般均选择肾脏下极外侧缘进行穿刺取材。此处已避开肾脏大血管,且不易穿入肾盂,而且此处肾组织含皮质多,能使取材满意,术后并发症少。

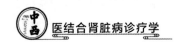

第二节　中医诊断方法

肾为先天之本,是从人体性命之根本的角度出发。从阴阳观点来看,阳盛则热,阴盛则寒;阳虚则外寒,阴虚则内热。同时,邪既入肾,当然应有实证的表现。因此,在肾病的辨证上,同样需要辨别虚实。

一、辨虚实

精气夺则虚,邪气盛则实。在肾病中,分辨虚实尤其重要。一般情况下,肾虚主要表现为肾阴虚、肾阳虚、肾精亏损、肾不纳气。但是以下几点在辨证时必须要掌握:

(1)肾阴虚者,常见虚而有热,其症可见面部烘热、潮热盗汗、失眠遗精等。这一类证候表现,应注意其发热为虚象,因虚而有其热。同样的肾阳虚者,常见虚而有寒,其症见形寒肢冷、面色㿠白、小溲清利、下肢水肿。这一类证候表现,亦应注意其寒象为虚寒,因其虚而有其寒。

(2)虚实夹杂,最难分辨。在患病过程中,虚实夹杂有两种情况,一是肾虚证候兼有外邪入里的表现,另一种是外邪入里与内生邪气相合导致肾虚;既有肾虚,又有邪盛,两方面的证候表现结合在一起。这种虚实夹杂的表现究竟是以虚为主,还是以实为主,似难分辨,给治疗也相应带来了一定的困难。

(3)权衡缓急。在肾病过程中,本虚标实较为多见。这提示医生在辨证上要认清这个关系,急则治其标,缓则治其本。如湿热淋,病机为湿热塞结下焦,膀胱气化不利导致小便频数淋涩,尿道刺痛,此为病标,而湿热为病本。湿热不去,则症状未能除去。又如慢性肾小球肾炎肾病型,患者水肿明显,朝退暮重,尿量尚可,头晕耳鸣,怕冷,腰酸腰痛,纳呆便溏,舌淡苔薄,脉细,贫血,大量蛋白尿,血浆蛋白低。此时脾肾亏虚,脾虚不运,肾亏而精不固为病本,而水湿泛滥的实证为病标。这一类本虚标实的表现,在肾病过程中较为多见。在肾病过程中,可以出现某种症状较急或者较为严重,或者肾虚而有外邪入里,表现为急;或者外邪引动在里之夙病(肾病),而外邪致病表现为急。在这种情况下,要权衡其缓急,分析其轻重,从而为治疗提供依据。

二、辨证的方法

（一）肾虚类

1.肾阳气虚

肾阳气虚根据病程和虚衰的程度,可以分为肾气不足、肾气虚弱、肾阳虚衰和肾阳气虚四个方面。

（1）肾气不足:证见精神疲乏,短气,劳则腰膝软,足跟疼痛,小便无力,尿后余沥,阳痿早泄,遗精滑精,舌苔薄或胖或边有齿印,脉右尺弱。

（2）肾气虚弱:证见眩晕神疲,腰膝疼软,不耐久行,劳则加重,性欲减退,遗精滑精,阳痿早泄,精神困顿,小便量次增多,尿后余沥,淋漓不尽,夜尿频,舌淡胖,苔薄白而腻,脉细弱,两尺不足,右尺尤甚。

（3）肾阳虚衰:证见面色黑晦,精神困倦,畏寒怕冷,肢末不温,腰冷痛,膝软沉重。甚则开阖失司,温煦失源,封藏不固,气化难行,而见全身水肿,水浊内聚,小便不利,精微外泄或者小便不禁,尿崩;或者多尿,精气外溢。男性则阳痿早泄,精滑不固,精冷难育;女性则见月经失调,白带过多,宫寒难孕。舌淡白而嫩胖,苔浊腻,脉沉细或沉迟无力,两尺尤弱。

（4）肾阳气虚:证见面色暗黑,晦暗不荣,虚浮淡白,精神委顿,畏寒嗜卧,常喜厚衣披身,腰背冷痛,冷软无力,沉重难支,头目昏沉,记忆力差,反应缓慢,膝胫冷痛,肤凉肢冷,唇指瘀暗,甚则温煦不能,气化不行,开阖不利,精气外溢,浊气内聚,犯于中焦脾胃,即恶心呕吐,不思饮食,神识昏糊,口出浊气(尿味)。或由膀胱气化失司,固摄不能,则见多尿、尿崩;气化不行则尿少、尿闭等。如虚衰至极,水湿内积,上犯而成胸水、腹水;外溢肌肤而成全身性水肿,乃至反复难消,消而又肿。舌多淡白而嫩胖,如阳损及阴多见瘦小而嫩淡,瘀暗不荣,苔多白腻而腐秽,或黑腻而滑,脉象沉细而弱或沉迟,两尺尤不足。

2.肾阴虚损

肾阴虚损根据病变程度和病程的不同,可以分为肾阴不足、肾阴虚和肾阴虚损三个方面。

（1）肾阴不足:证见眩晕神疲,腰膝软,遇事易急,耳目失聪,思维不敏,不任操劳,劳则病增,静则病缓,舌质不荣,或无明显变化,脉象如常,或左尺弱。

（2）肾阴虚:证见形体消瘦,腰背酸痛,膝软无力,腰肌紧迫,转侧不利,咽干口燥,口渴喜冷饮,心胸烦热,夜寐不安,烦扰难眠,性欲亢进,阳强易举,梦遗滑精,甚则午后热甚,腰热痛,痛连足跟,大便常见燥结,小便黄热短少,尿意频急,夜间难入睡时尤甚,舌质多瘦小红赤不荣,苔黄津少,或见剥苔,脉象多细而略数。

（3）肾阴虚损：证见形体消瘦，发枯不荣，面色晦暗，唇红额赤，腰背痠痛，膝软难支，遗精早泄，头晕耳鸣，遇事健忘，甚则午后热甚，腰痛难忍，行则欲立，立则欲坐，卧则可缓等。肾阴虚而虚热内生则见午后烦热，口渴喜饮，头目眩晕，视物不清，心烦失眠，潮热盗汗，齿龈红赤萎缩，齿枯不荣，松动疼痛，小便黄热，量少热痛，尿意频急，尤以失眠时为明显，大便燥结，舌瘦小瘀红，苍老不荣，苔剥少津，或者舌净无苔，枯槁乏津，脉象沉细而数。

3.肾精亏损

肾精亏损与肾阳气虚和肾阴虚损的显著区别在于有虚象而没有由虚而引起的明显热象或寒象。根据病变过程和程度，肾精亏损可以见到肾精不足、肾精亏和肾精亏损三个阶段。

（1）肾精不足：证见眩晕，耳鸣，腰膝软，性机能减退，毛发脱落，齿牙松动，不耐劳力，劳则神疲欲卧，舌脉可以如常。

（2）肾精亏：证见腰背酸软，下肢无力，脑转耳鸣，足跟疼痛，思维不敏，性欲减退，滑精遗精，皮肤干枯，毛发稀少，舌红苔少，脉象细弱。

（3）肾精亏损：证见面色晦暗，腰背酸软而痛，不能仰立，耳鸣耳聋，全身极度乏力，动则气短，阳痿滑精，精冷不育，经迟经闭，舌淡脉弱，两尺无力。若为小儿先天不足，肾精亏损，可见发育迟缓，齿牙迟生，身材矮小，囟门迟闭，筋骨软弱，语言不清，智力低下，行为幼稚，腰脊痿软，甚至脑海失养，髓道不通，头颅胀大，颅缝增宽，形成解颅。

4.肾气不固

肾气不固是指元气的固摄作用在肾的病变中失常的表现。它主要反映为小便不禁，生殖之精外泄，全身精微漏出，从而导致以肾为主，兼有脏腑功能失调的病理变化。

肾气不固在临床的表现上可以分为轻重两种不同的情况。轻者，小便时而失禁，尿后余沥不尽，腰膝酸软，滑精，舌脉变化不大。重者遗尿，早泄，夜尿频而清长，两膝软弱，舌淡，苔白，脉弱。

5.肾不纳气

气根于肾，在肾脏亏损时，可以造成肾不纳气的表现。根据病变过程来分析，肾不纳气可以分为一般证候和严重证候两个方面。

（1）一般证候：呼吸稍有喘息，动则喘甚，腰脊痿软，神疲乏力，不耐劳累，或见夜寐盗汗，梦多遗泄，眩晕耳鸣，健忘，舌红苔薄，脉象细弱或者细带数。

（2）严重证候：气短喘促，张口抬肩，呼多吸少，呼吸微弱，汗出恶风，四肢欠温,面目虚浮,神情委顿,小便不禁,舌质偏淡,脉象弱或带虚数。

6.心肾阳虚

心主火,肾主水,心气下通于肾,肾水上承于心,心肾相交,水火既济。心藏神,肾藏精,神乃精化,精为神生,精神健旺,相互滋生,故心肾阳虚,有心气累及肾的一面,又有肾气累及心的一面。从心肾阳虚的病变过程看,可以有心肾气虚、心阳虚而致肾阳亦衰和肾阳久虚而累及心阳虚三个方面。

(1)心肾气虚:证见心慌气短,自汗多汗,神疲乏力,腰膝痿软,梦多滑精,性欲减退,阳痿早泄,舌苔多正常,脉细无力。

(2)心阳虚而致肾阳亦衰:证见面色晦暗,神情委顿,畏寒肢冷,心悸心慌,腰脊冷,腰痿软,小便清长而夜尿多,甚则面唇爪甲青紫,喘息难卧,小便不利,全身水肿,舌淡而苍老,或见瘀紫,苔多湿而滑腻,脉沉迟或沉细或兼结代。

(3)肾阳久虚而累及心阳虚:证见畏寒怕冷,肤凉肢冷,面色晦暗,精神萎靡,腰脊冷痛,腰膝沉重,心悸心慌,冷汗时出,及至水饮凌心则唇面紫暗,气息喘促,不能平卧,爪甲青紫瘀暗,尿少甚至尿闭,神识恍惚,短气肢厥,全身肿甚,舌苍老不荣或胖大而紫暗,伸缩无力,苔多腐腻,脉象沉细微或虚细数或结代微弱相兼。

7.心肾阴虚

心肾之间,精血互生,水升火降,心肾互济而能温养脏腑,运行营血,化生津液,病则从阴而成心肾阴阳精血失调,以致心肾失交。

(1)心阴血虚及肾:证见心悸不寐,咽干虚烦,腰膝痿软,梦遗滑精等,这是其一般症状的表现。若严重时证见心悸健忘,心前刺痛,腰脊痠痛,转侧不灵;或者心悸怔忡,咽喉干燥,腰脊热痛,形体消瘦,午后潮热,舌红赤,瘦瘪不荣,苔黄少津,或者舌光无苔,脉象细数,午后尤其明显。

(2)肾阴久虚,上扰心神:证见腰膝痠痛,疼痛难支,脊如空状,心烦不寐,咽干舌燥,甚则五心烦热,午后潮热,足跟疼痛,记忆减退,思维不敏,舌体瘦小,质红而瘀暗不荣,裂纹深陷,或者舌光无苔,脉象细数。

8.肺肾阴虚

肺肾之间,肾阴充,阴津上承而肺体得养,肺系协调;肺之阴津充沛,宣发有能,水精四布,下输于肾,肾体得养,受精藏之,故肺阴虚每易累及肾阴亏,而肾阴亏亦可累及肺阴虚,终成肺肾阴虚之候。肺肾阴虚的临床表现可以分为两个方面,一为肺阴虚而及肾,造成肾气不固,肾阴不足;另一为肾阴久虚及肺,造成肺阴亦虚。

(1)肺阴虚而及肾:证见形体消瘦,干咳失音,眩晕耳鸣,腰膝痿软疼痛,甚则午后热甚,潮热盗汗,咳痰咯血,遗精滑精,经闭不行,半夜咽干,小便频急热痛,舌瘦瘪而红,苔少津枯,或者舌光无苔,脉象细数,寸尺皆弱。

(2)肾阴久虚及肺:证见眩晕耳鸣,腰膝痿软,咽干鼻燥,干咳痰少,呼吸不利,劳则气短难续,舌红苔少,脉象为一般表现。若为重症,可见形体消瘦,腰脊冷痛,痛连足跟,胸中闷热,五心烦热,骨蒸盗汗,咳痰咯血,干咳失音,引及胸痛,气息短促,劳则喘甚,小便黄热,夜尿频急,大便燥结,舌枯不荣,红赤少津,苔黄津枯,或者舌光无苔,裂纹深陷,脉虚细而数。

9.肝肾阴虚

肝之阴血充盈,营血能调,则能下输养肾,化精以藏之;肾之阴精充沛,则精能化血以养肝。水能涵木,肝气调达,而无亢害横逆之弊。故肝阴虚可及肾阴亏,而肾阴虚亦可造成肝之阴血不足。肝肾阴虚的临床表现可以有两个方面:一是肝血虚久而造成肾阴亏损,另一是肾阴久虚而造成肝血不足,两者最终均可见肝肾阴虚。

(1)肝血虚而致肾阴不足:证见两胁隐痛,或者右胁刺痛,劳则更甚,且兼腰膝痿痛,神疲乏力,眩晕耳鸣,此属一般表现。甚则肝阴虚,木燥化火而致肾阴亏,证见烦躁易怒,胁肋刺痛,筋脉拘急,肢节不利,腰脊痿软,眩晕耳鸣,午后发热,烦劳尤增,遗精滑泄,舌红赤瘦小,苔黄津干,或见舌光无苔,脉象细弦而数。

(2)肾阴久虚而造成肝血不足:证见眩晕耳鸣,腰脊痿软,胁肋疼痛,口咽干燥,男子遗精,女子经少,舌红苔少,脉象细弦。进一步肾阴虚而虚热上炎,虚风内动则病情重危,证见形体瘦削,神情委顿,面色青苍,两额红赤,眩晕耳鸣,腰脊痿痛引及足跟,午后潮热。甚则肝阳上亢,证见头痛,痛在两侧及巅顶;或头痛如劈,头目烦热,性急暴怒,呕恶眩晕,肢麻刺痛,胁肋疼痛,五心烦热,骨蒸盗汗,咽干口渴,小便黄,大便燥,舌质红赤少津;或枯瘦不荣,舌光无苔,中有裂纹,舌面干燥,脉细弦而数,或者虚细而数。

10.脾肾阳虚

脾和肾之阳气能相互资助生发之机,肾阳旺盛,温煦气化有源,脾胃得其温养之助,受纳健旺,化源无穷;且肾司开阖而主二便,小便能利,大便通调。同时,脾胃阳气旺盛,中气能够升降,则能助肾气之升腾、气化;脾胃健,则水湿之转输布散如常,有助于肾之开阖。故脾阳虚易于累及肾阳虚,而肾阳衰必然导致脾阳虚。脾肾阳虚的临床表现可以分为脾阳虚,内生寒湿伤肾,累及肾阳虚和肾阳虚而致脾阳亦虚两个方面。

(1)脾胃阳虚累及肾阳虚:证见神疲乏力,不思饮食,脘腹胀满,肢软无力,腰膝痿软沉重,遗精早泄,舌淡胖,脉细弱,此属一般表现。甚则形神委顿,面色淡黄,晦而不荣,脘腹冷痛,食少便溏,肢末不温,腰膝冷重,畏寒喜温,小便清长,舌淡胖而嫩,苔多白腻,脉象沉弱而细,或者沉迟。

(2)肾阳虚而致脾阳亦虚:证见形寒肢冷,脘腹冷痛,不思饮食,食后难化,腹胀下坠,大便溏泻,腰脊冷痛,滑精阳痿,男子精冷难育,女子宫寒难孕,舌淡白,胖嫩,不荣,苔白厚腻,脉象沉细而弱。如果肾阳久虚,脾阳衰败,则为温煦无源,气化不行,开阖失职,水湿内积外溢,阴寒内盛,浊气上逆。证见面色黑晦而垢腻,浮虚萎黄,畏寒嗜卧,恶心呕吐,饮食不进,呼出浊气,且有尿味,下利清谷,小便不利,全身水肿加重,神志失守,呼吸短促,脉象微细欲绝,即成脾肾衰败之重症。

(二)肾实类

肾与其他脏腑的证候表现有虚实一样,肾也有实证。肾实证主要表现在阳热亢盛、阴寒内盛和湿热下注三个方面。

1.肾阳有余,即阳热亢盛证

其临床表现以一派热象为主。证见身热,心烦口干,咽肿,胸胁时痛,咳喘汗出,小腹胀痛,腰背强急,时而足胫肿满,小便黄赤,梦遗滑精,或者阳强不倒,舌质红,苔黄,脉弦带数。

2.肾阴有余,即阴寒内盛证

肾阴有余在临床上可表现为以下两个方面的证候。

(1)寒邪直中少阴:证见畏寒嗜卧,四肢厥冷,腰脊疼痛,肢节骨痛,舌淡苔白,脉象微细。

(2)水湿泛滥横溢:证见心悸气喘,汗出肢冷,咳喘痰鸣,腹部胀满,尿少水肿,舌淡胖,苔白润,脉沉细或沉弦等。

3.湿热下注证

其临床表现以下焦证候为主。证见尿频,尿急,尿道涩痛,小便短赤或者混浊,有时小便带血,血色鲜红,有时排出砂石,腰痛,引及前阴,舌红苔黄腻,脉象滑数。

第三章　肾脏病用药

第一节　西医常用药

一、利尿剂

利尿剂泛指一类通过增加尿液溶质及水分的排出,而减少细胞外液容量的药物。临床最常用的利尿剂,包括袢利尿剂、噻嗪类利尿剂及保钾利尿剂。使用利尿剂需进行适应证的评估,使用过程中应加强监测,注意预防利尿剂的不良反应。

（一）常用利尿剂的分类及特点

1.袢利尿剂

袢利尿剂是一类作用最强的利尿剂,代表性药物有呋塞米、布美他尼、托拉塞米等,正常情况下可排出肾小球滤过钠的 $20\%\sim30\%$,而达到利尿的作用。应用袢利尿剂时需谨防低钠血症及低钾、低氯血症性碱中毒发生。

2.噻嗪类利尿剂

噻嗪类利尿剂的代表性药物包括氢氯噻嗪、吲达帕胺等,通过抑制钠和氯的重吸收,增加钾的排泄而利尿。其利尿作用较袢利尿剂弱,长期服用应防止低钾、低钠血症。

3.潴钾利尿剂

潴钾利尿剂可减少钠的重吸收,减少钾的排泄,具有排钠、排氯、保钾的作用,适用于低钾血症。其利尿作用弱,单独使用时利尿效果不显著,可与噻嗪类利尿剂或袢利尿剂合用,包括三类药物:螺内酯、氨苯蝶啶、阿米洛利。

（二）利尿剂在慢性肾病中的应用

应用利尿剂时应从小剂量开始,根据耐受程度调整用量;应先试用弱或中效利尿剂,以防止过度利尿所带来的严重后果;主张间歇用药或交替用药,防止长期应用一种利尿剂而产生耐药,以保持较理想的利尿效果。

1.降低血压

三类利尿剂的降压疗效相仿,噻嗪类使用最多,降压作用主要通过排钠,减少细胞外容量,降低外周血管阻力。降压起效较平稳、缓慢,持续时间相对较长,服药 2～3 周后作用达高峰。

2.肾性水肿

对肾脏综合征患者必须对血容量状况进行认真评估后才能个体化地给予利尿治疗,对于血容量过多的患者应依据水肿程度选择治疗措施,在限盐的基础上,轻中度水肿可加用噻嗪类和(或)保钾利尿剂,重度水肿可选用袢利尿剂。

3.慢性肾衰竭

慢性肾衰竭时,利尿剂的用量需要加大,当肾小球滤过率小于 20 mL/min 时,常需要几种利尿剂合用,具体用药方法还需以临床医生所开医嘱为主。

(三)利尿剂的相关不良反应

长期服用利尿剂对身体有多种潜在的不良影响,严重者可引起各种心律失常、动脉硬化、冠心病和糖尿病等,因此,服用利尿剂应注意防止不良反应。不良反应的预防措施:根据患者肾功能选择利尿剂;应用利尿剂后予以饮食指导,如适当限制钠的摄入;严格控制利尿剂用量与疗程;密切观察血压、尿量、体重的变化;联合应用利尿剂等。

二、糖皮质激素

糖皮质激素是由肾上腺皮质束状带合成和分泌的一种肾上腺皮质激素,调节体内糖、脂肪、蛋白质的生物合成和代谢,并具有抗炎和免疫抑制作用。它包括天然(可的松、氢化可的松)和合成(泼尼松、泼尼松龙、甲泼尼龙、地塞米松、倍他米松、曲安西龙)两大类。肾脏病多由免疫系统功能异常与感染所致,糖皮质激素在原发性及部分的继发性肾脏病的治疗中具有确切疗效。

(一)分类

糖皮质激素按药效学分为短效、中效、长效三大类。

(1)短效激素:如可的松、氢化可的松。

(2)中效激素:如泼尼松、泼尼松龙、甲泼尼龙,为肾脏病治疗的主要药物。

(3)长效激素:如地塞米松。

肾内科临床常用的是泼尼松、甲泼尼松,为中效糖皮质激素类药,具有抗炎、抗过敏、抗风湿、抗毒素、抗休克、免疫抑制作用。

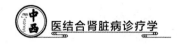
(二)使用原则

糖皮质激素治疗肾脏病应遵循起始足量、缓慢减药、长时间维持的原则。

1.初始治疗阶段

无论是原发性或继发性肾病,确定予激素治疗后,初始治疗时糖皮质激素必须足量,这样可快速缓解病情。如常用泼尼松 1 mg/(kg·d),口服 6～8 周,必要时可以应用至 12 周。血浆白蛋白低于 25 g/L 时可静脉滴注。在急进型肾小球肾炎中应予冲击治疗。

2.减量治疗阶段

病情缓解后,要缓慢减药,若减量速度过快,易导致疾病复发。通常认为蛋白尿完全缓解后 2 周开始给予减量,一般每 2～3 周减原用量的 10%,减量至 20 mg/d时可进一步放缓糖皮质激素药物减量的速度。

3.维持治疗阶段

小剂量糖皮质激素的维持剂量服用十分必要,在减量至低于 20 mg/d 后应维持长时间使用,可每 1～2 月减量 5 mg(易复发者更缓慢),以最小有效剂量(5～10 mg/d 或隔日使用)维持治疗,激素总疗程为 1～1.5 年。

糖皮质激素应用时间久,应用范围广,在肾脏病治疗上疗效确切。但其作用机制复杂,使用剂量差异大,且长期使用激素可产生诸多不良反应:①对代谢和内分泌的影响,包括糖耐量受损/糖尿病、高血压、高血脂、心血管疾病和肾上腺机能不全。②感染。③对肌肉和骨骼的影响,包括肌病、骨质疏松和无菌性坏死。④胃肠道反应,包括消化性溃疡。⑤精神和眼部疾病,如白内障。临床医师在选择使用时应结合患者病史,根据肾脏病病理类型、本次发病原因与实际情况,充分权衡利弊,决定糖皮质激素的用法及用量,做到个体化精准治疗。通常在激素使用过程中联合使用其他免疫抑制,以增强疗效,缩短大剂量激素使用时间,减轻激素不良反应。

三、免疫抑制剂

免疫抑制剂是肾小球疾病管理过程中必不可少的,然而,使用这些药物却需要十分细致。免疫抑制剂包括烷化剂、补体抑制剂、抗代谢药物、钙调磷酸酶抑制剂、抗 CD20 药物、糖皮质激素和免疫球蛋白。肾内科医生需要熟知这些药物的作用机制、药代动力学、药效学、不良反应以及在孕妇、老年人和透析患者等特殊人群中的应用。

(一)烷化剂

环磷酰胺是肾小球疾病中常用的烷化剂。磷酰胺芥是活性烷化剂,通过作用于 DNA 中鸟嘌呤的位点来加速细胞凋亡。这种效应可延伸至 T 细胞和 B 细胞,从而减少抗体生成,降低免疫反应。环磷酰胺是一种无活性的前药,口服制剂吸收良好,生物利用率超过 75%,主要在肝脏代谢,产生有活性的代谢物。静脉内制剂的清除半衰期为 6~8 小时,24 小时后药物几乎完全从血浆中清除。CYP2B6 和 CYP2C19 等基因的多态性可以解释为什么患者对环磷酰胺存在个体差异,对于部分患者而言,环磷酰胺的毒性显著。因此,对于有条件的患者,可进行基因测序。

环磷酰胺对微小病变、膜性肾病、抗中性粒细胞胞浆抗体(ANCA)相关血管炎(AAV)、抗肾小球基底膜疾病和狼疮性肾炎有明显疗效。

环磷酰胺被证实的不良反应包括:①骨髓抑制。白细胞减少的发生率高于贫血和血小板减少,给药后 8~14 天白细胞计数最低(18~25 天后可能再次出现)。肾功能下降的患者风险更高,因为环磷酰胺清除率降低。②感染。患者患有脓毒症和机会性感染的风险较高,若白细胞计数<3000/μL,则感染的可能性更大。③膀胱损伤。无活性代谢物丙烯醛对膀胱上皮细胞有害,可致出血性膀胱炎(同时服用美司钠可缓解)、膀胱纤维化等。④恶性肿瘤。⑤不孕不育,环磷酰胺与闭经、卵巢衰竭和少精子症的发生有关。⑥其他罕见不良反应,如间质性肺炎、急性肝损伤、心脏毒性和低钠血症。

(二)抗 CD20 药物

利妥昔单抗是抗 CD20 疗法的典型代表。利妥昔单抗是一种单克隆的嵌合 IgG1 抗体,通过融合人 Fc 区域和小鼠可变区域来靶向 CD20,可持久清除外周 B 细胞。B 细胞耗竭的持续时间通常为 6~12 个月,最长可达 30 个月。

利妥昔单抗的清除半衰期为 3 周(可能因疾病而异),在循环中持续存在 3~6 个月。体表面积和性别或可解释其个体差异。值得注意的是,蛋白尿,特别是达到肾病标准的蛋白尿可增加利妥昔单抗的排出。利妥昔单抗并不能被血液透析消除,然而,血浆置换可以去除较大比例的利妥昔单抗。有研究表明,利妥昔单抗注射 24 小时后接受血浆置换,可使利妥昔单抗曲线下面积(AUC)降低 26%。因此,建议使用利妥昔单抗 48 小时后才能进行血浆置换。

利妥昔单抗已被批准用于 AAV 治疗,并越来越多地用于膜性肾病、微小病变、狼疮性肾炎和冷球蛋白血症的治疗(超适应证)。

利妥昔单抗的不良反应包括:①输液反应。通常输液反应发生在第一次注射时,随后给药期间发生风险较小。此类反应多为超敏反应,严重程度不同,通常表现为发烧、寒战和肌肉疼痛,但有时可能危及生命。对于这种情况,可通过对乙酰氨基酚、抗组胺药和激素预处理来减轻。②晚发性中性粒细胞减少症。

这是一种未被充分认识的不良反应。其定义为,排除其他原因后,最后一次输注利妥昔单抗的 1 个月后,中性粒细胞数量$<1.0×10^9$,且能自发恢复。可在治疗结束后的第 38～175 天发生,持续 5～77 天。③低丙球蛋白血症。多达 30％接受利妥昔单抗治疗的患者会出现低丙球蛋白血症,这与之前的环磷酰胺暴露、激素使用、AAV 诊断和较低的基线 IgG 水平有关。IgG 水平的下降与严重感染相关,应根据低丙球蛋白血症的严重程度决定是否给予相应治疗。④感染。与其他免疫抑制剂类似,利妥昔单抗可以增加感染的风险。医生应特别注意肺孢子菌肺炎和乙肝复阳的情况。⑤进行性多灶性白质脑病。这是一种罕见却致命的并发症,由病毒引起,表现为进行性认知功能下降、步态不稳和轻微的神经功能缺损,狼疮患者和同时接受其他免疫抑制剂治疗的患者更容易发病。

(三)抗代谢药物

吗替麦考酚酯(MMF)和硫唑嘌呤是用于肾脏疾病的两种主要的抗代谢药物。虽然,上述两种药物有不同的作用机制,但是都能抑制核苷酸的合成,从而抑制淋巴细胞的增殖。

1.吗替麦考酚酯

MMF 的口服生物利用度约为 94％,半衰期为($17.9±6.5$)小时,代谢在肝脏中进行。估算肾小球滤过率(eGFR)<30 mL/(min・1.73 m^2)的患者,其 MMF 的 AUC 会增加 75％,对此类患者应减少剂量。对于有严重肝实质疾病的患者,则不建议调整。鉴于 MMF 的活性产物与白蛋白和胆红素结合比例较高,应加强毒性监测。

MMF 已被证实对狼疮性肾炎的诱导和维持治疗有效,此外,还被用于微小病变和局灶节段性肾小球硬化(FSGS)的难治性肾病综合征以及 C3 肾小球肾病,然而,其疗效有待于更多随机临床试验的证实。

建议 MMF 治疗开始 1～2 周后进行全血细胞计数(CBC)监测,每 6～8 周检测一次。

2.硫唑嘌呤

与 MMF 相比,硫唑嘌呤的生物利用度较低,仅 16％～50％,主要在肝脏代谢。清除半衰期约为 2 小时,主要在尿液中排泄。对于少尿或急性小管损伤的患者,通常建议减少使用剂量。目前,使用硫唑嘌呤前的基因分型和功能酶测定并非强制性检查,但推荐检查。此外,黄嘌呤氧化酶抑制剂(非布司他和别嘌呤醇)应避免与硫唑嘌呤同时使用。

(四)钙调磷酸酶抑制剂

钙调磷酸酶抑制剂的代表药物为他克莫司和环孢素。它们不仅可用于肾移植,还可用于肾小球疾病。他克莫司的生物利用度可变性较高,为 $17\% \pm 10\%$,半衰期 $23 \sim 46$ 小时;环孢素的生物利用度为 $30\% \sim 68\%$,半衰期为 $5 \sim 18$ 小时。两种药物的生物利用度不佳,均可归因为肠道吸收不良、胃肠道黏膜酶的代谢以及肝脏首过效应。此外,两种钙调磷酸酶抑制剂均由 CYP3A 同工酶代谢,经胆道排出,肝功障碍可延长两种药物的半衰期。

建议监测他克莫司的即时释放和环孢素的 12 小时谷浓度。剂量变化通常在 $2 \sim 3$ 天内反应。他克莫司剂量应根据药物谷浓度调整为 $0.5 \sim 1.0$ mg/次,环孢素的变化范围是 $25 \sim 50$ mg。

（五）免疫球蛋白

静脉注射免疫球蛋白（IVIG）不仅用于预防感染和同种异体免疫,还用于免疫调节。IVIG 通过多种机制发挥免疫调节和抗炎作用:①免疫球蛋白浓度增加导致血管内皮细胞上 FcRn 受体饱和,非结合免疫球蛋白降解增加。②IVIG 可使调节性 T 细胞增殖,抑制辅助 T 细胞的促炎通路。③IVIG 增加了 C3b 和其他补体的结合位点,阻止补体通路的下游激活。此外,C3a 和 C5a 可与免疫球蛋白中和。④IVIG 有助于清除免疫复合物沉积物。⑤细胞因子和促炎单核细胞中和,阻断白细胞黏附分子的结合。IVIG 的半衰期为 $14 \sim 24$ 小时,高代谢状态下会缩短半衰期。

IVIG 的不良事件分为短期和长期,其中短期不良事件包括:①输液反应,通常表现为流感样症状,包括发热、发冷、恶心、脸红和不适,通常在服药后的 $1 \sim 24$ 小时内发生,可以通过缓慢注射来缓解。②心律失常、低血压。③皮肤改变,在给药 2 周后可能出现多种皮肤疾病,包括湿疹、荨麻疹、斑疹、斑丘疹、脱屑等。④输血相关的肺损伤。这是最严重的不良反应之一,通常需要机械通气,且死亡率较高。

长期不良事件则包括以下四种:①神经系统疾病。头痛是给药后常见的不良反应,其他神经系统疾病包括无菌性脑膜炎、癫痫发作、外展神经麻痹、可逆性后部脑病综合征。②血栓形成,如静脉窦血栓形成、卒中、肺栓塞和心肌梗死（静脉/动脉）。③急性肾损伤（AKI）。若使用不含蔗糖的 IVIG,则 AKI 发生风险显著降低。④血液疾病。IVIG 相关溶血可在给药后 12 小时至 10 天内发生。中性粒细胞减少是另一种血液并发症,在注射后 4 天内发生,通常在 2 周内恢复。

四、降糖药物

糖尿病合并肾功能下降患者常用降糖药物的剂量推荐如表 3-1 所示。

表 3-1　糖尿病合并肾功能下降患者常用降糖药物的剂量推荐

降糖药物种类	药物名称	肾功能下降患者的剂量调整
双胍类	二甲双胍	eGFR＞45 mL/(min·1.73 m²)，无须调整剂量 eGFR 30～45 mL/(min·1.73 m²)，根据情况可减量使用 eGFR＜30 mL/(min·1.73 m²)，禁用
磺脲类	格列吡嗪 格列美脲 格列本脲	小剂量起始,2.5 mg/d 小剂量起始,1 mg/d 避免使用
α-葡萄糖苷酶抑制剂	阿卡波糖 伏格列波糖	eGFR＜30 mL/(min·1.73 m²)，禁用 eGFR＜30 mL/(min·1.73 m²)，禁用
格列奈类	瑞格列奈 那格列奈	eGFR＜30 mL/(min·1.73 m²)，起始剂量 0.5 mg 随餐服用 eGFR＜30 mL/(min·1.73 m²)，起始剂量 60 mg 随餐服用
噻唑烷二酮类	吡格列酮 罗格列酮	无须剂量调整 无须剂量调整
肠促胰岛素类似物	普兰林肽	eGFR 在 20～50 mL/(min·1.73 m²)时无须调整剂量
GLP-1 受体激动剂	利拉鲁肽 艾塞那肽	调整中重度肾功能损害患者使用经验有限,不推荐使用 eGFR＜30 mL/(min·1.73 m²)，禁用
DPP-4 抑制剂	西格列汀	eGFR＞50 mL/(min·1.73 m²)，100 mg/d eGFR 30～50 mL/(min·1.73 m²)，50 mg/d eGFR＜30 mL/(min·1.73 m²)，25 mg/d
	沙格列汀	eGFR＞50 mL/(min·1.73 m²)，5 mg/d eGFR≤50 mL/(min·1.73 m²)，2.5 mg/d
	维格列汀	eGFR＞50 mL/(min·1.73 m²)，100 mg/d eGFR≤50 mL/(min·1.73 m²)，50 mg/d
	阿格列汀	eGFR＞60 mL/(min·1.73 m²)，25 mg/d eGFR 30～60 mL/(min·1.73 m²)，12.5 mg/d eGFR＜30 mL/(min·1.73 m²)，6.25 mg/d
	利格列汀	无须剂量调整

降糖药物种类	药物名称	肾功能下降患者的剂量调整
SGLT2 抑制剂	卡格列净	eGFR 45～90 mL/(min・1.73 m²),100 mg/d
		eGFR<45 mL/(min・1.73 m²),避免使用
	达格列净	eGFR<30 mL/(min・1.73 m²),不推荐使用
	恩格列净	eGFR<45 mL/(min・1.73 m²),避免使用

注:GLP-1 为胰高糖素样肽 1,DPP-4 为二肽基肽酶 4,SGLT2 为钠-葡萄糖协同转运蛋白 2,eGFR 为估算肾小球滤过率。

五、降压药

临床常用的降压药包括以下几大类:钙离子拮抗剂(CCB)、血管紧张素转化酶抑制剂(ACEI)、血管紧张素 Ⅱ 受体拮抗剂(ARB)、利尿剂、β 受体阻滞剂、α 受体阻滞剂。

降压药物选择方面要注意以下几点:①血压应逐渐下降,避免血压下降过快过猛。②可以选择常规剂量联合治疗,避免单药剂量过大,减少不良反应的发生。③尽可能选择长效的降压药,以减少血压的波动。④血管紧张素转化酶抑制剂和血管紧张素 Ⅱ 受体拮抗剂是高血压肾损害的首选药物,具有非血压依赖性的肾脏保护作用。

1.钙离子拮抗剂

此类药物的作用机制主要是阻滞钙离子 L 型通道,抑制血管平滑肌及心肌钙离子内流,从而使血管平滑肌松弛,心肌收缩力下降,血压下降。钙离子拮抗剂是临床应用比较广泛的一类降压药物,在没有明确电解质水平以及肾功能血肌酐水平的情况下,高血压肾损害患者可以优先选择此类降压药。CCB 可适用于各个年龄、各种程度的高血压及肾功能不全患者的各个时期,起效迅速,降压力较强,同时能够增加心脑血液灌注,可用于合并糖尿病、冠心病或外周血管病变的患者。其不良反应有头痛、面色潮红、心率增快、下肢水肿、牙龈增生等。常用的药物包括硝苯地平、氨氯地平、非洛地平、维拉帕米、地尔硫草等。

2.血管紧张素转化酶抑制剂

ACEI 可抑制周围和组织的血管紧张素转化酶,使血管紧张素 Ⅱ 生成减少,同时抑制激肽酶,使缓激肽降解减少。其对高血压肾损害患者的肾脏保护作用,主要表现在扩张出球小动脉大于扩张入球小动脉,所以能够有效降低肾小球囊内压,改善高灌注高滤过,从而降低尿蛋白。血管紧张素转化酶抑制剂能够改善高血压患者的胰岛素抵抗和糖代谢异常,能够使心室重构,临床适用于糖尿病、心力衰竭患者。常见的不良反应是干咳,其发生与体内缓激肽被抑制有关,不能耐受者需停用。一过性的血肌酐升高,高钾血症,血管神经性水肿,也是此类药物常见的不良反应。临床常用的药物包括卡托普利、培哚普利、贝那普利、依那普利、福辛普利、赖诺普利、雷米普利。

3.血管紧张素Ⅱ受体拮抗剂

ARB通过阻滞组织中的血管紧张素Ⅱ受体亚型,能更充分、有效地阻断血管紧张素Ⅱ受体的水钠潴留、血管收缩与组织重建。其治疗特点和注意事项与血管紧张素转化酶抑制剂类似,但此类药物不会导致刺激性干咳,临床应用依从性较好。这一类药物包括氯沙坦、缬沙坦、厄贝沙坦、替米沙坦、奥美沙坦酯,以及与利尿剂联合的复方制剂,如厄贝沙坦氢氯噻嗪、缬沙坦氢氯噻嗪等。

临床应用ACEI、ARB时应注意:①血肌酐小于265 $\mu mol/L$ 时,可以继续应用这两类药物,但是需要密切监测肾功能。如果用药后2~4周内血肌酐升高小于30%,肾小球滤过率下降小于30%,可以在密切随访的情况下继续应用;如果升高大于30%或者是血钾大于5.5 mmol/L需要尽快停用。②双侧肾动脉狭窄或者是孤立肾伴有肾动脉狭窄的患者禁用,单侧肾动脉狭窄的患者慎用。③妇女妊娠期间禁用,避免影响胎儿发育。④脱水患者禁用,在与利尿剂联合时,应注意避免过度利尿脱水导致血肌酐升高。⑤与大剂量非甾体抗炎药(阿司匹林大于300 mg/d)合用时有可能会影响疗效,导致血肌酐升高。

4.利尿剂

利尿剂主要通过排钠利水,减少血容量,降低外周阻力,达到降压效果。其降压作用平稳缓慢,持续时间相对较长,适用于轻中度高血压。用药过程中应注意监测电解质,同时会影响血尿酸的代谢,容易出现糖耐量异常,并可导致脂质代谢异常,用药过程中应监测血糖、血脂以及电解质、血尿酸。常用药物包括呋塞米、托拉塞米、氢氯噻嗪、螺内酯、布美他尼、氨苯蝶啶、吲达帕胺等。

5.β受体阻滞剂

β受体阻滞剂抑制心脏肾上腺素能受体的兴奋性,降低血浆肾素活性,抗心肌缺血和抗动脉硬化,抗心律失常,减少高血压患者的心脏性猝死。其在降压的同时,能够保护靶器官,减少高血压并发的心脑血管疾病,可用于不同程度的高血压,尤其是伴有心率较快的患者或者是合并有心绞痛的患者,老年人高血压一般降压效果稍差。因为其特殊的作用机制,临床急性心力衰竭、支气管哮喘、病态窦房结综合征、房室传导阻滞和外周血管病的患者禁用。糖尿病患者在用该药时容易掩盖低血糖反应,故临床应注意。常用药物包括美托洛尔、阿普洛尔、普萘洛尔、拉贝洛尔、卡维地洛、索他洛尔、比索洛尔等。

6.α受体阻滞剂

非选择性α受体阻滞剂,如酚妥拉明,临床主要用于嗜铬细胞瘤,一般不单纯用于治疗高血压。选择性α受体阻滞剂主要通过对突触后受体阻滞,对抗去甲肾上腺素的动静脉收缩作用使血管扩张,血压下降。它的降压作用明显,临床多用于恶性高血压。不良反应主要是体位性低血压和耐药性,临床不将其作为首选降压药物。常用药物包括可乐定、特拉唑嗪、乌拉地尔、丁咯地尔等。含有α受体阻滞剂的复方制剂如复方降压片临床仍在应用。

血液透析患者的降压药物选择:通过调整透析血压仍无法满意控制的终末期肾病患者,降压药首选 ACEI、ARB 和交感神经活性阻滞剂。尽量选择不被透析清除的药物。应用被透析清除的药物时,应在透析过程中或者是透析后追加剂量。钙离子拮抗剂不会被透析清除。β受体阻滞剂可被透析清除,容易出现透析后血压反跳。血管紧张素Ⅱ受体拮抗剂可被透析清除。血管紧张素转化酶抑制剂中,除了福辛普利和贝那普利,其他药物大多数可被透析清除。

第二节　肾脏病的常用中药

一、解表药

1.麻黄

麻黄为麻黄科多年生草本状小灌木草麻黄及木贼麻黄或其他含麻黄碱的同属植物的干燥茎枝。

【性味归经】辛、微苦,温。入肺、膀胱经。

【功效】发汗解表,宣肺平喘,利水。

【临床应用】①用于伤寒表实证。常与桂枝相须为用,如麻黄汤。②用于咳嗽、气喘。如寒邪咳喘,可与杏仁、甘草同用;寒饮迫肺者,可与细辛、干姜、五味子、半夏等同用;肺热咳喘者,常与石膏、杏仁、甘草等同用。③用于"风水"表实证,症见水肿尿少、身热恶寒等,可见于急性肾炎或慢性肾炎急性发作等患者中,常与白术、生姜、甘草等同用。

【用法用量】一般入煎剂,用量为 3～10 g。

【现代研究】研究发现,麻黄干浸膏对实验性慢性肾衰竭的大鼠有明显的改善作用,对大鼠血中的肌酐、尿素氮、甲基胍、胍基琥珀酸等均有显著的抑制作用,并能明显改善高磷低钙的尿毒症状态。此一研究为麻黄在肾病中的应用开辟了广阔的前景。但麻黄碱有升压作用,故高血压患者应慎用。

2.桂枝

桂枝为樟科常绿乔木肉桂的嫩枝。

【性味归经】辛、甘,温。入心、肺、膀胱经。

【功效】发汗解肌,温经通络,通阳化气。

【临床应用】①解肌散寒:对于肾病患者复感寒邪出现肺卫表证者可用本品治疗。表现为伤寒表实证者可配麻黄,如麻黄汤;表现为中风表虚者可配白芍,如桂枝汤;对于一般外感寒邪可配苏叶、防风、杏仁、生姜等治疗。②通阳化气:对肾炎水肿、尿少因于膀胱气化不利者,可用该品配白术、茯苓、猪苓、泽泻,即五苓散;或加用党参,即春泽汤。尿毒症期患者由于浊阻三焦,出现水凌心肺者,可用桂枝配伍茯苓、白术、甘草等,即苓桂术甘汤化裁治疗,有一定效果。③温阳救逆:肾病晚期出现阴阳俱竭,甚至心阳欲脱者,可用桂枝、附子与生脉散等合用,以温阳固脱。

【用法用量】入煎剂,用量为6～12 g。

【现代研究】实验结果提示桂枝是五苓散中的主要利尿成分之一,同时桂枝有强心作用。

3.防风

防风为伞形科植物防风的根。

【性味归经】辛、甘,温。入膀胱、肺、脾经。

【功效】祛风胜湿,发散寒邪。

【临床应用】①慢性肾炎外感寒邪,症见项脊强痛、恶风憎寒、身痛无汗或伤风咳嗽、鼻塞流涕等皆可用之。②用于风疮疥癣、皮肤瘙痒、湿疹瘾疹等。

【用法用量】入煎剂,用量为3～10 g。

【现代研究】①解热作用:对人工发热家兔,经口给予防风煎剂或浸剂,有明显解热作用,煎剂作用较浸剂尤佳。②镇痛作用:小鼠灌防风50%乙醇浸出液(蒸去乙醇),能明显提高痛阈(电刺激鼠尾法),皮下注射亦有效。③抗菌作用:新鲜防风榨出液体外试验,对绿脓杆菌及金黄色葡萄球菌有用。防风煎剂对溶血性链球菌及痢疾杆菌也有一定的抗菌作用。

4.紫苏

紫苏为唇形科一年生草本植物紫苏的叶茎。

【性味归经】辛,温。入肺、脾经。

【功效】发表散寒,行气宽中。

【临床应用】①用于肾病复感寒邪,外内合邪,症见寒热恶心、头痛身痛等症。可配合杏仁、前胡、生姜等,方如杏苏散。②用于肾病浊邪内阻,中焦升降失司,症见恶心、食欲缺乏、时时欲呕等。可辅以黄连、竹叶、砂仁等以和中降逆止呕。

【用法用量】入煎剂、丸剂或散剂。用量为3～10 g。

【现代研究】①紫苏煎剂及浸剂能扩张皮肤血管,刺激汗腺分泌,有解热作用。②紫苏能促进消化液的分泌,增加胃肠蠕动。

5.细辛

细辛为马兜铃科多年生草本植物北细辛或华细辛的全草。

【性味归经】辛,温。入肺、肾经。

【功效】发表散寒,祛风止痛,温肺化饮。

【临床应用】①细辛不仅能发散在表之寒邪,而且能祛除入里之寒邪,尤能引药入肾,故对肾病外感,表现为恶寒、发热,或无热、脉沉者,可配麻黄、附子,方如麻黄附子细辛汤。②肾病浊水内停,上凌心肺,表现为咳嗽、心悸、气逆、痰多清稀者,可用本品配伍干姜、半夏、五味子、竹茹、橘皮等,以温肺化饮降浊。

【用法用量】入煎剂,用量为3～4.5 g;外用适量。

【现代研究】①镇静、镇痛作用:细辛挥发油腹腔注射有明显的中枢抑制作用,细辛挥发油对家兔灌胃有镇痛作用,细辛煎剂灌胃对小鼠也有镇痛作用。②解热、抗炎作用:细辛挥发油灌胃对人工发热家兔有解热作用,并能使正常动物的体温降至正常以下。华细辛对大鼠有抗炎作用。③提高机体新陈代谢功能:从细辛分离的消旋去甲乌药碱具有肾上腺素 β 兴奋剂样的广泛生理作用,因而有强心、扩张血管、松弛平滑肌、增强脂质代谢及升高血糖等功效。④抗组胺及抗变态反应:从北细辛甲醇浸出液的水不溶性分离部分中,发现其中所含甲基丁香油酚、卡枯醇(kakuol)、N-异丁基十二碳四烯酰胺和去甲乌药碱四种成分,均可明显抑制组胺所致豚鼠离体回肠的收缩,细辛的水或乙醇提取物均能使速发型变态反应总过敏介质释放量减少40%以上。⑤毒性:细辛浸出液的毒性大于水煎剂。其挥发油大剂量时可使动物中枢神经系统先兴奋,后麻痹,继而呼吸随意运动减弱,反射消失,最后死于呼吸麻痹。细辛挥发油中所含黄樟醚毒性较大,系致癌物质。细辛对肾脏有一定毒性,故肾功能不全者慎用。

6.桑叶

桑叶为桑科落叶小乔木植物桑树的叶。

【性味归经】苦、甘,寒。入肺、肝经。

【功效】疏风清热,清肝明目。

【临床应用】①肾病复感热邪,表现为热邪犯肺者,可以本品配合菊花、连翘、玄参、薄荷等药治疗。②肾病病程中出现肝肾阴亏,肝阳上亢证候时,可以本品配合菊花、磁石、女贞子、旱莲草等化裁治疗。

【用法用量】入煎剂,用量为 6～12 g。

【现代研究】①抗菌作用:鲜桑叶煎剂对金黄色葡萄球菌、乙型溶血性链球菌、白喉杆菌和炭疽杆菌均有较强的抗菌作用,对大肠杆菌、伤寒杆菌、痢疾杆菌、绿脓杆菌也有抗菌作用,还有杀灭钩端螺旋体的作用。②降血糖作用:桑叶和其所含的脱皮固酮有实验性降血糖的作用,脱皮固酮可促进葡萄糖转变为糖原,但不改变正常动物的血糖水平。③降压降脂作用:稀释液静注可出现暂时性血压下降;能促进人体蛋白质合成,排除体内胆固醇,降低血脂。桑菊饮能提高巨噬细胞吞噬指数,使嗜酸性细胞增多。

7.菊花

菊花为菊科多年生草本植物菊及其变种的头状花序。

【性味归经】甘、苦,微寒。入肺、肝经。

【功效】疏散风热,清热解毒,平肝明目。

【临床应用】①清肺热:本品质轻性寒,清透之力较强,可用于肾炎患者外感热邪,常以本品配伍桑叶、薄荷、连翘、桔梗、杏仁、芦根等,即桑菊饮化裁治疗。风水兼热者可配伍宣肺利水药同用。②平肝降压:对肾性高血压患者因肝肾阴虚、肝阳上亢而致的眩晕、头痛等症,常以本品与天麻、地龙、钩藤、生地、白芍、生龙骨、生牡蛎等同用。

【用法用量】入煎剂,用量为 6～15 g。

【现代研究】①抗病原微生物作用:菊花水浸剂或煎剂,体外试验对多种致病菌、流感病毒和钩端螺旋体均有一定的抑制作用。②解热的作用:菊花浸膏灌胃,对人工发热兔有解热作用,认为与其对中枢的抑制作用有关。③降压的作用:菊花有降压作用。菊花煎剂对离体兔心有显著的扩张冠脉、增加冠脉流量的作用。

8.薄荷

薄荷为唇形科多年生草本植物薄荷的茎叶。

【性味归经】辛,凉。入肝、肺经。

【功效】清宣肺热,清利头目,透疹。

【临床应用】①治疗外感热邪初期:可与清热解毒药配合应用,如银翘散。②治疗咽喉肿痛:对慢性肾炎出现上焦有热,表现为反复咽部肿痛者,可以本品配合菊花、桔梗、玄参、甘草等化裁治疗。

【用法用量】入煎剂宜后下,用量为 3～9 g。

9.牛蒡子

牛蒡子为菊科两年生草本植物牛蒡的成熟种子。

【性味归经】辛、苦,寒。入肺、胃经。

【功效】清宣肺热,解毒透疹,利咽消肿。

【临床应用】①肾病外感后,表现为热邪犯肺可以本品配合其他清热药合用。②肾病热毒较重,表现为疮疡肿毒者,可与清热解毒药配伍应用。

【用法用量】入煎剂,用量为 3～10 g;外用适量。

【现代研究】牛蒡子对金黄色葡萄球菌、皮肤真菌有抑制作用;有利尿解毒的作用,所含牛蒡苷有通便、治疮毒之效。

10.蝉蜕

蝉蜕为蝉科昆虫黑蚱(蝉)羽化时的蝉壳。

【性味归经】甘,寒。入肝、肺经。

【功效】清热利咽,清肝明目。

【临床应用】①外感热邪,可与薄荷、牛蒡子、连翘等药配合应用。②肾病中出现肝阳上亢或肝风内动者,可以本品分别配合平肝潜阳、柔肝息风药物治疗。

【用法用量】入煎剂,用量为 3～10 g。

【现代研究】①抗惊厥及镇静作用:蝉蜕及以蝉蜕为主的五虎追风散煎剂,对实验性破伤风家兔有明显的抗惊厥作用,并能显著抑制小鼠的自发运动,非常显著地延长环己巴比妥对小鼠的麻醉时间。此外,蝉蜕尚具有一定的镇痛作用。②解热作用:蝉蜕煎剂有一定的解热作用,并认为此作用以蝉蜕头脚为强,全蝉蜕次之,蜕身为差。③蝉蜕对多种皮肤过敏疾患有较好疗效。

11.浮萍

浮萍为浮萍科多年生水生小草本植物紫浮萍的全草。

【性味归经】辛,寒。入肺经。

【功效】发汗解表,利水消肿。

【临床应用】①肾病复感外邪,表现为热邪犯肺,咽喉疼痛者,可以本品配合其他清热药治疗。②急性肾炎或慢性肾炎急性发作,表现为风水水肿,且有热象者,可以本品伍用白茅根、赤小豆、冬瓜皮、连翘、汉防己等药,以宣肺清热、利水消肿。

【用法用量】入煎剂,用量为 3～10 g;外用适量,煎汤熏洗。

【现代研究】浮萍有利尿作用。本品煎剂及浸剂经动物实验表明有微弱的解热作用。

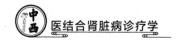

12.柴胡

柴胡为伞形科多年生草本植物柴胡(北柴胡)和狭叶柴胡(南柴胡)的根。

【性味归经】苦、辛,微寒。入心包络、肝、三焦、胆经。

【功效】和解退热,疏肝解郁,升举阳气。

【临床应用】①适用于慢性肾炎复感外邪,出现邪入少阳证候者,如症见寒热往来、胸胁苦满、头晕目眩等。可与黄芩、半夏、甘草等同用,方如小柴胡汤。②慢性肾功能不全,正虚与邪实均明显,出现攻补两难的局面时,可以柴胡剂和解少阳、疏通表里、通达上下,有一定效果。方如小柴胡汤合当归芍药散。

【用法用量】入煎剂,用量为3～10 g。

【现代研究】①中枢神经系统作用:许多研究指出,柴胡对中枢神经系统有良好的镇静镇痛、解热、降温与镇咳等作用。②抗炎作用:研究发现,柴胡皂苷有抗炎性渗出和炎性肉芽肿的作用,实验证明柴胡皂苷的抗炎强度与泼尼松相似。单味柴胡及其复方也有相似的抗炎作用。有人推测柴胡皂苷的抗炎作用是通过刺激肾上腺,促进肾上腺皮质系统功能所致。③对免疫功能的影响:研究发现,北柴胡对体液免疫和细胞免疫均有增强作用。④对尿毒症和氮质血症有效:据报道,以柴胡中山奈苷作为活性成分的胡枝子酊用于治疗轻型尿毒症及由其他原因引起的氮质血症有效。

13.荆芥

荆芥为唇形科植物荆芥的干燥地上部分。

【性味归经】辛,微温。归肺、肝经。

【功效】祛风解表,透疹消疮,止血。

【临床应用】慢性肾炎、肾功能不全外感表证,无论风寒、风热或寒热不明显者,均可广泛应用。本品炒炭其性味由辛温变为苦涩平和,长于理血止血,肾炎血尿可以配伍生地、白茅根、侧柏叶。

【用法用量】煎服 4.5～9 g,不宜久煎。

【现代研究】①化学成分:本品含挥发油,其主要成分为右旋薄荷酮、消旋薄荷酮。②药理作用:荆芥水煎剂可增强皮肤血液循环,增加汗腺分泌,有微弱解热作用。③生品不能明显缩短出血时间,而荆芥炭能使出血时间缩短。荆芥穗有明显的抗补体作用。

二、清热药

(一)清热解毒药

1.金银花

金银花为忍冬科多年生半常绿缠绕性木质藤本植物忍冬的花蕾。

【性味归经】甘,寒。归肺、胃、大肠经。

【功效】清热解毒。

【临床应用】①慢性肾炎病程中反复感染外邪,致使热毒内蕴,症见咽喉反复肿痛、口舌生疮,或皮肤疮肿等,应及时清解热毒,截断病势发展。临床以本品合玄参、蒲公英、冬葵子、紫花地丁等为主组方治疗,收效颇佳。②因本品轻清,有疏透之功,故对肾病患者外感热邪,表现为肺热者,常以本品为君药的银翘散化裁治疗。

【用法用量】入煎剂,用量为 10～30 g。

【现代研究】①抗病原微生物作用:金银花有较广的抗菌谱,对痢疾杆菌、伤寒杆菌、大肠杆菌、百日咳杆菌、白喉杆菌、绿脓杆菌、结核杆菌、葡萄球菌、链球菌、肺炎双球菌均有抑制作用。研究发现,其水浸剂比煎剂作用强,叶煎剂比花煎剂作用强。若与连翘合用,抗菌还可互补。其水煎剂对流感病毒、孤儿病毒、疱疹病毒及钩端螺旋体均有抑制作用。②抗炎及解热作用:本品煎剂的浓度稀释至1∶1280,仍能促进白细胞的吞噬功能。本品提取液有明显抗炎性渗出及增生作用。早期报道本品有明显的解热作用。③临床研究发现,用金银花配菊花制成银菊饮当茶饮,治疗高血压及动脉硬化症有良好疗效。

2.连翘

连翘为木樨科落叶灌木植物连翘的果实。

【性味归经】苦,微寒。归肺、心、胆经。

【功效】清热解毒,消痈散结。

【临床应用】①本品味苦性寒,轻清上浮,清疏兼顾,常与金银花同用,如银翘散,用于外感热邪初期。②本品入心,以清泻心火见长,故前人誉为"疮家要药",且具散结之力,遇肾炎患者伴发疮毒或咽喉肿痛之症,临床常以本品与金银花、紫花地丁、蒲公英、射干、桔梗等同用。③对急性肾炎或慢性肾炎急性发作之水肿,表现为风水肺热者,常以连翘配麻黄、赤小豆等,即麻黄连翘赤小豆汤化裁治疗。

【用法用量】入煎剂,用量为 10～30 g;外用适量。

【现代研究】①连翘有广谱抗菌及抗病毒作用。②连翘及其复方制剂均有明显的抗炎作用及解热作用。③连翘煎剂灌胃对家鸽有实验性镇吐作用。④100％连翘注射液对麻醉犬 0.25 g/kg 静注,有显著而肯定的利尿作用。所含齐墩果酸有轻微的利尿作用。⑤本品及所含的有效成分有一定的强心、降压及中枢兴奋作用。

3.紫花地丁

紫花地丁为堇菜科多年生草本植物紫花地丁的全草。另外,同属多种植物也常作本品入药。

【性味归经】苦、辛,寒。入心、肝经。

【功效】清热解毒,消痈肿。

【临床应用】对肾病患者毒热内蕴而致的口舌生疮、皮肤疮毒、咽喉肿痛诸症,常以本品与蒲公英、银花等配伍应用,方如五味消毒饮。

【用法用量】入煎剂,用量为 15～30 g;外用适量。

4.蒲公英

蒲公英为菊科多年生草本植物蒲公英的全草。同属多种植物亦常作本品入药。

【性味归经】苦、甘,寒。入肝、胃经。

【功效】清热解毒,利湿健胃。

【临床应用】①清热解毒:蒲公英原为治乳痈专药,取其解毒散结之功,可用含有本品的五味消毒饮及银蒲玄麦甘桔汤化裁治疗慢性肾炎病程中的上焦及全身热毒、疮肿。②清热利湿:本品兼利湿的作用,肾病病程中如出现三焦湿热,或肝胆不利等证,可配合本品治疗。

【用法用量】入煎剂,用量为 15～30 g;外用适量。

【现代研究】①本品煎剂或浸剂对金黄色葡萄球菌、溶血性链球菌、卡他双球菌的抑制作用较强,其乙醇提取物对钩端螺旋体有抑制或杀灭作用,对多种皮肤真菌及疱疹病毒有一定的抑制作用。②本品煎剂在体外能显著提高人外周血淋巴细胞母细胞转化率,提示本品有激发机体免疫功能的作用。③据文献记载,蒲公英有利尿、利胆及保肝作用,以及健胃和轻泻作用。

5.野菊花

野菊花为菊科多年生草本植物野菊的全草及头状花序。

【性味归经】苦、辛,微寒。入肺、肝经。

【功效】清热解毒,平肝降压。

【临床应用】①野菊花有较强的清热解毒作用,常与金银花、紫花地丁、天葵子、蒲公英等组成五味消毒饮,治热毒壅盛之咽喉肿痛、口舌生疮、牙龈肿痛、皮肤疮毒诸症。②本品有平肝降压的作用,对肾病高血压表现为肝阳上亢或肝经火热型者,可以本品配合有关方药治疗。

【用法用量】入煎剂,用量为 15～30 g。

【现代研究】①本品对葡萄球菌、链球菌、痢疾杆菌、大肠杆菌、结核杆菌、白喉杆菌及流感病毒均有抑制作用。②野菊花的乙醇流浸膏水溶液腹腔注射或灌胃,对实验动物有明显的降压作用。全草制剂的降压作用较差,水提者基本不降压。③野菊花水煎醇沉乙酸乙酯提取物有扩张冠状动脉,改善心肌缺血的功能,并能使肾血流量增加 51.5%,肾血管阻力降低 47.1%。④体外试验表明,本品 1:1280 浓度的煎剂有促进人体白细胞吞噬金黄色葡萄球菌的作用,但其水蒸馏液则无此作用。

6.天葵子

天葵子为毛茛科植物天葵的块根。

【性味归经】甘、苦,寒。入脾、小肠、膀胱经。

【功效】清热解毒,消肿散结。

【临床应用】①用于痈疽肿毒、疔疮瘰疬,有排脓定痛,消肿散结之效。②用于热毒壅盛之咽喉肿痛、丹毒红肿灼痛、痤疮感染等症。

【用法用量】入煎剂,用量为 10～15 g。

7.半边莲

半边莲为桔梗科植物半边莲的带根全草。

【性味归经】甘,平。入心、小肠、肺经。

【功效】清热解毒,利水消肿。

【临床应用】①用于疔疮肿痛、无名肿毒、毒蛇咬伤、咽喉肿痛等症。②用于黄疸、水肿、鼓胀。

【用法用量】入煎剂,用量为 15～30 g(鲜品 30～60 g,捣汁或捣敷)。

【现代研究】①利尿作用:麻醉犬静脉注射浸剂 0.1 g/kg,呈显著而持久的利尿作用,同时伴有血压下降。同样剂量灌入十二指肠也有利尿作用,但不引起降压,将剂量增至 10～20 倍时才有降压作用。②抑菌作用:煎剂对金黄色葡萄球菌、伤寒杆菌、副伤寒杆菌、大肠杆菌、绿脓杆菌及福氏痢疾杆菌有抑制作用。

8.半枝莲

半枝莲为马齿苋科植物大花马齿苋的全草。

【性味归经】苦,寒。入肺、肝、肾经。

【功效】清热解毒。

【临床应用】用于咽喉肿痛、湿疹疮疡、痈疽疔疮、毒蛇咬伤等症。

【用法用量】入煎剂,用量为 15～30 g(鲜品 30～60 g,捣汁或捣敷)。

【现代研究】①利尿作用:浸剂经乙醚提取的结晶对动物有利尿作用。②抑菌作用:煎剂对金黄色葡萄球菌、福氏痢疾杆菌、伤寒杆菌、大肠杆菌、绿脓杆菌有抑制作用。

9.射干

射干为鸢尾科多年生草本植物射干的根茎。同科植物蝴蝶花、鸢尾等也以本品入药。

【性味归经】苦,寒。入肺、肝经。

【功效】清热解毒,祛痰利咽。

【临床应用】①射干为解毒利咽之要药,对上焦火热、肺气闭阻之咽喉肿痛、声音不开,常以本品与牛蒡子、玄参、连翘等化裁治疗,方如射干消毒饮。②肾病病程中出现邪水内停,上凌于肺,而致咳而上气、喉中痰鸣者,可以射干配合麻黄、细辛、半夏、五味子等化饮降气,方如射干麻黄汤。

【用法用量】入煎剂,用量为 10～12 g。

【现代研究】本品对咽喉疾患中的某些病毒有抑制作用,能消除上呼吸道的炎性渗出物,并有解热止痛作用。

(二)清热凉血药

1.水牛角

水牛角为牛科动物水牛的角。

【性味归经】苦、咸,寒。入心、肝、胃经。

【功效】清热凉血,泻火解毒。

【临床应用】①紫癜性肾炎及多种慢性肾病病程中出现的吐血、衄血、尿血、便血、皮肤斑疹等辨证属血热妄行者,可以本品配合其他清热凉血药组方治疗。②肾病病程中出现火热炽盛,心肝受邪,而致高热不退、神昏谵语、惊厥抽搐等,可用水牛角配合清心泻热、凉肝定惊之品组成方剂治疗。

【用法用量】入煎剂,用量为 10～30 g,多锉碎先煎;也可研末吞服,每次 3～6 g。

【现代研究】①小鼠灌服水牛角煎剂可明显缩短出血时间。②水牛角乙醚或 95% 乙醇浸膏,对大鼠均有明显的镇静作用。③大鼠灌服水牛角煎剂或腹腔注射水牛角乙醚提取物,可使肾上腺抗坏血酸的含量较对照组下降 20%,外周血液中嗜酸性粒细胞减少 40%～60%。据此推测,本品制剂对垂体-肾上腺皮质系统有兴奋作用。

【注意事项】水牛角原为犀角的代用品,其性味功效与犀角大致相同。近年来,由于犀牛作为珍稀动物已禁止捕猎,犀角也禁止药用,故水牛角的应用有所增加。

2.玄参

玄参为玄参科多年生草本植物浙玄参和北玄参的根。

【性味归经】甘、苦、咸,寒。入肺、胃、肾经。

【功效】滋阴降火,凉血解毒。

【临床应用】①玄参质重性寒而多液,为清补肾经之要药。治肾炎患者伴发的咽干、喉痛之症,常选用本品。其义有三:a.咽干因肾阴亏损、津液难以上承所致者,玄参能滋肾阴且能启肾水上行而润咽喉。b.阴亏火炎灼伤咽喉而疼痛,本品具降火之功。c.风热夹毒壅滞上焦而致咽喉肿痛,玄参可清热解毒而利咽喉。清利咽喉的常用方玄麦甘桔汤即以本品为主药。②肾病病程中出现热入营血,可与清热、凉血及开窍之品为方治疗。方如清营汤。

【用法用量】入煎剂,用量为 10～30 g。反藜芦。

【现代研究】①降压、强心作用:本品的水浸液、醇浸液和煎剂对麻醉犬、猫、兔等有降压作用,口服玄参煎剂对肾性高血压犬的降压作用较健康犬更明显。多种玄参属植物的浸剂,均有强心作用。②中枢抑制作用:多种玄参属植物的浸剂有镇静、抗惊作用。③解热及抗病原微生物作用:北玄参的乙醇提取物及所含的甲氧基肉桂酸对注射伤寒疫苗所致的家兔发热有很好的退热作用。含玄参的养阴清肺汤等方剂在体内对白喉杆菌有很强的抑菌杀菌能力,在体外对白喉毒素也有很强的"中和"能力。玄参浸剂在体外对一些皮肤癣菌有一定的抑制作用。④其他作用:有一定的降血糖作用。

3.牡丹皮

牡丹皮为毛茛科多年生落叶小灌木植物牡丹的根皮。

【性味归经】苦、辛,微寒。入心、肝、肾经。

【功效】清热凉血,活血散瘀。

【临床应用】①肾病病程中出现热入血分的各种血证,可以本品配伍栀子、赤芍、生地、小蓟等药予凉血止血。因丹皮具凉血散瘀之性,用于热证出血有止血而不留瘀之功。②肾病病程中伴发的各种瘀热证候,可以本品配伍活血化瘀之药组方治疗。③据临床观察,本品有一定的凉肝降压之效,可试用于肾性高血压。

【用法用量】入煎剂,用量为 6～12 g。

【现代研究】①体外试验表明,本品煎剂对枯草杆菌、大肠杆菌、伤寒杆菌、

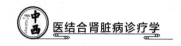

副伤寒杆菌、变形杆菌、绿脓杆菌、葡萄球菌、溶血性链球菌、肺炎球菌、霍乱弧菌等均有较强的抗菌作用,对流感病毒有抑制作用。②本品的有效成分牡丹酚及多种苷类有抗炎作用。③本品煎剂对原发性高血压和肾型高血压犬有明显的降压作用。④牡丹酚有镇痛、镇静、抗惊及解热作用。

4.紫草

紫草为紫草科多年生草本植物紫草及新疆紫草的根。

【性味归经】甘,寒。入心、肝经。

【功效】凉血,解毒,透疹。

【临床应用】①本品能凉血解毒,可用于慢性肾病血热内壅或外邪感染所致的疮毒疖肿、咽喉肿痛,分别配合清热解毒及清透利咽之药组方治疗。②本品又有活血利尿之功,对下焦湿热蕴结,膀胱决渎不利者,可于清热利湿之剂中加入本品,以助祛邪通利之功。

【用法用量】入煎剂,用量为 3~10 g;外用适量。

【现代研究】本品对心脏有明显的兴奋作用,有对抗垂体促性腺激素及绒毛膜促性腺激素的作用,有解热作用。

5.赤芍

赤芍为毛茛科多年生草本植物毛果赤芍(川赤芍)、卵叶芍药或芍药的根。

【性味归经】酸苦,微寒。入肝经。

【功效】清热凉血,祛瘀止痛。

【临床应用】①慢性肾病病程中出现的各种血分瘀热,或热入营血诸证,可以本品配合有关药物组方化裁治疗。配合丹皮、栀子、大蓟、小蓟、茜草等,有凉血止血之效。②本品又可活血利水,对于肾病瘀水交结,膀胱气化不利出现的水肿、下焦湿热诸证可化裁使用。③本品又为调经要药,对各类女性肾病患者出现月经不调,或月经与他证互为因果者,可以本品配合有关药物治疗。

【用法用量】入煎剂,用量为 6~15 g。

【现代研究】①赤芍有镇静、镇痛的作用,尤其对缓解肠痉挛引起的腹痛有明显作用。②赤芍有扩张冠状动脉的作用。③赤芍的抗菌谱与丹皮相似,苯甲酸为其抗菌的主要成分。

6.茜草

茜草为茜草科植物茜草的根及根茎。

【性味归经】苦,寒。入心、肝经。

【功效】凉血止血,行血去瘀。

【临床应用】①用于吐血、衄血、尿血、便血、血崩等血证。②用于跌打损伤、瘀滞肿痛或经闭。

【用法用量】入煎剂,用量为 10～15 g。

【现代研究】①茜草根温浸液能扩张蛙足蹼血管,并稍能缩短家兔的血液凝固时间。②茜草根在试管内对金黄色葡萄球菌、白色葡萄球菌、卡他球菌、肺炎球菌及流感杆菌均有一定的抑制作用,对大肠杆菌、甲型及乙型链球菌无效。③茜草根煎剂对小鼠有明显的止咳和祛痰作用(氨水喷雾引咳法),但加酒精沉淀后,滤液即无效。

7.白茅根

白茅根为禾本科植物白茅的根茎。

【性味归经】甘,寒。入肺、胃、小肠经。

【功效】凉血止血,清热通淋。

【临床应用】①用于吐血、衄血、咯血、尿血、血淋、崩漏下血等血证。②用于五淋疼热、小便不利。③也可用于黄疸、肺热喘急、胃热哕逆等症。

【用法用量】入煎剂,用量为 15～30 g(鲜品 30～60 g,捣汁)。

【现代研究】①利尿作用:正常兔口服煎剂有利尿作用,在用药 5～10 天时最明显,20 天左右即不明显。利尿作用可能与白茅根中含丰富的钾有关。②抗菌作用:煎剂在试管内对福氏、宋内氏痢疾杆菌有明显的抑菌作用,但对志贺氏及舒氏痢疾杆菌却无作用。

8.大蓟

大蓟为菊科植物大蓟的全草或根。

【性味归经】甘,凉。入肝、脾、肾三经。

【功效】凉血止血,消肿祛瘀。

【临床应用】①用于吐血、衄血、尿血、血淋、血崩等血证。②用于痈疡肿毒、疔疖疮痈、汤火烫伤。

【用法用量】入煎剂,用量为 10～30 g;外用捣敷。

【现代研究】①降压作用:水浸剂、乙醇-水浸出液应用于狗、猫、兔等均有降压作用。②抗菌作用:体外试验大蓟根煎剂和全草蒸馏液在 1∶4000 浓度时能抑制人型结核杆菌的生长,酒精浸剂 1∶30000 时对人型结核杆菌即有抑制作用,但水煎剂的抑菌浓度要比此高。

9.小蓟

小蓟为菊科植物小蓟的全草或根。

【性味归经】甘,凉。入肝、脾、肾三经。

【功效】凉血止血,消肿祛瘀。

【临床应用】①用于吐血、衄血、尿血、血淋、便血、血崩等血证。②用于疗疮痈肿。

【用法用量】入煎剂,用量为 10～30 g;外用捣敷。

【现代研究】①止血作用:小鼠口服剂 5 g/kg,可使出血时间明显缩短。②抗菌作用:煎剂在试管内对溶血性链球菌、肺炎球菌及白喉杆菌有一定的抑制作用。酒精浸剂 1∶30000 时对人型结核杆菌有抑制作用,但水煎剂对结核杆菌的抑菌浓度要比此高。

10.侧柏叶

侧柏叶为柏科植物侧柏的嫩枝与叶。

【性味归经】苦、涩,寒。入心、肝、肾经。

【功效】凉血止血,清热解毒。

【临床应用】①凡吐血、衄血、尿血、肠风、血痢、崩漏等一切血证属血热者皆可用之。②可用于疟腮、丹毒等肿痛热毒之证。

【用法用量】入煎剂,用量为 10～30 g;外用,可煎水洗、捣敷或凡士林调敷。

【现代研究】①醇浸剂在试管中对结核杆菌的生长有抑制作用,较水煎剂强。对肺炎球菌、卡他球菌有抑制作用。②提取物对小鼠有镇咳作用(氨水法)、祛痰作用(酚红法)。③可协同戊巴比妥钠之麻醉作用,明显减少动物的自主活动,有中枢镇静作用。可舒张离体肠段的平滑肌,且可明显解除组织胺与乙酰胆碱所致的肠痉挛,还可明显扩张兔耳血管,降低血压。

11.地榆

地榆为蔷薇科植物地榆的根及根茎。

【性味归经】苦、酸,寒。入肺、肾、肝、大肠经。

【功效】凉血止血,清热解毒。

【临床应用】①用于吐血、衄血、血痢、尿血、崩漏等血证。②用于面疮赤肿㶽痛、疖肿痈肿、无名肿毒、痔疮溃烂、金疮烧伤等。

【用法用量】入煎剂,用量为 10～30 g;外用捣汁或研末敷用。

【现代研究】①止血作用:家兔口服地榆炭煎剂,使凝血时间明显缩短;小鼠腹腔注射地榆炭煎剂,可使出血时间缩短;蛙后肢灌流实验可见血管收缩。②抗菌作用:地榆在试管内对金黄色葡萄球菌、乙型溶血性链球菌、肺炎球菌、脑膜炎球菌与白喉杆菌、痢疾杆菌、大肠杆菌、伤寒杆菌、副伤寒杆菌、绿脓杆菌及人型结核杆菌都有抑制作用,对于某些真菌也有不同程度的抑制作用。应用试管内直接接触的方法证明,煎剂在 0.5 mg/mL 时对亚洲甲型流感病毒有效,也可能与其中所含鞣酸有关。③对实验性烫伤有治疗作用:给兔或狗用热水烫伤

Ⅱ～Ⅲ度,外用炒地榆粉,可见创面渗出减少,比较干燥,而且感染与死亡均较少。

（三）清热泻火药

1.石膏

石膏为单斜晶系的硫酸钙矿石。

【性味归经】辛、甘,大寒。入肺、胃经。

【功效】清热泻火,除烦止渴。

【临床应用】①肾病病程中出现气分热盛,表现为高热不退、口渴、烦躁、脉洪大甚至神昏谵语,可以本品配合知母等治疗,方如白虎汤。②外邪感染,化热入里,出现肺热壅盛证,症见寒热身痛、咳嗽气喘等,可以本品配伍麻黄、杏仁等治疗,方如麻杏石甘汤。

【用法用量】入汤剂宜先煎、生用,用量为15～60 g;外用多煅用,适量。

【现代研究】生石膏可抑制发热时过度兴奋的体温调节中枢,有强而快的退热作用,但不持久;有一定的镇静、镇痛作用;能降低血管的通透性,增强吞噬细胞的功能,有一定的消炎作用。

2.知母

知母为百合科多年生草本植物知母的根茎。

【性味归经】苦、甘,寒。入肺、胃、肾经。

【功效】清热泻火,滋阴润肺。

【临床应用】①用于气分热盛,症见高热烦躁、口渴欲饮、脉洪大等。常与石膏相须为用,方如白虎汤。②用于阴虚火旺,骨蒸潮热,或夜热早凉,常与黄柏相须为用,方如知柏地黄丸。③慢性肾病病程中,如出现肾阴亏损,或下焦湿热诸证,也可以本品配合滋肾养阴或清利湿热之品组方治疗。故本品在肾病中的应用机会颇多。

【用法用量】入煎剂,用量为6～15 g。

【现代研究】知母煎剂对痢疾杆菌、伤寒杆菌、副伤寒杆菌、大肠杆菌、霍乱杆菌、变形杆菌、绿脓杆菌、葡萄球菌、溶血性链球菌、肺炎双球菌、百日咳杆菌以及常见的致病性皮肤真菌有抑制作用;其乙醇及乙醚浸膏有抗结核杆菌的作用,有解热、祛痰及利尿作用;水浸提取物有降低血糖的作用。中等量的知母浸膏能麻痹呼吸中枢,使血压下降,并能使心脏麻痹,大剂量可导致呼吸、心跳停止。

3.天花粉

天花粉为葫芦科多年生宿根草质藤本植物栝蒌的干燥块根。

【性味归经】苦、微甘,寒。入肺、胃经。

【功效】清热生津,消肿排脓。

【临床应用】①用于热病口渴,或肺燥痰咳等症,可分别与清热生津及润肺化痰之药组方治疗。②用于痈肿疮疡,偏于热盛者,常与连翘、蒲公英、金银花、浙贝等配伍。

【用法用量】入煎剂,用量为6~15 g。

【现代研究】本品煎剂对溶血性链球菌、肺炎双球菌、白喉杆菌有一定的抑制作用,天花粉蛋白有致流产和抗早孕作用,尚有一定的抗癌作用。

4.栀子

栀子为茜草科常绿灌木植物栀子的成熟果实。

【性味归经】苦,寒。入心、肝、肺、胃、三焦经。

【功效】泻火除烦,清热利湿,凉血解毒。

【临床应用】①肾病复感外邪,表现为气分热盛者,可以栀子配黄连等清热泻火除烦。如热在胸膈,表邪未尽,可以本品配合豆豉等透邪泄热、除烦解郁,如栀子豉汤。②肾病病程中出现三焦湿热蕴阻,决渎不利等证候时,可以栀子配合芳化清利之品,以泻热除湿、疏通水道。③肾病病程中出现热毒、实火引起的吐血、衄血、尿血、疮毒等症,常以栀子配合凉血解毒之品组方治疗。

【用法用量】入煎剂,用量为3~10 g;外用适量。

【现代研究】栀子对金黄色葡萄球菌、溶血性链球菌、脑膜炎双球菌、卡他球菌、钩端螺旋体及多种皮肤真菌有抑制或杀灭作用,能抑制体温中枢而有退热作用,其煎剂及醇提取物有降血压作用,有护肝和利胆的作用。

5.黄连

黄连为毛茛科多年生草本植物黄连或其同属植物的根茎。

【性味归经】苦,寒。入心、胆、肝、胃、大肠经。

【功效】清热燥湿,泻火解毒。

【临床应用】①清胃止呕:慢性肾衰竭因湿浊内蕴,郁而化热,犯及中焦,而致脾胃升降失常出现脘痞纳呆、呕恶频繁、舌苔黄腻等症,常用本品与苏叶同用煎汤口服,名苏叶黄连汤;若痰多或形体偏胖者,以黄连与竹茹、陈皮、枳实、姜半夏等同用,则和胃止呕之力更强,方如黄连温胆汤;若寒热并存者,可以黄连与桂枝合用,方如进退黄连汤。②清心除烦:部分肾炎患者表现为心肾不交,水火失济,可以黄连配伍阿胶、白芍、黄芩、鸡子黄等,即黄连阿胶汤化裁,有交通心肾、清心除烦之效。尿毒症期,由于浊毒内扰神明,患者可出现神昏谵语、烦躁不安、身热夜甚诸症,可以黄连与水牛角、丹参、玄参、连翘、生地、麦冬等同用,以清心凉营,方如清营汤。③解毒止血:对肾病伴发疮毒患者,可以黄连与清热解毒药同用；又尿毒症患者因热迫血妄行而有出血倾向者，可以本品与大黄、黄芩同用，方如三黄泻心汤。

【用法用量】入煎剂，用量为6～10 g。

【现代研究】①黄连具有很广的抗菌范围，对痢疾杆菌、伤寒杆菌、大肠杆菌、白喉杆菌、百日咳杆菌、绿脓杆菌、结核杆菌、葡萄球菌、脑膜炎双球菌、肺炎双球菌等均有抑制作用；此外，对钩端螺旋体、阿米巴原虫、各种流感病毒及各种致病皮肤真菌有抑制作用。②黄连的有效成分小檗碱可使胃、肠平滑肌兴奋，对豚鼠离体回肠低浓度有致痉作用，高浓度呈解痉作用。③小檗碱在体内、体外均可加强白细胞的吞噬能力，有良好的利胆、扩张末梢血管、降压及和缓的解热作用，还有抗癌作用。

6.黄芩

黄芩为唇形科多年生草本植物黄芩的根。

【性味归经】苦，寒。入肺、胆、大肠经。

【功效】清热燥湿，泻火解毒。

【临床应用】①清泻肺热：黄芩善泻上焦实火，凡肾病病程中出现肺部感染，表现为上焦热盛者，可以本品配合石膏、栀子等组方治疗；痰热较重者可加桑白皮、地骨皮等以清肺化痰。②清解少阳：肝胆有热，熏蒸少阳，导致少阳枢机不利，可用黄芩配合柴胡、茵陈、栀子等清解少阳，疏利肝胆。③清热解毒：肾病病程中出现的热毒疮肿，可以黄芩配合黄连、栀子、金银花、连翘等治疗。

【用法用量】入煎剂，用量为3～6 g。

【现代研究】①对伤寒杆菌、痢疾杆菌、绿脓杆菌、百日咳杆菌、葡萄球菌、溶血性链球菌、肺炎双球菌、流感病毒、皮肤真菌等有抑制作用。②动物实验有解热、镇静、降压、利尿、利胆、解痉等作用。③黄芩的有效成分黄芩苷与黄芩素有抗变态反应的作用。④其另一有效成分汉黄芩素据研究有较强的抗癌作用。

7.黄柏

黄柏为芸香科落叶乔木植物黄檗(关黄柏)和黄皮树(川黄柏)的树皮。

【性味归经】苦，寒。入肾、膀胱、大肠经。

【功效】清湿热，泻火毒，退虚热。

【临床应用】①黄柏苦寒，善清下焦湿热，并能坚阴燥湿，故对肾病病程中出现的湿热蕴结下焦，决渎不利，而兼肾阴亏损的证候为必用之药。常配合知母、生地、山萸肉、云苓、泽泻、丹皮等，即知柏地黄汤治疗。②黄柏又具清热解毒之性，水肿明显者可配合汉防己、川草薢、滑石、车前子治疗肾炎患者并发感染、疮疡等。多与黄连、栀子同用，方如黄连解毒汤。③黄柏又善退虚热，泻肾经妄动

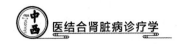

之火,故对肾炎患者出现阴虚火旺证候可以本品配合龟甲、熟地等组方治疗,方如大补阴丸。

【用法用量】入煎剂,用量为 6～12 g。清实火多生用,退虚热多盐水炒用。外用适量。

【现代研究】①黄柏的抗菌谱与抗菌效力与黄连类似;对某些皮肤真菌也有抑制作用,但其效力较黄芩弱。②对血小板有保护作用,外用可促进皮下渗血之吸收。③有利胆、利尿、扩张血管、降血压及退热作用,但效力不及黄连。黄柏酮有降低血糖的作用。

8.夏枯草

夏枯草为唇形科多年生植物夏枯草的果穗或全草。

【性味归经】苦、辛,寒。入肝、胆经。

【功效】清肝火,散郁结。

【临床应用】肾病用夏枯草主要取其清肝降压的作用。肾病性高血压,凡表现为肝火较盛,肝阳偏亢者,常以本品配合决明子、菊花、黄芩、栀子、泽泻等组方治疗。

【用法用量】入煎剂,用量为 6～15 g。

【现代研究】①本品水浸出液、乙醇-水浸出液及 30％乙醇浸出液,对麻醉动物有降压作用;犬静注本品煎剂 100 mg/kg,有明显的降压作用,但易产生快速耐受现象。肾型高血压犬,服药两周也有一定的降压作用,但不持久。实验证明,本品茎、叶、穗及全草均有降压作用,但穗的作用较弱。有人认为,静注夏枯草的降压作用与其中所含无机盐有密切关系。②有一定的利尿作用和抗菌作用。

9.莲子心

莲子心为睡莲科多年生水生草本植物莲的子实中的青嫩胚芽。

【性味归经】苦,寒。入心经。

【功效】清心泻火。

【临床应用】本品功专清心泻火,在肾病中主要用于高热神昏谵语及心火亢盛所致的烦躁不安等症。其常与玄参、麦冬、水牛角等同用,方如清宫汤。

【用法用量】入煎剂,用量为 2～3 g。

【现代研究】莲子心的生物碱有强心、降压等作用。

10.淡竹叶

淡竹叶为禾本科多年生草本植物淡竹叶的叶。

【性味归经】甘、淡,寒。入心、胃、小肠经。

【功效】清热,除烦,利尿。

【临床应用】①肾病病程中复感热邪,邪热在肺者,可在金银花、连翘、薄荷等药中加入本品,以增强清热之力,方如银翘散;如气分之热,阴分不足,则常以本品配合生石膏、知母、麦冬等组方治疗,方如竹叶石膏汤。②对心经实热所致的烦躁口渴、口舌生疮、小便短赤、淋涩疼痛等症常与生地、木通同用,方如导赤散。重者可加莲子心。

【用法用量】入煎剂,用量为 3～10 g。

【现代研究】本品有利尿作用,并能增加尿中氯化物的排出。对实验性发热有解热作用。

11.荷叶

荷叶为睡莲科多年生草本植物莲的叶片。

【性味归经】苦,平。入肝、脾、胃经。

【功效】清热解暑,升发清阳,止血。

【临床应用】本品入胃,善清胃中秽浊之邪,并能升发清阳之气,故肾病病程中湿浊蕴阻,内犯脾胃,脾胃升降失常,表现为恶心、食欲缺乏、时时欲吐等症时,可以本品与半夏、竹茹、陈皮等组方治疗。此外,本品有凉血止血作用,对肾病后期的各种出血证候,均可加入本品治疗。荷叶尚有利水之功,肾病水肿属阳水者可以本品组方治疗。

【用法用量】入煎剂,用量为 10～15 g。鲜者用一角(一张的四分之一)。

【现代研究】荷叶的浸剂和煎剂在动物实验中能直接扩张血管,引起中等程度的降压。

12.白花蛇舌草

白花蛇舌草为茜草科耳草属植物白花蛇舌草的全草。同属植物伞房花耳草(水线草)也作本品入药。

【性味归经】甘、淡,凉。入胃、大肠、小肠经。

【功效】清热,解毒,活血,利水。

【临床应用】本品为治疗肾炎的常用草药。由于肾炎病机包括热毒、血瘀、湿停诸方面,而白花蛇舌草具有清热解毒、活血利水之功,故常以本品配入各复方中应用。但证属虚寒者一般不用本品。

【用法用量】入煎剂,用量为 15～30 g。

【现代研究】①抗炎作用:本品能增强动物白细胞吞噬细菌的能力;对兔实验性阑尾炎的治疗效果显著,可使病兔体温下降,白细胞下降,炎症基本吸收。②增强肾上腺皮质功能作用:腹腔注射本品制剂 0.16 g(生药),能明显降低胸

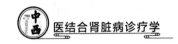

腺重量,提示本品有增强肾上腺皮质功能的作用。③抗肿瘤作用:临床上本品用于癌症治疗有一定的疗效,一般用量须大(30~60 g),但本品抗肿瘤的实验结果颇不一致,有待进一步研究。

13.大黄

大黄为蓼科多年生草本植物掌叶大黄(北大黄)、唐古特大黄或南大黄的根状茎。

【性味归经】苦,寒。入脾、胃、大肠、肝、心包经。

【功效】泻火解毒,攻积导滞,活血祛瘀。

【临床应用】近年来,在治疗肾病的过程中,大黄的临床应用颇为广泛。一般认为,本品能通腑泄浊,可使尿毒症患者的浊邪从大便而出。但对慢性肾衰竭终末期的患者施用本法效果不佳,反而可能使全身情况加速恶化,故以早期应用为宜。本品具体用法:①生用后下,配入复方中入煎剂服用,用量为6~10 g。若为脾肾阳虚积滞不去,可与附子、干姜、人参、甘草同用,即温脾汤。若属里热内结,可与芒硝、枳实等同用。若气阴两虚兼浊邪滞留,则于参芪地黄汤中酌加大黄。②口服大黄粉,每次1.5~3 g,每日1~2次,以保持大便通畅、不干不稀为宜。③大黄煎剂保留灌肠。通过临床观察,应用大黄后,部分患者血尿素氮水平下降,临床症状改善。但大黄终属峻下之品,不可过用、久用,一般当中病即止,以防重伤正气。如果慢性肾衰竭患者大便溏薄,则应慎用本品,以免"虚虚"之弊。此外,大黄又具凉血止血之功,凡慢性肾炎病程中出现的各种出血证候,属血热妄行者,可用本品配合相关药物治疗。

【用法用量】入煎剂,用量为3~12 g。如生用或后下,则药力较峻;如熟用或同煎,则药力较缓。大黄粉口服,用量为1~3 g,可装胶囊吞服。

【现代研究】本品可降低血尿素氮水平。

三、祛湿药

(一)芳香化湿药

1.藿香

藿香为唇形科一年生草本藿香属植物藿香或刺蕊草属植物广藿香的全草。

【性味归经】辛,微温。入脾、胃、肺经。

【功效】化湿和中,解暑,发表。

【临床应用】①本品为芳化湿浊的要药,又有和胃止呕之效,而各类肾病特别是慢性肾衰竭往往以湿浊为首要贼邪,故藿香在肾病中有广泛的应用机会。凡湿浊内阻,涉及上、中二焦者,均可于方中配入藿香,代表方如藿香正气散、藿朴夏苓汤等。②藿香又能发散表邪,内化湿滞,对各类肾病患者复感暑湿之邪,外见表证者,可以藿香配合其他芳化之品解其暑湿。

【用法用量】入煎剂,用量为3~10 g,鲜用加倍。

【现代研究】藿香对胃肠神经有镇静作用,可抑制胃肠道的过激蠕动,并能促进胃液分泌,帮助消化。藿香能扩张微细血管,略具发汗作用。对常见致病性皮肤真菌有抑菌作用。

2.佩兰

佩兰为菊科多年生草本植物兰草的全草。

【性味归经】辛,平。入脾、胃经。

【功效】芳香化湿,辛散表邪。

【临床应用】佩兰功效与藿香略同,临床上两药往往相须配用,以治湿困脾胃、暑湿表证等,可以增强药力。此外,佩兰又为治脾瘅的要药。脾瘅为古代病名,主要症状为口中甜腻,苔白而黏,吐出浊沫;病机为湿热中阻,秽浊上泛所致。由此可知佩兰除陈腐、辟秽浊的作用尤胜藿香。

【用法用量】入煎剂,用量为3~10 g,鲜者加倍。

【现代研究】实验证明,佩兰所含挥发油对流感病毒有抑制作用。

3.白豆蔻

白豆蔻为姜科多年生草本植物白豆蔻的种子。

【性味归经】辛,温。入脾、胃经。

【功效】化湿健胃,温中止呕,行气宽中。

【临床应用】①肾病水湿弥漫三焦,表现为头痛而沉,肢体酸痛,胸闷脘痞,大便稀溏,小便不利,或水肿尿少,常以本品配薏苡仁、茯苓、通草等药,方如三仁汤。②湿浊陈腐之气蕴阻中焦,脾胃升降失常,表现为胸腹痞满,胃口不开,愠愠欲吐等,可以本品配藿香、半夏、陈皮、生姜等芳化和中止呕。肾功能不全的患者,往往有湿浊化热,蕴阻中焦,并涉及少阳肝胆之证,予以温胆汤加白豆蔻、石菖蒲等芳化之品,有一定疗效。

【用法用量】入煎剂,用量为3~10 g,宜后下。也可入散剂,用量为1~3 g。

【现代研究】白豆蔻为芳香性祛风健胃药,能促进胃液分泌,增强肠管蠕动,制止肠内异常发酵,驱除胃肠内积气,并有止呕的作用。

4.砂仁

砂仁为姜科多年生草本植物阳春砂和缩砂的干燥成熟果实。

【性味归经】辛,温。入脾、胃、肾经。

【功效】化湿行气,温脾止泻,安胎。

【临床应用】①醒脾和胃：本品芳香行气、醒脾开胃，凡脾胃虚弱、湿浊上泛而见的纳呆、呕恶之症，皆宜选用本品，如香砂六君子汤。本品与莱菔子同用，即消胀散，临床用于湿浊中阻、脘腹胀满者有一定效果。②理气导滞：慢性肾病患者经常出现阴虚与水浊并存的局面，此时单纯滋阴，必能滞邪；单纯祛湿，又易伤阴。若以六味地黄丸类滋阴渗湿，并加苍术、防己等燥湿利水，同时加砂仁、枳实等理气导滞，可使补而不滞，泻而不伐。

【用法用量】入煎剂，用量为3~6 g，宜后下。

【现代研究】本品水煎剂能使兔离体小肠紧张性降低，这种舒张效应可被乙酰胆碱所拮抗，故可能有拮抗乙酰胆碱的收缩效应。

5.石菖蒲

石菖蒲为天南星科多年生草本植物石菖蒲的根茎。另有菖蒲（白菖）、细叶菖蒲或阿尔泰银莲花（九节菖蒲）等均以本品入药。

【性味归经】辛，温。入心、胃经。

【功效】芳香化湿，健胃，开窍。

【临床应用】①本品芳香化湿而又健胃，对肾病湿浊中阻，脾胃升降失常所导致的脘痞、胸闷、恶心、食欲缺乏、呕吐等症，可以本品配合半夏、枳实、云苓、陈皮等治疗，方如十味温胆汤。②石菖蒲有一定的开窍醒神作用，对于尿毒症浊邪蒙蔽清窍、清阳不升所致的神识昏迷、舌苔厚腻等症，可与郁金、半夏、远志等配伍；痰热闭者，可与牛黄、竹沥等配伍。

【用法用量】入煎剂，用量为6~15 g。

【现代研究】①本品水煎剂及挥发油对小鼠有镇静作用，能减少小鼠的自发活动，加强戊巴比妥的催眠作用。挥发油有安定作用，或对抗麻黄碱的中枢兴奋作用，解除独居小鼠的攻击行为并降低体温。水煎剂尚能对抗戊四氮对小鼠的抗惊厥作用。②本品内服能促进消化腺分泌，制止肠胃异常发酵及缓解肠胃平滑肌痉挛。

（二）利水渗湿药

1.茯苓

茯苓为多孔菌科寄生植物茯苓菌的菌核。其外面剥下来的黑皮称"茯苓皮"；内部色白者称为"白茯苓"，色淡红者称为"赤茯苓"，抱松根而生者称为"茯神"。

【性味归经】甘、淡，平。入心、脾、肺、膀胱经。

【功效】利水渗湿，健脾补中，宁心安神。

【临床应用】①利水渗湿：水肿是肾病患者的一个重要症状，水湿是肾病病理的一个重要环节。茯苓甘淡性平,水湿无论偏寒偏热,水肿无论风水里水,均可运用茯苓治疗,故其在肾病患者中应用相当广泛。如通阳利水的五苓散,行气利水的导水茯苓汤、五皮饮,温阳化饮的苓桂术甘汤等方均以本品为主要药物。②健脾宁心:茯苓又具健脾宁心之力。凡脾土不运,水湿困脾,或水气凌心之证,可以本品作为配伍之用,方如四君子汤、参苓白术散等。

【用法用量】入煎剂,用量为12~30 g。一般茯苓皮长于利水消肿,白茯苓长于健脾渗湿,赤茯苓长于渗利湿热,茯神长于安神宁心。

【现代研究】①利尿作用:茯苓有缓慢而持久的利尿作用,能促进钠、氯、钾等电解质的排出。有人曾以25%茯苓醇浸剂0.5 g/kg,连续5天腹腔注射于家兔,具有明显的利尿作用,其作用强度与呋塞米(0.1 mg/kg)肌注相似。有人认为茯苓煎剂无明显利尿作用。②镇静作用:茯神煎剂腹腔注射,能明显降低小鼠的自发活动,并能对抗咖啡因所致小鼠过度兴奋作用。小鼠腹腔注射茯苓煎剂对戊巴比妥的麻醉作用有明显的协同。③其他:含有茯苓的复方(党参、白术、茯苓)煎剂有促进细胞免疫与体液免疫的作用,茯苓有降低血糖的作用。

2.猪苓

猪苓为多孔菌科寄生植物猪苓菌寄生于枫、槭、桦及槲树根的菌核。

【性味归经】甘、淡,平。入肾、膀胱经。

【功效】利水渗湿。

【临床应用】本品利水渗湿之力大于茯苓,凡水肿、尿少诸症常以本品为主或作配伍之用,如五苓散、猪苓汤等。唯本品利尿伤阴,故不易过用久用。此如《本草备要》所云:"行水利窍,与茯苓同而不补,耗津液,多服损肾昏目。"

【用法用量】入煎剂,用量为9~15 g。

【现代研究】①猪苓有较强的利尿作用,能促进钠、氯、钾等电解质的排出。有人推测其机制是抑制了肾小管对电解质和水的重吸收。②猪苓多糖有抗癌作用,并有提高机体免疫功能的作用。③有降低血糖的作用。

3.泽泻

泽泻为泽泻科多年生沼泽植物泽泻的块茎。

【性味归经】甘、淡,寒。入肾、膀胱经。

【功效】利水,渗湿,泄热。

【临床应用】①利水渗湿:本品气味俱薄,淡渗利湿,性寒而兼能泄肾与膀胱之火,且无伤阴之虞。临床常以本品与茯苓、猪苓、车前子等同用,用于水湿潴留诸证。②分清泄浊:肾性高血压引起的眩晕,辨证属痰湿中阻、清阳不升者,临床以本品与白术合用,即《金匮要略》泽泻汤,健脾利湿以升清阳,可获良效。

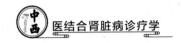

【用法用量】入煎剂,用量为 10~15 g。

【现代研究】①正常人和动物实验均证明泽泻有显著的利尿作用,能增加尿量、尿素与氯化物的排泄;对肾炎患者,其利尿作用更为显著。②有降低血清胆固醇,抗动脉粥样硬化的作用;有抗脂肪肝的作用;有轻度降低血糖的作用。③本品一般用量无毒性反应,但在大剂量醇浸剂的动物长期毒性实验中,病理检查发现小鼠的肝细胞和肾近曲小管细胞有不同程度的浊肿和变性,给药组比对照组明显,大剂量组比小剂量组明显。此结果揭示,该药对肾病患者应控制在常规剂量之内。

4.车前子

车前子为车前科多年生草本植物车前的种子。

【性味归经】甘,微寒。入肺、膀胱、小肠、肾、肝经。

【功效】利水通淋,清热明目。

【临床应用】①利水消肿:车前子利水渗湿之力较著,且有宣散、清化之功,《本草汇言》归纳为"能散、能利、能清"。遇肾炎水肿常以本品与猪苓、茯苓、泽泻等药配伍同用。如因感受外邪,肺气失宣而导致的风水水肿、尿少症加重者,投以本品更为相宜。②利湿通淋:如属下焦湿热决渎不利,小便淋涩疼痛者,可以本品与木通、滑石等配伍,以清化湿热、利水通淋,方如八正散。《本草备要》指出:"凡利水之剂,多损于目,惟此能解肝与小肠之热,湿热退而目清矣。"说明本品利水而无伤阴之弊。

【用法用量】入煎剂,用量为 6~15 g,需包煎。车前草,即车前的全草,其性味功效与车前子相似,但用量宜大,一般 10~30 g,鲜者加倍。

【现代研究】①利尿作用:实验结果颇不一致。有人认为车前子及全草均有显著的利尿作用,同时亦能增加尿素、氯化物、尿酸等排泄量;但又有研究指出车前子煎剂无论对大鼠、家兔、健康人均无明显利尿作用。②祛痰镇咳作用:车前子与全草均能促进气管、支气管的黏液分泌,有明显祛痰作用,并有一定的镇咳作用。③抗菌作用:车前草对伤寒杆菌、副伤寒杆菌、福氏痢疾杆菌、大肠杆菌、金黄色葡萄球菌、绿脓杆菌及某些皮肤真菌均有抑制作用。

5.滑石

滑石为单斜晶系鳞片状或斜方柱状的一种天然矿石。

【性味归经】甘、淡,寒。入胃、膀胱经。

【功效】利水通淋,清解暑热。

【临床应用】慢性肾炎病程中凡湿热蕴结膀胱、决渎不利而导致水肿,或尿急、尿频、尿痛,均可以滑石配伍清热利湿之品组方治疗,代表方如黄芩滑石汤。

此外,滑石有清解暑热之功,凡长夏暑湿较重之时,肾病患者或有暑热外感,或有湿热内困,均可以本品配伍治疗。

【用法用量】入煎剂,用量为6～15 g。

6.薏苡仁

薏苡仁为禾本科多年生草本植物薏苡的成熟种仁。

【性味归经】甘、淡,微寒。入脾、胃、肺、大肠经。

【功效】利水渗湿,健脾止泻,清热排脓。

【临床应用】①健脾祛湿:慢性肾炎患者表现为脾虚湿困,症见下肢水肿、小便不利、食少便溏等,可以本品配合茯苓、猪苓、泽泻、车前子等组方治疗。②清利湿热:肾炎患者由于长期脾虚湿停,遇长夏之季易为湿热所困,内湿与外湿相合,湿热胶着难解,临床表现为午后发热、身热不扬、身重肢困、胸脘痞满、纳呆便溏或水肿尿少,苔厚腻等。临床可用三仁汤宣上、畅中、渗下而祛湿清热,方中薏苡仁能疏导下焦,清化湿热。

【用法用量】入煎剂,用量为15～45 g。

7.冬瓜皮

冬瓜皮为葫芦科一年生草本植物冬瓜的果皮。

【性味归经】甘,微寒。入肺、胃、大肠、小肠经。

【功效】利水消肿。

【临床应用】主要用于肾病患者水湿逗留而见水肿尿少者。如急性肾炎以水肿为主者,表现为面部或全身水肿,或合并胸水、腹水、尿少,血压升高,尿检有变化,常与陈皮、桑白皮、生姜皮、大腹皮等同用,即五皮饮加味,从宣气利水入手治疗,一般水肿多能消退。

【用法用量】入煎剂,用量为15～30 g。

8.汉防己

汉防己为防己科多年生缠绕藤本植物粉防己的块根。

【性味归经】大苦、辛,寒。入肺、膀胱经。

【功效】利水消肿,祛风止痛。

【临床应用】汉防己味苦、辛,性寒而长于下行,为利水消肿之要药。《金匮要略》治风水表虚证的防己黄芪汤,治皮水的防己茯苓汤,攻逐水饮的己椒苈黄丸皆以本品为主要药物。临床上各类肾炎水肿及胸水、腹水,均可配伍本品治疗。如慢性肾炎肾病型(肾病综合征)的水肿,辨证属脾虚水停者,临床用黄芪、白术、甘草等配伍本品治疗,以益气利水,可获良效。

【用法用量】入煎剂,用量为10～20 g。

【现代研究】汉防己甲素有抗感染、抗过敏、解热、镇痛、扩张血管和明显的降压作用,还能刺激垂体-肾上腺系统而使皮质功能亢进。汉防己乙素也有类似汉防己甲素的作用,但较弱。

9.冬葵子

冬葵子为锦葵科一年生草本植物冬葵的种子。

【性味归经】甘,寒。入大肠、小肠经。

【功效】利水通淋,润肠下乳。

【临床应用】本品性寒滑利,前人谓之能"达诸窍"。本品不仅利水以消肿,且兼能通便,故对肾病水肿兼大便干结者用之尤宜,常与猪苓、茯苓、车前子等渗湿利水药同用。又《肘后备急方》载关格胀满、大小便不通,可单用冬葵子水煎治疗。尿毒症患者出现小便癃闭、大便秘结时,可用本品作为配伍之用,取其通利二便之功。冬葵子又为通淋之要药,凡属各类泌尿系感染,证属湿热下注膀胱,三焦决渎不利者,均可以本品与车前子、海金沙等药合用,以利尿通淋。

【用法用量】入煎剂,用量为 10～30 g。

10.木通

木通为木通科落叶木质藤本植物白木通的木质茎和马兜铃科藤本植物木通马兜铃(关木通)或毛茛科常绿攀援性灌木小木通(川木通)的藤茎。

【性味归经】苦,寒。入心、小肠、膀胱经。

【功效】清热利水,通乳。

【临床应用】本品为苦寒清利之品,能降心火,导湿热下行从小便而出。肾炎水肿属湿热内蕴者,可以本品与车前子、栀子、瞿麦、滑石、萹蓄、大黄、生甘草同用,即八正散。又导赤散则是以木通配伍生地、竹叶、生甘草梢,具有清心利水之功效。

【用法用量】入煎剂,用量为 6～12 g。

【现代研究】实验提示,木通有显著的强心及利尿作用。有人曾用复方木通注射液(木通、泽泻、夏枯草)治疗肝硬化、心性及肾性水肿 600 多例次,均有良好的利尿效果。关木通中所含的马兜铃酸有肾毒性,可导致急性肾衰竭,现已不用,所以用木通时一定要慎重,要确认不是关木通。

11.赤小豆

赤小豆为豆科一年生攀援草本植物赤小豆的种子。

【性味归经】甘、酸,平。入心、小肠经。

【功效】清热利水,散血消肿。

【临床应用】赤小豆性善下行,通利水道。对肾炎水肿以下肢为著者,既可以用赤小豆煮烂单服,亦可配入诸利湿剂中运用。此外,由于血与水的关系甚为密切,水能病血,血亦能病水,往往导致血水交阻而同病。赤小豆兼具利水散血之功,且能清热解毒,颇为切合慢性肾炎水肿的机制,故较为常用。

【用法用量】入煎剂或单煮服,用量为20～45 g。

12.玉米须

玉米须为禾本科玉蜀黍属植物玉米的花柱和柱头。

【性味归经】甘,平。入肾、膀胱、肝、胆经。

【功效】利尿消肿,平肝利胆。

【临床应用】①利尿消肿:本品利尿祛湿之力较强,治疗肾炎水肿、小便不利可配合冬瓜皮、赤小豆等同用,也可单味煎汤频服。②平肝降压:本品又有平肝降压之功,对肾性高血压,单味煎服即有效果。如属肝阳上亢者,可配合平肝潜阳之品组方治疗;属浊邪上扰者,可配天麻、泽泻、白术、半夏等组方治疗。

【用法用量】入煎剂,用量为15～30 g,鲜者加倍。

【现代研究】玉米须有利尿,降血压,促进胆汁分泌,增加血中凝血酶原和加速血液凝固的作用。对于慢性肾炎水肿和肾病综合征者,本品尚有改善肾功能和减轻蛋白尿等作用。

13.石韦

石韦为水龙骨科植物石韦的叶。

【性味归经】苦、甘,凉。入肺、膀胱经。

【功效】利水通淋,清肺泄热。

【临床应用】①用于血淋、石淋、热淋,有利水通淋、清利下焦湿热之作用。②用于肺热咳嗽,或因肺热气壅引起癃闭、小便不通者。③可用于崩中漏下、痢疾等症。

【用法用量】入煎剂,用量为10～30 g。

【现代研究】①石韦的药理实验表明其有镇咳、祛痰、平喘作用。②石韦煎剂在体外对金黄色葡萄球菌及变形杆菌有抑制作用。

14.萆薢

萆薢为薯蓣科植物粉背薯蓣、叉蕊薯蓣、山萆薢或纤细薯蓣的块茎。

【性味归经】苦,平。入脾、肾、膀胱三经。

【功效】祛风胜湿,清热利水。

【临床应用】①用于风湿顽痹、腰膝疼痛、骨节疼痛、遍身顽麻等症。②用于白浊茎痛、小便不利、湿热疮毒。

【用法用量】入煎剂,用量为10～30 g。

【现代研究】①山草薢根茎中含薯蓣皂苷、薯蓣皂素毒苷,有杀昆虫的作用。薯蓣皂苷还有抗真菌(须癣毛菌)的作用。②同属植物高加索薯蓣对兔的实验性动脉粥样硬化有治疗作用。其皂苷有拟胆碱样作用,能扩张末梢血管、降低血压、增强胃肠平滑肌的运动,并能升高血糖,对抗小鼠的化学性惊厥以及提高大鼠胃肠等各种组织的通透性。

(三)攻逐水湿药

1.甘遂

甘遂为大戟科多年生草本植物甘遂的根。

【性味归经】苦,寒。有毒。归肺、肾、大肠经。

【功效】攻逐水湿,消肿散结。

【临床应用】本品为泻水逐饮之峻药,尤长于泻胸腹之积水,适用于水湿壅盛所致的水肿、腹满、气急喘促、大小便不利且形气俱实者。单用即有效。复方常与大戟、芫花等同用,如十枣汤。本品药性峻烈,不宜久用,中病即止。

【用法用量】多入丸散剂,每次 1～2 g,醋炒入药。反甘草。

【现代研究】研究发现,甘遂泻下的有效成分为不溶于水的黄色树脂状物,故作丸散较好。临床报道用甘遂末加入少许麝香和适量面粉,水调成糊状敷中极穴,治疗小便不通有良效。

2.大戟

大戟为茜草科多年生草本植物红芽大戟(红大戟)和大戟科多年生草本植物大戟(京大戟)的根。

【性味归经】苦,寒。有毒。入肺、大肠、肾经。

【功效】泻水逐饮,消肿散结。

【临床应用】本品攻水逐饮之性与甘遂相似,多用于胸水、腹水、水肿、喘满等症且形气俱实者。多与甘遂、芫花同用。

【用法用量】入煎剂,用量为 2～3 g;入丸散,每次 2 g。反甘草。

【现代研究】动物实验表明,红大戟和京大戟的水煎浓缩液灌胃均有泻下作用,京大戟的泻下与毒性作用均比红大戟强。

3.芫花

芫花为瑞香科灌木植物芫花(紫芫花)的花蕾。

【性味归经】苦,寒。有毒。入肺、大肠、肾经。

【功效】泻水逐饮,杀虫疗疮。

【临床应用】本品泻水逐饮之功与甘遂、大戟类似而其力稍逊,以泻胸胁之水饮积聚见长,适用于水肿、腹满、喘咳等症。芫花常与甘遂、大戟、大枣等同用。如治水肿腹胀,加枳壳效果更好。

【用法用量】入煎剂,用量为 2～3 g;散剂每次服 1 g。反甘草。

【现代研究】本品内服后能刺激肠黏膜,使肠蠕动增加而致泻,同时有利尿作用(小剂量利尿,大剂量反而抑制利尿)。芫花与甘草同用,其利尿、泻下作用均受抑制,并能增强毒性。

4.牵牛子

牵牛子为旋花科一年生攀援草本植物裂叶牵牛或圆叶牵牛的成熟种子。

【性味归经】苦,寒。有毒。入肺、肾、大肠经。

【功效】泻下去积,逐水退肿,杀虫。

【临床应用】本品泻下之力颇强,又能通利小便,可使水湿从二便排出而消肿。本品适用于肠胃实热壅滞,大便不通及水肿腹胀等症,单用为末服用有效。治水肿胀满实证,本品常与甘遂、大戟、大黄等同用,如舟车丸。

【用法用量】入煎剂,用量为 3～6 g;入散剂,用量为 2～3 g。

5.商陆

商陆为商陆科多年生草本植物商陆的根。

【性味归经】苦,寒。有毒。入肺、大肠、肾经。

【功效】泻下利水,消肿毒。

【临床应用】本品能通利大小便,长于行水,适用于水肿胀满、大便秘结、小便不利等症。单用有效,亦可与茯苓、槟榔、赤小豆等同用,如疏凿饮子。

【用法用量】入煎剂,用量为 3～10 g。

【现代研究】本品有泻下作用和利尿作用(但大剂量反引起尿量减少),毒性较大,过量可引起先兴奋后麻痹,甚至死亡。临床报道本品对各种病因引起的急、慢性肾炎及心性水肿、腹水症均有良效。

四、活血化瘀药

1.丹参

丹参为唇形科多年生草本植物丹参的根。此外,各地尚有甘肃丹参、褐毛丹参、滇丹参及三对叶丹参等也以本品入药。

【性味归经】苦,微寒。入心、心包、肝经。

【功效】活血祛瘀,凉血安神。

【临床应用】丹参是重要的活血化瘀之药,活血之外又兼养血之功,故《妇人明理论》有"一味丹参功同四物"之说。上海市第一人民医院曾将丹参注射液静滴用于治疗慢性肾功能不全,取得了较为满意的效果。在临床中对慢性肾炎及慢性肾衰竭患者中有瘀血指征者,可用丹参、赤芍、桃仁、鸡血藤等组成复方治疗。

【用法用量】入煎剂,用量为 15～30 g。反藜芦。

【现代研究】本品有扩张冠状动脉、降压、改善血液循环、降低血中的胆固醇、提高免疫功能、镇静等作用。

2.益母草

益母草为唇形科草本植物益母草的全草,种子亦入药,名"茺蔚子"。

【性味归经】辛、苦,微寒。入肝、心、膀胱经。

【功效】活血利水。

【临床应用】①活血祛瘀:对慢性肾炎患者中有瘀血征象者,临床常以益母草配入复方中用之,以利疏通血脉,改善肾功能。同时,益母草对减少尿蛋白亦有一定的作用。②活血利水:血不利则为水,水不利亦可致血脉瘀阻。本品活血利水并进,对各类肾病表现为瘀水交阻者,可以本品配白茅根作为对药加入复方用之。

【用法用量】入煎剂,用量为 15～30 g。单用可用至 60 g。

【现代研究】有人对慢性肾炎各型进行血清及尿纤维蛋白降解产物(FDP)含量的测定,发现尿毒症患者血清和尿中的 FDP 含量最高,且持续不降,说明慢性尿毒症存在凝血过程和纤溶活性增强的倾向,使用某些活血养血中药(益母草、当归、川芎、赤芍等)能抑制已发生的免疫反应,并能促进血液循环,提高滤过率和抗凝血作用,有利于增生性病变的转化和吸收。有人在临床实践中发现,益母草通过活血化瘀来改善和增加肾脏的血流量,从而使肾小球和肾小管得到修复和再生,使纤维化逆转,以消除炎症病变和尿中蛋白,恢复肾功能。

3.桃仁

桃仁为蔷薇科落叶乔木植物桃或山桃的种仁。

【性味归经】辛、苦,平。入肝、肺、大肠经。

【功效】活血祛瘀,润肠通便。

【临床应用】桃仁为活血祛瘀之要药,前人谓其"凡血滞诸证,用之立通"。临床上桃仁常与红花、赤芍、丹参等协同应用。治疗慢性肾炎、慢性肾衰竭兼夹瘀血者,常用方剂如理气活血的血府逐瘀汤、温通活血的桂枝茯苓丸、益气活血的补阳还五汤等,均伍用桃仁。此外,本品能润肠通便,对血滞便秘者尤宜。

【用法用量】入煎剂,用量为 10～15 g。

【现代研究】实验提示本品所含的桃仁醇提取物有显著的抑制凝血作用。

4.红花

红花为菊科二年生草本植物红花的花。

【性味归经】辛,微温。入肝、心经。

【功效】活血祛瘀。

【临床应用】本品性温而气兼辛散,功善活血祛瘀,走而不守,迅利四达。前人有"不宜大剂独任"之诫。故临床用之疏通活血,仅投小剂即可。对肾病夹有瘀血的患者常选用本品作为配伍之用。红花与桃仁常同用,二者之别在于红花治瘀血偏于散在全身无定处者,桃仁治瘀血偏于局部有形或在下腹者。

【用法用量】入煎剂,用量为3~10 g。

【现代研究】①抗凝血作用:实验表明,本品对凝血过程的内在凝血酶原及凝血酶-纤维蛋白的反应具有显著的抑制作用。②有降低血压的作用,且维持时间较长;对缺血缺氧性脑病有保护作用。

5.川芎

川芎为伞形科多年生草本植物川芎的根茎。

【性味归经】辛,温。入肝经。

【功效】止痛,活血,行气。

【临床应用】本品为血中气药,活血兼能行气。慢性肾炎兼有气滞血瘀者可伍用本品,方如桃红四物汤、血府逐瘀汤等。阴虚火旺者慎用。

【用法用量】入煎剂,用量为3~10 g。

【现代研究】本品能抑制大脑活动和麻痹神经中枢,故有镇痛、镇静、镇痉等作用,还能兴奋延髓呼吸中枢、血管运动中枢,能直接扩张周围血管使冠状动脉血流量和下肢血流量增加,降低血压。

6.马鞭草

马鞭草为马鞭草科多年生草本植物马鞭草的地上部分。

【性味归经】辛、苦,微寒。入肝、脾、膀胱经。

【功效】活血祛瘀,利尿解毒。

【临床应用】本品兼具活血祛瘀、利尿消肿之功,近年来,在急慢性肾炎的治疗中应用较广。无论肾病各期,凡具血水交阻指征者,均可伍用本品。本品用于活血祛瘀,常与赤芍、丹参等合用;用于活血利水,常与泽兰、益母草、泽泻等合用。

【用法用量】入汤剂,10~30 g,应浓煎。外用适量。

7.泽兰

泽兰为唇形科多年生草本植物地瓜儿苗或毛叶地瓜儿苗的全草。

【性味归经】辛,微温。入肝、膀胱经。

【功效】活血祛瘀,利尿退肿。

【临床应用】本品活血之力较强,凡慢性肾炎具备瘀血征象者,皆可伍用;又具利水之功,各类肾病水肿兼有瘀血指征者,用之最宜。对妇女患者兼月经不调如后期、闭经、痛经、经量少而有块色黯等症,常以本品合入当归芍药散或桂枝茯苓丸,以活血利水兼施,收效较为满意。

【用法用量】入煎剂,用量为 10～15 g。

8.刘寄奴

刘寄奴为菊科植物奇蒿的全草。

【性味归经】苦,温。入心、脾经。

【功效】活血通经,止血消肿。

【临床应用】①本品作为活血药,可用于妇女经闭、产后血瘀及尿血便血。②本品作为金疮要药,用于跌打损伤、疮口肿痛、金疮出血。

【用法用量】内服入煎剂,用量为 6～10 g,或入散剂。外用:鲜品捣敷或研末撒于疮口。

五、补益药

(一)益气药

1.人参

人参为五加科多年生草本植物人参的根。野生者称"野山参",由于加工不同,又有生晒参、红参、白参、糖参、参须等不同,人工培植者称"园参"。

【性味归经】甘、微苦,微温。入脾、肺、心经。

【功效】大补元气,补脾益肺,生津,安神。

【临床应用】①益气补虚:慢性肾炎病程多较长,久病必虚。对临床表现为神疲嗜睡、乏力身倦、少气懒言、舌淡胖边有齿痕、脉虚弱等气虚证者,首选人参作为益气补虚之用。若属气阴两虚者,则多用参芪地黄汤,以益气养阴兼以渗利。②益气生血:肾炎后期,患者每具血虚征象,如面色萎黄无华,眼睑及唇甲苍白,心悸气短,头目眩晕,舌淡脉细等,须以补血为治。李东垣谓:"仲景以人参为补血者,盖血不自生,须得生阳气之药乃生,阳生则阴长,血乃旺矣。"据此常以人参、黄芪等药配入补血剂中,且宜常服,以图缓效。③固脱救急:人参大补元气,可挽救气脱危证。当尿毒症终末期患者猝然出现虚脱、汗出、脉微欲绝之症时,可以大剂人参 15～30 g 煎汤顿服或配以制附片 6～12 g 煎汤送服。④益气解表:慢性肾炎患者病久多脾肾气虚,卫外不固,此时虽极欲避免外感却又往往极易罹患外感,导致外邪缠绵难退,治疗应以益气解表法,常用方如人参败毒散、参苏饮等,皆以人参为君药。

【用法用量】人参为名贵药材,入煎剂多另煎兑入,用量为6～12 g;也可研粉冲服,剂量酌减。救脱时须大剂煎服,可用至15～30 g。

【现代研究】近年来对人参的研究较多,与肾病有关者主要有:①刺激造血器官,升高周围血液的红细胞和血红蛋白水平,从而改善贫血状况。②促使血清抗体产生,提高免疫功能,从而阻断肾脏病变的继续恶化,有利于组织的修复。③提高尿中肌酐的排泄量。④抗休克,对血压有双向调节作用。⑤有强壮、抗衰老的作用。⑥能提高血清钙,显示其在药理上与抗惊厥药有协同作用。

2.党参

党参为桔梗科多年生草本植物党参及同属多种植物的根。

【性味归经】甘,平。入脾、肺经。

【功效】补中益气。

【临床应用】党参是重要且常用的益气健脾之品,其益气之性与人参相似,唯其力较弱,因价格便宜,常为人参的代用品。临床上本品用于治疗肾病多起到以下作用:①益气健脾:脾气虚系慢性肾炎和慢性肾衰竭患者的主要病机之一,临床表现为神疲乏力、食欲缺乏、便溏等症,可以党参配伍白术、茯苓、炙甘草、山药、陈皮、砂仁等健脾理气之品,如四君子汤、参苓白术散等;也可与养阴药同用,组成益气养阴方剂,方如大补元煎、参芪地黄汤等。对蛋白尿长期不愈,证属脾气虚弱,升清无权,而致精微下泄者,重用党参与黄芪取得了一定的疗效。②益气补血:"脾为气血生化之源""气旺血生",因此,在治疗血虚或气血两虚证时,常以党参等益气健脾药与补血药同用,方如归脾汤与八珍汤。《本草正义》言党参为"健脾运而不燥,滋胃阴而不湿,润肺而不犯寒凉,养血而不偏滋腻,鼓舞清阳,振动中气,而无刚燥之弊"。部分患者重用久用党参后出现咽干、口燥、喉痛诸症,说明党参仍有刚燥的一面,因而对兼有阴虚之证,在党参的用量与配伍上尤当斟酌。对此,临床常用性味甘平,益气兼能生津的太子参代替党参,可无刚燥伤阴之弊。

【用法用量】入煎剂,用量为10～30 g。

【现代研究】本品能提高网状内皮细胞的吞噬功能,兴奋神经系统,增强机体的抵抗力;又能使红细胞及血红蛋白增加,可用于缺铁性、营养不良性贫血;还能扩张周围血管及抑制肾上腺素而呈降压作用。研究发现,本品配黄芪治疗肾炎蛋白尿有效。

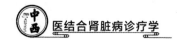

3.黄芪

黄芪为豆科多年生草本植物黄芪和内蒙黄芪的根。

【性味归经】甘,温。入脾、肺经。

【功效】补气升阳,固表止汗,托里生肌,利水消肿。

【临床应用】①补气升阳:黄芪益气之中兼具升提之力,故气虚下陷之证用之颇宜。对慢性肾炎气虚较重者,常以黄芪与党参同用,其益气作用更强;中气下陷者常伍以升麻、柴胡,如补中益气汤。对某些蛋白尿迁延不愈,证属脾虚气弱、升清无权者,重用本品并伍以党参,可以取得一定疗效。②益气固表:肾病多有表虚,卫阳不振,不仅表疏自汗,而且易感外邪。玉屏风散重用黄芪,辅以白术,少佐防风,补散兼施,常服可实表以御风寒。③益气生血:慢性肾炎血虚诸症常以黄芪为君,辅当归等补血之品成方,如当归补血汤。④利水消肿:水肿属气虚水停者,临床见乏力神疲、气短懒言、舌淡胖嫩边有齿痕、脉弱无力等,可选用防己黄芪汤、防己茯苓汤。上方均以本品与利湿健脾药相伍,每收良效。

【用法用量】入煎剂,一般用量为10～30 g。

【现代研究】①利尿作用:人体试验证明,黄芪有中等利尿作用,可增加尿量和氯化物的排泄。临床剂量(0.2 g/kg)即可增加尿量61%,排钠量增加14.5%。动物实验也证实其利尿作用,但与剂量有关,如大鼠皮下注射0.5 g(生药)/kg,可有利尿作用,但0.25 g(生药)/kg则无利尿作用,而1.0 g(生药)/kg反可使排尿百分率降低。②对实验性肾炎的作用:每日给大鼠服黄芪粉4～5 g,连续3日后给大鼠注射兔抗鼠血清,造成肾毒血清性肾炎,3日后做尿蛋白测定,结果表明黄芪能显著减轻尿中蛋白的量,病理观察亦证明黄芪组肾脏病变减轻。③对免疫功能的作用:黄芪煎剂能增加小鼠网状内皮系统的吞噬功能;黄芪可提高患者白细胞诱生干扰素的能力;正常人服用黄芪全草干浸膏片后,IgM、IgE显著增加,易患感冒者服用黄芪后可明显提高鼻分泌液中IgA、IgG的含量,以上说明黄芪有促进体液免疫的作用。④其他:黄芪能兴奋中枢神经系统,有加强正常心脏收缩的作用,对因中毒或疲劳而衰竭的心脏,强心作用更加显著。黄芪还可扩张血管,降低血压,对实验性肝炎有保护作用等。

4.西洋参

西洋参为五加科植物西洋参的根,主产美国、加拿大,我国已引种成功。

【性味归经】甘、微苦,凉。入心、肺、胃经。

【功效】益气养阴,清虚火,生津液。

【临床应用】本品性凉,长于滋阴兼能益气,而无助火之弊。故肾病临床中凡气阴两虚之证,兼有内热者,用西洋参比用人参更为相宜。至于补气救脱,则远非本品所能胜任。

【用法用量】入煎剂,宜单煎兑服,用量为 2.5～6 g。

【现代研究】西洋参对大脑有镇静作用。由于其所含皂苷主要是人参二醇,而人参三醇含量很少,故其作用与人参相似而有些不同。如人参三醇主要兴奋中枢神经系统、心脏和扩张血管;人参二醇主要为抑制作用,对代谢的作用较明显。二者都有抗应激、促进蛋白质合成等作用。

5.白术

白术为菊科多年生草本植物白术的根茎。

【性味归经】苦、甘,温。入脾、胃经。

【功效】补脾益气,燥湿利水,固表止汗。

【临床应用】①补脾益气:本品甘香而温,能补脾益气以助运化,对脾胃虚弱所致的少食腹满、泄泻等症有健脾止泻、增进食欲的功效。可宗枳术丸之意与枳实配为散剂,作为慢性肾炎和慢性肾衰竭患者健脾消食之用。又四君子汤、参苓白术散、归脾汤、补中益气汤等常用补脾方剂,亦均配有白术。白术与苍术同为健脾燥湿之品,但白术偏守,健脾益气之力较强;苍术性燥,升散燥湿之力较优。白术与人参、党参相较,人参、党参重在益气补虚,而白术则偏于健脾助运。②健脾运湿:肾炎水肿主要与肺、脾、肾三脏有关,其中脾脏转输不利,制水无权是较为重要的环节。白术健脾运湿,且有燥湿之功,故诸利水方剂中常选用之。如治风水的越婢加术汤,通阳利水的五苓散,温阳行水的实脾饮,皆有白术入方,即取其健脾运湿之功。

【用法用量】一般多入煎剂,用量为 10～15 g。

【现代研究】白术有降低血糖,促进胃肠分泌的作用;有明显而持久的利尿作用,且能促进电解质特别是钠的排出,其利尿作用可能是由于抑制肾小管重吸收的机能;有保护肝脏,防止肝糖原减少的作用;所含挥发油有抗肿瘤的作用。

6.山药

山药为薯蓣科多年生蔓性草本植物薯蓣的块根。

【性味归经】甘,平。入脾、肺、肾经。

【功效】补脾胃,益肺肾。

【临床应用】①健脾益气:肾病综合征患者,由于长期丢失血浆白蛋白,临床多表现为神疲乏力、肢体肿重、食欲缺乏、便溏、舌淡胖边有齿痕、脉虚等脾气虚证,可用参苓白术散,重用山药。对尿蛋白长期不愈辨证属脾肾气虚,升清固精无权者,可用芡实合剂(芡实、怀山药、金樱子、黄精、百合、茯苓、菟丝子、枇杷叶、党参),方中以山药伍用健脾补肾固涩之品,可以获效。②脾肾气阴两补:山药甘平多汁,益气之中兼能滋养肺、肾之阴,故对慢性肾炎表现为肺肾或脾肾气阴两虚者用之甚宜,方如参芪地黄汤。山药与白术同为健脾益气药,山药偏润而兼有养阴作用,白术偏燥而具燥湿之功。两药同中有异,当权衡选用。历代医家有将山药归入补脾阴类者,是对中医药理论的开掘和发展。

【用法用量】入煎剂,用量为 15~30 g。

7.黄精

黄精为百合科多年生草本植物金氏黄精和东北黄精或多花黄精的根,同属若干种植物的根亦以本品入药。

【性味归经】甘,平。入脾、肺经。

【功效】补脾,润肺,益精。

【临床应用】本品甘平质润,临床补气而不燥,养阴而不腻,广泛用于慢性肾炎气阴两虚型患者。偏于气虚者可与黄芪、党参等配伍为方,偏于阴虚者可与沙参、麦冬、玉竹等配伍为方,肝阳偏亢者还可与滋阴潜阳之类的药物同用。

【用法用量】入煎剂,用量为 10~15 g。

【现代研究】黄精的水浸出液、乙醇-水浸出液和 30％乙醇浸出液有降低麻醉动物血压的作用,黄精醇制剂可增加在位犬心冠脉流量。本品对肾上腺素引起的血糖过高有抑制作用,对防止动脉硬化及肝脏脂肪浸润有一定作用。

8.甘草

甘草为豆科多年生草本植物甘草的根及根茎。

【性味归经】甘,平。入心、肺、脾、胃经。

【功效】补中益气,清热解毒,润肺止咳,缓急止痛,缓和药性。

【临床应用】①补中益气:本品炙用则气微温,善于补脾胃、益心气。凡肺、脾、心气虚之证,多配以炙甘草,如四君子汤、补中益气汤、炙甘草汤等。②清热解毒:本品生用能清热解毒,慢性肾炎病程中出现的各种内、外邪热,均可配伍生甘草。有疮疡肿毒者,可与金银花、连翘、蒲公英、紫花地丁等同用;咽喉肿痛,可与桔梗、牛蒡子等合用;心火上炎,可与黄连、竹叶等配伍。③调和药性:慢性肾炎邪气较盛须用大剂峻烈药物攻伐时,多配以甘草缓和药性;处方中多类药物同用时,也多以甘草为使调和诸药。甘草反甘遂、大戟、芫花、海藻,凡方中有此等药物者,一般不加甘草。

【用法用量】入煎剂,用量为 3~10 g。

【现代研究】①皮质激素样作用:甘草次酸有类肾上腺皮质激素作用,能促进体内水及钠盐潴留和钾离子排出,有抗利尿作用,可用于轻症阿狄森氏病,长期服用可引起水肿,这是水钠潴留的不良反应。②抗炎作用:甘草具有保泰松或氢化可的松样的抗炎作用,其抗炎成分为甘草酸和甘草次酸。甘草次酸对大白鼠的棉球肉芽肿、甲醛性脚肿、皮下肉芽肿性炎症等均有抑制作用。③对免疫功能的影响:甘草酸能抑制蛋清所致的豚鼠过敏反应;抑制组胺释放剂引起的肥大细胞脱颗粒,从而阻止过敏介质的释放。④解毒作用:甘草浸膏及甘草酸对水合氯醛、士的宁、乌拉坦和可卡因、苯砷、升汞等的毒性有较明显的解毒作用,对防己毒素、咖啡因、乙酰胆碱、毛果芸香碱、烟碱、巴比妥类等解毒作用次之。甘草酸对河豚毒、蛇毒有解毒效力。甘章制剂配合抗癌药喜树碱、野百合碱等,具有解毒增效作用。⑤甘草反海藻、大戟、甘遂、芫花的研究:现代实践表明,在治疗甲状腺肿时,海藻与甘草同用,未见不良反应。实验报道,甘草 3.3 g/1.5 kg 和芫花、大戟、甘遂、海藻各 6.6 g/kg 的煎剂给兔灌胃,无论单味应用或与甘草合用,各组动物均无不良反应。而小鼠急性毒性实验表明,大戟、甘遂、芫花、海藻与甘草合用,毒性增强。另有研究指出,甘草与甘遂配伍,小剂量降低其毒性,大剂量有相反作用。

(二)补阳药

1.鹿茸

鹿茸为脊椎动物鹿科梅花鹿或马鹿等雄鹿头上尚未骨化而带毛的幼角。

【性味归经】甘、咸,温。入肾、肝经。

【功效】壮肾阳,益精髓,强筋骨,补督脉。

【临床应用】①补肾壮阳:鹿茸有较强的补肾壮阳作用。凡肾病后期,阴虚及阳,肾阳大衰,表现为畏寒肢冷、腰酸头晕、夜尿频多、身体软弱诸症,均可以于方中加入本品治之。②益精生髓:鹿茸为血肉有情之品,可直入督脉,益精髓。故肾病中由于浊毒内犯、精微下泄造成的督脉受损,精髓不足之证,可以本品与补肾生精之品合用。另外,由于精血同源,凡各类肾性贫血,均可于方中加入鹿茸,以助生血之功。

【用法用量】一般入丸散剂,或研细末吞服,用量为 1~2 g。

【现代研究】①强壮作用:本品含多种氨基酸,对人体有强壮作用,可提高机体的工作能力,减轻疲劳,改善睡眠,促进食欲,改善营养不良及蛋白质代谢障碍,改善糖酵解和三羧酸循环的能量代谢,故认为能改善阳虚状态下的能量代谢低下的病理变化。②对循环系统的影响:大剂量鹿茸精使心缩幅度变小,心率减慢,并使外周血管扩张,血压降低;中等剂量鹿茸精引起离体心脏活动明显增强,心缩幅度增大,心率加快,使心每搏输出量及每分输出量都增加,对疲劳心脏的恢复更为明显,对节律不齐的离体心脏能使节律恢复正常;小剂量鹿茸精对心血管系统无明显作用。③其他:增强肾脏的利尿机能及胃肠的运动和分泌机能;提高离体子宫的张力和加强其节律性收缩;促进健康人淋巴细胞的转化,增强免疫功能;促进红细胞、血红蛋白、网状红细胞的新生;促进创伤性骨折和溃疡的愈合等。

附:鹿角、鹿角胶、鹿角霜

鹿角是梅花鹿和各种雄鹿已成长骨化的角,鹿角胶为鹿角煎熬浓缩而成的胶体物,鹿角霜为鹿角熬胶后所存残渣。其性味功用与鹿茸相似,唯药力较弱,通常可作为鹿茸的代用品,用量相对加大。

2.补骨脂

补骨脂为豆科一年生草本植物补骨脂的种子。

【性味归经】辛、苦,大温。入肾、脾经。

【功效】补肾助阳,止泻。

【临床应用】本品性较温热,善温肾助阳,大补命门真火,对于肾病综合征患者阳虚较重者,可与温阳利水之品合用;对于慢性肾炎及慢性肾衰竭阴阳俱衰,下元虚惫者,可与补阴药同用,能阴阳两补,助肾气化。

【用法用量】入煎剂,用量为3～10 g。

【现代研究】补骨脂对离体和在位心脏都有扩张冠状动脉的作用;对心肌耗氧量无明显影响;能兴奋心脏,提高心脏做功率;能缩短出血时间,减少出血量,有止血作用;有抗着床及雌激素样作用。补骨脂的有效成分为补骨脂乙素。

3.淫羊藿

淫羊藿又称"仙灵脾",为小檗科多年生草本植物淫羊藿和箭叶淫羊藿或心叶淫羊藿的全草。

【性味归经】辛,温。入肝、肾经。

【功效】补肾壮阳,强筋健骨,祛风除湿。

【临床应用】淫羊藿为温补肾阳之品,且具祛风除湿之效。因此,对阳虚型肾病者,某些结缔组织病累及肾脏,同时具有全身痹证症状者,均可伍以本品治疗。淫羊藿又有兴阳振痿之功,某些肾功能不全并发阳痿的患者也可用本品治疗。此外,本品有降血压的作用,某些肾病性高血压,辨证属阴阳失调者,可与仙茅相须为用,方如二仙汤。

【用法用量】入煎剂,用量为10～15 g。

【现代研究】本品煎剂或醇提物对动物有降低血压的作用,这主要是由于末梢血管的扩张,还有血管运动中枢的抑制。它能增加冠状动脉血流量,但心耗氧量也增加。其甲醇提取物有中枢性镇咳作用,对大鼠蛋清性关节炎有"消炎"

作用。口服能使高血糖大鼠的血糖下降。其提取物有雄激素样作用,而无雌激素样作用。

4.仙茅

仙茅为仙茅科多年生草本植物仙茅的根茎。

【性味归经】辛,温。有小毒。入肾、脾经。

【功效】壮肾阳,温脾阳,祛寒湿。

【临床应用】本品温肾祛湿之效略同淫羊藿,在临床上多相须为用,方如二仙汤。此外,仙茅又可温脾阳,故对慢性肾病表现为脾肾阳虚者,症见畏寒、肢冷、少食、泄泻等,可与白术、干姜、补骨脂等组方治疗。

【用法用量】入煎剂,用量为 3～10 g。

【现代研究】本品对性腺机能有强壮作用,可振奋精神,促进消化,增进食欲。本品有小毒,入药剂量不宜过大。其中毒症状为舌肿大,可用大黄、玄明粉水煎服,或用三黄汤解毒。

5.肉苁蓉

肉苁蓉为列当科一年生寄生草本植物肉苁蓉的带鳞叶的肉质茎。

【性味归经】甘、咸,温。入肾、大肠经。

【功效】补肾益精,润肠通便。

【临床应用】肉苁蓉性较温柔,《本草汇言》言其为"养命门,滋肾气,补精血之药……此乃平补之剂,温而不热,补而不峻,暖而不燥,滑而不泄,故有从容之名"。临床在治疗慢性肾炎属阴阳两虚类型者时,常于方中伍用本品,或入汤剂煎服,或作丸剂小量久服,而无温燥之弊。另外,本品有润肠通便之效,大便干结者用之最宜,脾虚便溏者慎用。

【用法用量】入煎剂,用量为 10～15 g。

【现代研究】肉苁蓉水浸出液、乙醇浸出液等有降低血压的作用,还能促进小鼠唾液分泌。据研究,本品还可作为膀胱炎、膀胱出血及肾脏出血之止血药。

6.菟丝子

菟丝子为旋花科一年生寄生性蔓草菟丝子的成熟种子。

【性味归经】辛、甘,平。入肝、肾经。

【功效】补肝肾,益精髓。

【临床应用】本品性平,既能补阳,又能益阴,《本草正义》指出其"善滋阴液,而又敷布阳和",故对各类肾虚证候均可配伍应用。此外,菟丝子有固肾之效,对于肾虚泄泻及顽固性蛋白尿属肾气不固者,也可配用。

【用法用量】入煎剂,用量为 10～15 g。

【现代研究】本品浸剂、酊剂能增强离体蟾蜍心脏的收缩力,降低麻醉犬的血压,抑制肠运动,兴奋离体子宫。

7.益智仁

益智仁为姜科多年生草本植物益智的成熟果实。

【性味归经】辛,温。入脾、肾经。

【功效】补肾固精,温脾止泻,缩尿。

【临床应用】本品以温脾肾,祛寒湿见长。故对慢性肾炎属脾肾阳虚、寒湿内阻者用之甚宜。温脾阳多配合草豆蔻、干姜等用,温肾阳多与肉豆蔻、补骨脂等为伍,祛寒湿则须加入苍术、茯苓等药。另外,益智仁又有固精缩尿之力,可用于慢性肾功能不全而夜尿频多者。

【用法用量】入煎剂,常用量为 3～10 g。

8.续断

续断为山萝卜科多年生草本植物续断或川续断的根。

【性味归经】苦,温。入肝、肾经。

【功效】补肝肾,强筋骨,止血,安胎,通利血脉。

【临床应用】续断既能补肝肾、强腰膝,又能通利血脉,慢性肾炎肾虚兼血瘀患者用之颇宜。此类患者多有腰膝酸痛、经久不愈的特点,用药时多以本品配合杜仲、牛膝等同用,且宜久服,方可收效。

【用法用量】入煎剂,10～15 g。

【现代研究】续断有安胎作用。有人将其用于肾移植后的中医药治疗,效果尚待证实。

9.杜仲

杜仲为杜仲科落叶乔木植物杜仲的树皮。

【性味归经】甘,温。入肝、肾经。

【功效】补肝肾,强筋骨,安胎。

【临床应用】本品补肝肾,强腰膝,又有较好的降压作用,临床上多用于肾病久病不愈之阴阳失调,下焦亏损较重,水不涵木,肝阳上亢的患者,多与桑寄生、牛膝、何首乌同用。如兼夹湿热者,可与苍术、黄柏、车前子等同用。

【用法用量】入煎剂,用量为 5～15 g。

【现代研究】杜仲煎剂有良好的降低血压的作用,对动脉硬化的家兔的降压作用比正常家兔明显。其降压作用,炒杜仲比生杜仲强,煎剂比酊剂强。醇浸液灌服可降低大鼠血清总胆固醇。杜仲各种制剂对动物均有利尿作用,大剂量煎剂对动物有镇静和镇痛作用。

10.狗脊

狗脊为蚌壳蕨科植物金毛狗的根茎。

【性味归经】苦、甘,温。入肝、肾经。

【功效】补肝肾,除风湿,健腰脚,利关节。

【临床应用】①用于腰背酸痛,膝痛脚软,寒湿周痹,风湿骨痛。②用于虚寒性尿频失溺、冲任虚寒、带下纯白、老人尿多等症。

【用法用量】内服入煎剂,用量为6～10 g。或熬膏,或入丸剂。

11.牛膝

牛膝为苋科植物牛膝的根。

【性味归经】苦、酸,平。入肝、肾经。

【功效】散瘀消肿,益肝肾,强筋骨。

【临床应用】①用于腰膝骨痛、足痿筋挛、腿软酸麻、寒湿痿痹等症。②用于经闭难产、胞衣不下、产后瘀血腹痛、跌打损伤、恶血流结等症。

【用法用量】入煎剂,用量为10～15 g。

【现代研究】①对子宫的作用:流浸膏或煎剂对离体家兔子宫不论已孕或未孕都能发生收缩,对收缩无力的小鼠离体子宫则使收缩加强。对猫的未孕子宫呈弛缓作用,而对已孕的子宫则发生强有力的收缩。对已孕或未孕的豚鼠子宫多呈弛缓作用,对狗的子宫则作用不定。②对肠管的作用:煎剂对小鼠离体肠管呈抑制作用。对豚鼠肠管有加强收缩的作用。静脉注射对麻醉犬及正常或麻醉兔的胃运动,于短暂兴奋后转为抑制。③对心血管的作用:麻醉犬、猫、兔静脉注射煎剂或醇提取液均有短暂的降压作用,血压下降时伴有呼吸兴奋。降压作用主要与组织胺释放有关。此外,对心脏抑制、外周血管扩张也有一定的作用。④利尿作用:对麻醉兔及狗静脉注射煎剂或醇提取液均有轻度利尿作用。

(三)养血药

1.当归

当归为伞形科多年生草本植物当归的根。

【性味归经】甘、辛,温。入肝、心、脾经。

【功效】补血活血,润肠通便。

【临床应用】当归味甘而重,功专补血;气轻而辛,又能行血。故古人誉其为"血中圣药"。慢性肾炎及慢性肾衰竭者多有面色萎黄、唇爪无华、头晕心悸、舌淡脉细等血虚症状,且久病入络,易致脉络瘀滞。本品补血活血,静中有动,与证甚宜,故可使用。单纯阴血不足者可配伍熟地、白芍、川芎等,方如四物汤;气血两虚者可加以参、术、苓、草,即八珍汤;"气为血帅""气足血旺",故临床上单纯补血时也可加入黄芪等益气之品,方如当归补血汤。本品又有润肠通便之功,故血虚便秘者用之最宜,脾虚便溏者则当慎用。

【用法用量】入煎剂,用量为 10～15 g。

【现代研究】当归注射液可降低麻醉犬的血压,扩张冠脉、脑及外周血管,减少心肌耗氧量;对清醒高血压犬,则使血压短暂上升后随之以较持久的降压。其有效成分阿魏酸钠对实验性血栓形成有明显的抑制作用。当归煎剂有促进非特异性免疫功能的作用。此外,当归还有镇痛、镇静、抗炎、降低血管渗透性等作用。

2.白芍

白芍为毛茛科多年生草本植物芍药的根。

【性味归经】苦、酸,微寒。入肝经。

【功效】养血敛阴,柔肝平肝。

【临床应用】①养血敛阴:慢性肾炎类疾病多伴不同程度的阴血亏虚,常以白芍、当归、地黄等药滋阴养血。其中当归与白芍多为对药同用,二者同为养血之品,但当归辛温而性动,白芍酸寒而性静,合用则动中有静,补而不守,寒温适中,相得益彰。②平肝柔肝:部分肾炎及慢性肾衰竭患者由于持续性高血压,临床常见头晕、头目胀痛、耳鸣,甚则肌肉搐动、舌干质红少苔、脉弦等,此为肝肾阴亏,木失涵养,肝阳上亢,虚风内动。临床重用白芍,并伍以当归、川芎、天麻、杭菊花、生龙骨、生牡蛎、地龙等养血平肝之品组方治疗,可收良效。

【用法用量】入煎剂,用量为 10～30 g。

【现代研究】本品有镇静、镇痛、解热、抗炎及抗惊厥作用,对胃肠及子宫平滑肌有解痉作用,芍药苷还能抑制大鼠的血小板聚集及实验性胃溃疡的形成。本品含苯甲酸,对肝功能不良者不宜长期大量服用。芍药之名,初载《神农本草经》,从陶弘景开始,分为赤、白两芍。白芍偏于养血益阴,赤芍偏于行血散瘀。若需补散兼施,则可将赤芍、白芍同用。

3.阿胶

阿胶为马科动物驴的皮,经漂泡去毛后熬制而成的胶块。

【性味归经】甘,平。入肺、肝、肾经。

【功效】补血止血,滋阴润肺。

【临床应用】阿胶为血肉有情之品,乃补血要药,临床上多以本品与熟地、当归、白芍等同用治疗血虚证,特别是由各类出血证候导致的血虚。由于本品养血中又具有止血之性,故用之最宜。此外,阿胶与黄连同用,有交通心肾、水火既济之效,常用于出现虚烦不眠、口疮舌糜而证属肾阴亏虚,水火失济,心肾不交的肾炎患者,方如黄连阿胶汤。

【用法用量】入煎剂,多烊化入药,用量为 10~15 g。

【现代研究】阿胶有加速血液中红细胞和血红蛋白生成的作用;能改善动物体内钙的平衡,促进钙的吸收,有助于血清中钙的存留。动物实验表明,注入阿胶溶液能升高血压,对抗创伤性休克,并有预防进行性肌营养障碍的作用。

(四)滋阴药

1.生地

生地为玄参科多年生草本植物怀庆地黄或地黄的根。

【性味归经】甘、苦,寒。入心、肝、肾经。

【功效】滋阴清热,凉血止血。

【临床应用】①滋阴补肾:本品性寒而味厚,在滋阴补肾的同时,兼具清热之功,故对肾炎类疾病表现为肝肾阴虚,心火内扰者,可以生地为主,配合其他滋阴降火类药物治疗,方如六味地黄丸。如兼夹下焦湿热者,可配合苦寒清热燥湿之品,方如知柏地黄丸;阴阳两虚者,可加入温阳之品,方如金匮肾气丸;水气内阻者,可兼以利水,方如济生肾气丸。上述方剂,均以六味地黄丸为基础方。②凉血止血:肾炎患者由于湿热蕴于下焦,热伤血络,临床可见尿血之症,若兼尿频、尿急、尿痛则为血淋,此时多用小蓟饮子化裁治疗。该方即重用生地凉血止血,并伍以其他利水通淋之品。尿毒症晚期出现的出血倾向,如因水亏火亢,热迫血妄行者,可重用生地配以水牛角、丹皮、赤芍,即犀角地黄汤。③清营护阴:尿毒症期,肾病及心,热扰神明,出现心烦躁扰,身热夜甚,时有谵语,甚或神昏,舌绛而干,脉细数等危症时,临床常选用清营汤以清营泄热、凉血护阴,方中亦当重用本品。

【用法用量】入煎剂,宜久煎则无便溏之虞,用量为 15~45 g。

【现代研究】六味地黄复方对肾性高血压大鼠有明显降低血压、改善肾功能、减少病死率的作用;生地及以生地为主的滋阴泻火复方(生地、知母、甘草)具有对抗地塞米松对脑垂体-肾上腺皮质系统的抑制作用;地黄有强心及降血糖作用,其乙醇提取物能缩短兔凝血时间而有止血作用。

附:熟地

熟地是将生地(干地黄)加酒反复蒸晒而成。味甘,性微温。入肝、肾经。其主要功效为滋阴补血。《珍珠囊》谓熟地"主补血气,滋肾水,益真阴"。故凡阴血亏虚之证,皆可作为配伍之用。

熟地与生地皆为滋阴补肾养血之品,但熟地补而兼温,生地补而兼清,临床可酌情选用。此外,二地皆有滋腻碍胃之弊,加之虚人脾胃多弱,故用时宜配砂仁或苍术、白术。熟地入煎剂也应久煎,用量为 15～30 g。

2.何首乌

何首乌为蓼科多年生草本植物何首乌的块根。

【性味归经】苦、甘、涩,微温。入肝、心、肾经。

【功效】制首乌补肝肾,益精血;生首乌滋阴通便,解疮毒。

【临床应用】制首乌主要用于慢性肾炎之阴血不足,肝肾亏损诸证,常与熟地、枸杞子、菟丝子等为伍;如属水不涵木,肝阳上亢,可以本品与桑寄生、女贞子、生龙骨、生牡蛎等同用,具有滋阴潜阳之效,可用于肾性高血压。生首乌有解毒散结、通便泻下的作用,对于肾病病程中出现的结热便秘有效,便溏脾虚者慎用。

【用法用量】入煎剂,用量为 10～15 g。

【现代研究】本品能使动物血糖先升高后降低;能降胆固醇,阻止胆固醇在肝内沉积,减缓动脉粥样硬化的形成。生首乌能促进肠管蠕动而有缓泻作用。

3.枸杞子

枸杞子为茄科落叶灌木植物宁夏枸杞和枸杞的成熟果实。

【功效】养阴补血,益精明目。

【临床应用】①补益肝肾:对肾炎患者属肝肾亏损,阴血不足者,常以本品配何首乌、当归、女贞子等同用;如属气阴两虚者,可以本品与人参、熟地、山萸肉、山药、杜仲、当归、炙甘草等为伍,方如大补元煎。②益精明目:肝肾乙癸同源,精血互生互化,而目为肝窍,得血能视。慢性肾炎患者因肝肾亏损,精血不充,目失所养,临床常见视物昏花、目涩羞明之症。枸杞子益精明目,可以本品配伍菊花、生地、山萸肉、山药、丹皮、茯苓、泽泻等,即杞菊地黄丸。

【用法用量】入煎剂,用量为 10～15 g。

【现代研究】枸杞子有降低血糖的作用。宁夏枸杞子能增强小鼠网状内皮系统的吞噬能力。

4.女贞子

女贞子为木樨科常绿乔木女贞的成熟果实。

【性味归经】甘、苦,凉。入肝、肾经。

【功效】补肾滋阴,养肝明目。

【临床应用】女贞子为平补肝肾之品,滋补之力虽不如生、熟二地,但其优点为养阴而不滋腻,无碍脾胃。对阴虚兼有脾胃虚弱的肾病患者,临床常以本品与旱莲草同用,即二至丸,作为养阴之用。《本草新编》曰:“女贞子缓则有功,而速则寡效。故用之速,实不能取胜于一时;而用之缓,实能延生于永久。"故临床运用本品宜久服。

【用法用量】入煎剂,用量为 10～20 g。

【现代研究】女贞子能促进白细胞的吞噬功能;有强心利尿作用,增加冠脉流量,抑制心肌收缩力;能降低家兔血清胆固醇,对冠脉斑块有消退作用。

5.旱莲草

旱莲草为菊科一年生草本植物鳢肠(金陵草)的全草。

【性味归经】甘、酸,寒。入肝、肾经。

【功效】养阴益肾,凉血止血。

【临床应用】①补益肝肾:本品滋补肝肾而不腻,临床上常与女贞子相须为用,即二至丸。如肝阳上亢者,可配以龙骨、牡蛎、龟甲、鳖甲等药,以取滋阴潜阳之效。②凉血止血:本品酸寒入肝,兼有凉血止血之功。慢性肾炎和慢性肾衰竭患者出现尿血、便血、衄血等出血证候,中医辨证为阴虚内热,迫血妄行者,因旱莲草养阴与凉血兼顾,故可以配入养阴凉血止血方剂中运用。

【用法用量】入煎剂,用量为 10～20 g。

【现代研究】旱莲草因富含鞣质,能收敛止血。

6.沙参

沙参有南沙参、北沙参两类:南沙参为桔梗科沙参属多年生草本植物轮叶沙参和杏叶沙参及阔叶沙参的根,北沙参为伞形科多年生草本植物珊瑚菜的根。

【性味归经】甘,微寒。入肺、胃经。

【功效】润肺止咳,养胃生津。其中北沙参养阴作用较强,南沙参祛痰作用较好。

【临床应用】肾炎后期由于肾精大亏,必然波及肺胃,以致肺胃阴津匮乏,临床可见干咳少痰或痰中带血、咽干口燥、舌苔剥脱、脉细数等。此时,常以本品与麦冬、生地、川贝母、石斛等同用,方如益胃汤、沙参麦冬饮等。

【用法用量】入煎剂,用量为 6～15 g。

【现代研究】南沙参煎剂对动物有祛痰作用,北沙参醇提物对动物有解热、镇痛作用。

7.麦冬

麦冬为百合科多年生草本植物沿阶草或麦门冬的须根上的小块根。

【性味归经】甘、微苦,微寒。入心、肺、胃经。

【功效】养阴清热,润肺清心。

【临床应用】①养阴生津:慢性肾衰竭患者,当病变波及于心,则出现心悸、气短、胸闷、汗出、脉弱等心气心阴两虚证,临床常以麦冬配伍人参、五味子,即生脉散,作为心虚病证的专方。其用法可入煎剂,也可以生脉注射液做静推或静滴之用。如属脾肾气阴两虚,波及心肺,亦可于参芪地黄汤内伍用麦冬、五味子等,以增强养阴固气之力。②润肺利咽:咽喉疼痛,甚或红肿,不仅是肾炎疾患的重要诱因,而且常为肾炎患者的伴发症状。由于此症易加重肾病,故积极治疗咽喉疾患确属关键一环。咽干喉痛之病机有肾阴匮乏失其充养及热毒上壅之分。对阴虚失养者,临床以本品与玄参、桔梗、生甘草同用,名玄麦甘桔汤,可入煎剂,亦可泡水代茶常服。若为热毒上壅,则重用金银花、蒲公英合入上方,名银蒲玄麦甘桔汤。

【用法用量】入煎剂,用量为 10～15 g。

【现代研究】在动物实验中,麦冬注射液能提高小鼠的耐缺氧能力,故推测其能改善心绞痛的临床症状;麦冬水滤液有升高兔血糖的作用。

8.天冬

天冬为百合科多年生攀援性草本植物天门冬的块根。

【性味归经】甘、苦,寒。入肺、肾经。

【功效】养阴清热,润肺滋肾。

【临床应用】本品清润之力较强,入肺、肾二经,故慢性肾炎属于肺肾阴虚,虚火上扰者,多伍用本品。如与麦冬同用,则滋阴之力更强。本品上清肺热,益水之源;下养肾阴,滋水之燥,故有止咳、消痰、解渴之效。糖尿病合并肾病,表现为肺肾阴虚者,用天冬尤宜。

【用法用量】入煎剂,用量为 6～12 g。脾胃虚弱,腹满便溏者忌用。

9.玉竹

玉竹为百合科多年生草本植物玉竹(葳蕤)的根茎。

【性味归经】甘,微寒。入肺、胃经。

【功效】养阴润燥,生津止渴。

【临床应用】玉竹为质润之品,培育肺、胃之阴是其所长,且补而不腻,不碍胃气。对肾炎患者表现为肺胃损伤之证,如见咳嗽少痰、咽干舌燥、口渴喜饮等症状,可以本品与麦冬、沙参、桑叶、川贝母、玄参等同用。肾炎阴虚患者,其感受外邪易从热化,故多见风热表证,治疗之法当滋阴解表,可以玉竹与白薇、淡豆豉、桔梗、薄荷、生葱白、甘草、红枣配伍,即加减葳蕤汤。方中玉竹滋阴而助汗源,且不碍邪,是为君药。

【用法用量】入煎剂,用量为 10～15 g。

【现代研究】玉竹有降血糖和强心的作用。

10.山茱萸

山茱萸为山茱萸科落叶小乔木植物山茱萸除去果核的成熟果肉。

【性味归经】酸、涩、甘,温。入肝、肾经。

【功效】滋补肝肾,涩精敛汗。

【临床应用】肝肾阴虚、精微下泄是慢性肾炎重要而常见的病理环节,山茱萸滋补肝肾并兼以涩精,故临床应用较广。培补肝肾的重要方剂如六味地黄丸、左归丸、右归丸等均以山茱萸为重要组成,经适当化裁,还可衍生出许多不同偏重的补肾处方,治疗有不同兼症的肾虚之证。

【用法用量】入煎剂,用量为 10～15 g。

【现代研究】动物实验表明,山茱萸有利尿、降压、改善糖尿病、兴奋交感神经等作用。

11.龟甲

龟甲为脊椎动物龟科乌龟的腹甲。

【性味归经】咸、甘,平。入肾、心、肝经。

【功效】滋阴潜阳,益肾健骨。

【临床应用】龟甲滋阴而镇潜浮阳,有退热之功。慢性肾炎病程中凡见肝肾阴亏,肝阳上亢之证,临床表现为腰膝酸软、头目眩晕、脑涨作痛、舌质绛红、脉细数等,可以本品配生地、白芍、牡蛎等同用;如兼下焦湿热,可加黄柏、知母;虚风内动者,可加鸡子黄、阿胶、生鳖甲等,方如大定风珠。

【用法用量】入煎剂,宜先入久煎,用量为 10～30 g。

12.鳖甲

鳖甲为脊椎动物鳖科鳖的背甲。

【性味归经】咸,平。入肝、脾、肾经。

【功效】滋阴潜阳,散结消痞。

【临床应用】鳖甲既能滋阴,又能潜纳浮阳,故对阴虚阳亢之证用之较宜。慢性肾炎多有肾阴亏损,如水不涵木或肝火偏盛,每导致肝阳上亢,表现为血压偏高、眩晕头胀、口干不喜饮、腰膝酸软,甚则盗汗遗精等症,可以本品配合生牡蛎、白芍、阿胶等滋阴潜阳。某些慢性肾炎患者,素有阴虚之证,又反复感染外邪,表现为低烧缠绵、夜热早凉、脉细数等,可以本品配伍青蒿、生地、知母、丹皮等滋阴解表清热药同用,方如青蒿鳖甲汤。

【用法用量】入煎剂,先入久煎,用量为 10～30 g。

六、和胃止呕药

1.陈皮

陈皮为芸香科常绿小乔木植物橘树的成熟果实之果皮。

【性味归经】辛、苦,温。入肺、脾经。

【功效】行气健胃,燥湿化痰。

【临床应用】本品为脾、肺气分之药,可调中理气和胃。对肾病患者属脾肺气虚,痰湿内蕴者,可以本品与半夏、茯苓、甘草同用,即二陈汤。属痰湿中阻,脾胃不和,泛泛欲吐者,可在二陈汤的基础上加竹茹、枳实以和中降逆,即温胆汤;痰湿化热,舌苔黄腻者,又可再加黄连以清化胃热,即黄连温胆汤。如呕恶缘于脾虚胃弱,中气不和,可以本品与竹茹、人参、生姜、大枣、甘草同用,即橘皮竹茹汤。

【用法用量】入煎剂,用量为6~12 g。

【现代研究】本品所含挥发油对消化道有缓和的刺激性,而促进胃肠排除积气。其煎剂能使兔离体小肠紧张性降低,刺激呼吸道黏膜,使分泌液增多,有祛痰的作用。此外,本品还有微弱的升高血压、兴奋心脏的作用。

2.半夏

半夏为天南星多年生草本植物半夏的地下块茎。

【性味归经】辛,温。有毒。入脾、胃、肺经。

【功效】燥湿化痰,降逆止呕,消痞散结。

【临床应用】①降逆止呕:本品降逆止呕的效力颇著,因其性温燥,故对寒湿痰阻致呕者尤为适宜。如小半夏加茯苓汤,即以半夏与生姜、茯苓配伍运用。若呕恶由湿热引起者,则又当以本品与黄连、竹茹等同用方为合拍。②燥湿化痰除痞:半夏为治湿痰要药,能降逆又味辛能开。对肾炎患者因寒热中阻,升降失常,上下不能交泰而致心下痞者,常选用本品与黄芩、黄连、干姜、大枣、党参、甘草同用,即半夏泻心汤。

【用法用量】入煎剂,若降逆止呕,宜用姜半夏;余则用法半夏。用量为6~12 g。

【现代研究】半夏有镇咳及中枢性镇吐作用。生半夏和低温处理的半夏流浸膏口服,则有催吐作用;生半夏粉120 ℃焙2~3小时后,镇吐作用仍在,而催吐作用消失。生半夏毒性较大,人误服生半夏,对口腔、喉头和消化道黏膜有强烈的刺激性,可发生肿胀、疼痛、失音、流涎、痉挛、呼吸困难,甚则窒息而死。半夏引起呕吐、失音和死亡的毒性成分可能是同一物质。此物质不耐热,不溶或难溶于水,因此,生半夏必须煎服。误服生半夏中毒时,应给服稀醋、浓茶或蛋白等,对呼吸困难者给氧,必要时做气管切开。

3.竹茹

竹茹为禾本科植物淡竹等的茎秆除去外皮后刮下的中间层。

【性味归经】甘,微寒。入肺、胃经。

【功效】清热化痰,除烦止呕。

【临床应用】《本经逢原》谓本品"清胃府之热,为虚烦、烦渴、胃虚呕逆之要药"。临床在治疗慢性肾衰竭患者由浊热内阻引起的呕恶、烦渴、纳少、苔黄腻、脉滑数等症时,常用本品与黄连、法半夏、陈皮、茯苓等同用,方如黄连温胆汤。若呕恶属胃虚有热所致,则用本品与陈皮、党参、生姜、大枣、甘草等组方治疗,即橘皮竹茹汤。

【用法用量】入煎剂,用量为 6～12 g。

4.生姜

生姜为姜科多年生草本植物姜的根茎。

【性味归经】辛,微温。入肺、脾、胃经。

【功效】发汗解表,温中止呕。

【临床应用】①本品辛温,能发散在表之寒邪及水气,凡肾炎表现为属于风水表证者,可以生姜皮配合茯苓皮、大腹皮、桑白皮、陈皮等化裁治疗,方如五皮饮。如慢性肾炎复感寒邪,也可于辛温解表剂中配伍生姜,以助药力。②生姜能温胃和中,止呕之效颇捷。凡脾胃虚寒,胃失和降而引起的恶心呕吐,可与半夏同用,为小半夏汤;与吴茱萸、党参、大枣同用,即吴茱萸汤。又某些止呕药亦每以姜汁制,以助止呕之力,如姜汁炒竹茹、姜汁制半夏等。

【用法用量】入煎剂,用量为 3～10 g。

【现代研究】动物实验表明,口服姜煎液可促进胃酸及胃液的分泌,增强脂肪酶的作用;浸膏及姜辣素有镇吐作用,有祛风作用,可促进胃、肠的蠕动。生姜挥发油可旺盛血循环,并可发汗。

附:干姜

生姜晒干即为干姜,其性较生姜为热,发散之力趋弱,而温中回阳散寒之力增强。干姜主要用于脾胃虚寒,症见四肢不温、呕吐泄泻、脘腹冷痛等;单用即有效,也可与党参、白术等同用,方如理中丸。如属阳气衰微,阴寒内盛见四肢厥冷、脉微欲绝等,可与附子、甘草等同用,以急救回阳,方如四逆汤。

5.吴茱萸

吴茱萸为芸香科落叶灌木或小乔木植物吴茱萸的将成熟的果实。

【性味归经】辛、苦,热。有小毒。入肝、脾、胃经。

【功效】温中止痛,降逆止呕。

【临床应用】吴茱萸辛热,可疏肝暖脾,解厥阴之滞,消阴寒之气,为温中止呕的要药。凡肝胃虚寒,和降失司,而现呕恶之症,可选本品与党参、大枣、生姜等为伍治疗,即吴茱萸汤。

【用法用量】入煎剂,用量为 3～10 g。

【现代研究】本品所含挥发油具有芳香健胃作用,有祛风与抑制肠内异常发酵的功能。吴茱萸苦素也具有苦味健胃的作用。口服吴茱萸有镇吐作用。

6.旋覆花

旋覆花为菊科多年生草本植物旋覆花的头状花序。

【性味归经】苦、辛、咸,微温。入肺、脾、胃、大肠经。

【功效】降气止噫,祛痰平喘。

【临床应用】①降气止噫气:本品降气之力较强,凡慢性肾衰竭属浊痰中阻,胃气虚弱,和降失司,表现为食欲缺乏、胃脘痞硬、嗳气频频或呕吐涎沫者,可以本品配合代赭石、半夏、生姜、人参、甘草、大枣等为方治疗,即旋覆代赭汤。②消痰利水:《神农本草经》云旋覆花能"除水",《本草汇言》及《滇南本草》皆以其治痰饮水肿。故肾病中凡水气偏盛,或痰饮逗留者,可以旋覆花配合消痰化气行水之药组方治疗。清代喻昌在《寓意草》中,则以本品治关格取效。

【用法用量】入煎剂,宜包煎,用量为 3～10 g。

临床篇

第四章　原发性肾小球疾病

第一节　急性肾小球肾炎

一、西医诊疗

(一)概述

急性肾小球肾炎(acute glomerulo-nephritis,AGN)简称"急性肾炎",是指一组病因及发病机制不一,临床上以血尿、蛋白尿、水肿、高血压为主要临床表现的肾脏疾病,可伴有一过性肾功能损害,也常称为"急性肾炎综合征"。临床上大多数为链球菌感染后肾小球肾炎,其他细菌、病毒及寄生虫感染亦可引起该病。急性链球菌感染后肾小球肾炎多为β溶血性链球菌"致肾炎菌株"感染后所致。本病主要是链球菌胞壁成分 M 蛋白或某些分泌物所引起的免疫反应,既可通过免疫复合物沉积于肾脏,又可通过抗原原位种植于肾脏,或肾脏正常抗原改变,诱导自身免疫反应,病理改变为弥漫性毛细血管内增生性肾小球肾炎。本病主要发生于儿童,发病高峰为 2～6 岁,2 岁以下或 40 岁以上的患者仅占 15％,男女比例约为 2∶1,发病前常有前驱感染,潜伏期为 7～20 天,一般为10 天左右。

1.病因和发病机制

本病常为β溶血性链球菌"致肾炎菌株"(常见为 A 组 12 型等)感染所致,常见于上呼吸道感染(多为扁桃体炎)、猩红热、皮肤感染(多为脓疱疮)等链球菌感染后。感染的严重程度与急性肾炎的发生和病变轻重并不完全一致。本病主要由感染所诱发的免疫反应引起,链球菌的致病抗原从前认为是胞壁上的M 蛋白,而现在多认为胞浆成分(内链素,endostreptosin)或分泌蛋白(外毒素 B及其酶原前体)可能为主要致病抗原,导致免疫反应后可通过循环免疫复合物沉积于肾小球致病,或种植于肾小球的抗原与循环中的特异抗体相结合形成原位免疫复合物而致病。自身免疫反应也可能参与了发病机制。肾小球内的免疫复合物激活补体,导致肾小球内皮及系膜细胞增生,并可吸引中性粒细胞单核细胞浸润,导致肾脏病变。

2.病理

肾脏体积可较正常增大,病变主要累及肾小球。病变类型为毛细血管内增生性肾小球肾炎。光镜下通常为弥漫性肾小球病变,以内皮细胞及系膜细胞增生为主要表现,急性期可伴有中性粒细胞和单核细胞浸润。病变严重时,增生和浸润的细胞可压迫毛细血管祥使管腔狭窄或闭塞。肾小管病变多不明显,但肾间质可有水肿及灶状炎性细胞浸润。免疫病理检查可见 IgG 及 C3 呈粗颗粒状沿毛细血管壁和(或)系膜区沉积。电镜检查可见肾小球上皮细胞下有驼峰状大块电子致密物沉积。

(二)临床表现

典型病例急性起病,主要表现为血尿、水肿、血压高和程度不等的肾功能受累。50%～70%的患者有肉眼血尿,尿液呈洗肉水样或浓茶色,持续 1～2 周转为镜下血尿。蛋白尿程度不一,仅少数达肾病水平(成人每日＞3.5 g,小儿每日＞50 mg/kg)。70%的患者有水肿,为非凹陷性,通常仅累及眼睑、颜面,偶及全身。30%～80%的患者有血压增高,多为中度增高,偶见重度增高,甚至发生高血压脑病。大部分患者于起病 2～4 周时利尿消肿,血压也同时恢复。蛋白尿可持续数周,血尿之恢复常需要数月甚至一年。在急性期可伴有全身非特异症状,如乏力、头痛、食欲减退、腰痛,小儿还可诉腹痛。轻症临床症状不明显,仅表现为镜下血尿,重症则可呈急进性肾炎过程,短期内出现肾功能不全。

(三)辅助检查

1.尿液检查

血尿几乎见于所有患者,60%～80%的患者新鲜尿可检到红细胞管型。病程早期还可检到较多白细胞,但通常于数日内即迅速转为以红细胞为主,也常见白细胞管型、肾小管上皮细胞管型及颗粒管型。一般常伴程度不一的蛋白尿,少数可达肾病水平。蛋白尿属非选择性,并常会有纤维蛋白降解产物。

2.血常规检查

常见轻度贫血,此与血容量增大、血液稀释有关。白细胞计数可正常或增高,此与原发感染灶是否仍存在有关。血沉大多增快。

3.肾功能、血化学检查

肾小球滤过率降低,但一般不低于 50%。部分患者有短暂的血尿素氮、血肌酐增高。血浆白蛋白一般在正常范围,疾病早期可有冷球蛋白血症。血浆纤维蛋白原、纤溶酶增高,尿中纤维蛋白原降解产物增加,提示有血管内凝血及纤溶作用增强。

4.有关链球菌感染的细菌学、免疫学检查

最长应用的为抗链球菌溶血素 O(ASO),其阳性率为 50%～80%,感染后 3～5 周时滴度最高,半数患者于半年时恢复。

5.血补体测定

90%的患者病程早期血中总补体 CH50 及 C3、C4 显著下降,其后首先 C4 开始恢复,继之总补体及 C3 也于 1 个月后上升,6～8 周恢复正常。补体下降程度虽与病情严重与否及最后预后无关,但持续低下,6～8 周尚未恢复者提示为非链球菌感染后肾炎,应探求其他导致补体低下的原因,尤其应注意是否为膜增生性肾炎。

(四)诊断与鉴别诊断

典型病例诊断不困难,在链球菌感染后 1～2 周出现血尿、水肿、血压高,佐以尿检查异常(肾小球性血尿、不同程度的蛋白尿)、血清有链球菌感染的免疫学改变及血补体的动态变化即可作出临床诊断,必要时行肾穿刺活检以明确诊断。应注意以下几种情况:

1.与非链球菌的其他病原体引发的感染后肾炎鉴别

此类病原体包括其他细菌、病毒、寄生虫、真菌、支原体、衣原体、立克次体等。

2.与表现为急性肾炎综合征的其他原发性肾小球疾病或全身性系统性疾病时之肾受累区别

前者最多见的是 IgA 肾病、膜增生性肾炎,后者如狼疮性肾炎、过敏性紫癜肾炎、血管炎、家族性肾炎等,依其各自其他全身表现多可区别,必要时肾活检鉴别。

3.与肾病综合征和急进性肾炎鉴别

尿蛋白显著者常需与肾病综合征鉴别,肾功能急剧减退者需与急进性肾炎区别。参考病情、病程变化,有时需肾活检鉴别。

通常典型急性链球菌感染后肾炎不行肾活检,当出现下列情况则视为活检指征:①不典型表现:如重度蛋白尿、显著氮质血症,少尿持续存在,缺乏链球菌感染的血清学证据。②显著的血压高和肉眼血尿持续 3 周以上,或持续蛋白尿伴或不伴血尿 6 个月以上。③持续的低补体血症。

(五)治疗

急性期主要为对症治疗,纠正病理生理改变,防治并发症,保护肾功能,以

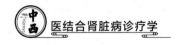

利其恢复。

1.一般治疗

急性期宜卧床休息2～3周,至肉眼血尿消失、水肿减退、血压恢复。饮食方面有水肿、血压高者应限盐(每日<3 g),有氮质血症者限蛋白(<0.5 g/kg),有少尿、循环充血者适度限水。

2.消除感染灶

常选青霉素,过敏者改用红霉素、克林霉素或头孢类抗生素,疗程7～10天。抗生素的应用除清除患者感染灶外,还有助于防止致肾炎菌株的扩散。

3.利尿剂的应用

经控制水盐入量仍有水肿、血压高、尿少者应给予利尿剂,可选用袢利尿剂呋塞米20～40 mg口服或注射,禁用保钾利尿剂。

4.降压

凡经休息、限盐、利尿剂治疗而血压仍高者应给予降压药,可选用血管扩张剂。

5.高血压脑病的治疗

常需迅速降压,可选用硝普钠静滴,还可用乌拉地尔静滴维持。另外,还需注意止惊厥、吸氧,应用袢利尿剂以减轻水钠潴留、降压和减轻脑水肿。

6.充血性心力衰竭的治疗

主要应给予利尿、降压及减轻心脏前后负荷的治疗,临床上常用袢利尿剂,再配合酚妥拉明或硝普钠。

7.急性肾功能减退的治疗

一般治疗同急性肾衰竭,当出现以下情况时应给予透析治疗:①少尿或无尿2天;②血肌酐>443 μmol/L,尿素氮>21 mmol/L;③血钾高于6.5 mmol/L;④高血容量、左心衰竭、肺水肿;⑤严重代谢性酸中毒,难以纠正;⑥尿毒症严重。

二、中医诊疗

(一)中医对急性肾小球肾炎的认识

《灵枢·水胀》:"水始起也,目窠上微肿,如新卧起之状,其颈脉动,时咳,阴股间寒,足胫肿,腹乃大,其水已成矣。以手按其腹,随手而起,如裹水之状。"

《金匮要略》中"风水":"风水其脉自浮,外证骨节疼痛,恶风。皮水其脉亦浮,外证胕肿,按之没指,不恶风,其腹如鼓,不渴,当发其汗。"

根据病程和临床表现,本病可分为发展期和恢复期两个阶段。发展期指有外感表证及水肿、小便量少或肉眼血尿等;恢复期外邪已解,水肿消退,但尿常规仍有蛋白或潜血。根据急性肾炎"标实邪盛"的特点,治疗以祛邪为治疗原则。另外,"血瘀"作为疾病的病理产物,反过来又可成为新的致病因素,并贯穿本病始终,因此活血化瘀法也常用于本病的各个阶段。

(二)病因病机

急性肾小球肾炎的病因分为外因和内因,外因主要是外感风邪、水湿、疮毒等,内因主要是肺脾肾三脏功能失调。

病机主要是肺脾肾三脏感受外邪,导致肺失宣肃,脾失运化,肾失气化,从而水不归经,水液泛滥而为肿。湿久化热,弥漫三焦,下注膀胱则尿少色赤,内陷厥阴则阴股间寒,凌心射肺则咳嗽气短,水毒内闭则恶心欲吐。

(三)辨证论治

1.风水泛滥证

证候特点:眼睑及面部先肿,迅速延及四肢并全身皆肿,小便不利。偏于风寒者,伴见恶寒无汗,肢节酸楚,舌质淡,苔薄白,脉浮紧。偏于风热者,发热恶风,咳嗽咽痛,口干而渴,舌边尖红,苔薄黄,脉浮数。

治则:疏风解表,宣肺行水。

方药:越婢加术汤加减。石膏15 g,麻黄6 g,苏叶15 g,防风15 g,桑白皮15 g,桔梗10 g,茯苓皮20 g,甘草5 g。每日1剂,水煎服。

加减:偏风寒者,去石膏,加桂枝10 g、羌活10 g以加强疏风散寒,宣肺解表之功效;偏风热者,加金银花10 g、连翘10 g、白茅根30 g以清热行水。

2.湿毒浸淫证

证候特点:眼睑水肿,可延及全身,身发疮痍,甚者溃烂,多伴恶风发热,尿少色赤,舌红,苔黄腻,脉滑数。

治则:宣肺解毒,利湿消肿。

方药:麻黄连翘赤小豆汤合五味消毒饮加减。麻黄10 g,连翘10 g,赤小豆30 g,桑白皮15 g,金银花15 g,野菊花15 g,蒲公英30 g,紫花地丁15 g,天葵子15 g。每日1剂,水煎服。

加减:皮肤瘙痒者,加白鲜皮15 g、地肤子12 g以疏风止痒;发肤溃烂者,加苦参10 g、土茯苓15 g以清热祛湿解毒。

3.水湿浸淫证

证候特点:肢体水肿,延及全身,按之没指,身体困倦,胸闷纳呆,泛恶,舌质淡,舌体胖大,苔白腻,脉沉缓。

治则:健脾化湿,温阳利水。

方药:五皮饮合胃苓汤加减。桑白皮 15 g,生姜皮 10 g,茯苓皮 15 g,陈皮 10 g,大腹皮 15 g,白术 15 g,泽泻 15 g,猪苓 15 g,桂枝 10 g。每日 1 剂,水煎服。

加减:身寒肢冷,脉沉迟者,加附子 10 g、干姜 10 g 以温阳散寒;肿甚兼咳喘者,加麻黄 10 g、葶苈子 10 g 以宣肺平喘,利水消肿。

4.下焦热盛证

证候特点:尿色鲜红,或呈洗肉水样,小便频数,有灼热感,心烦口渴,或伴水肿,舌红少苔,脉沉数或细数。

治则:清热泻火,凉血止血。

方药:小蓟饮子加减。小蓟 15 g,生地 15 g,蒲公英 30 g,茜草 15 g,白茅根 30 g,淡竹叶 15 g,炒蒲黄 10 g,甘草 10 g。每日 1 剂,水煎服。

加减:血尿严重者,加三七粉(冲服)3 g、红花(冲服)5 g 以活血止血;心烦口渴者,加天花粉 15 g、石斛 15 g 以养阴生津。

5.阴虚湿热证

证候特点:水肿消退,肉眼血尿消失,但仍有镜下血尿,伴面红口干,低热盗汗,腰酸,小便色黄,大便不畅,舌红少苔,脉细数。

治则:滋阴益肾,清热利湿。

方药:知柏地黄汤加减。黄柏 10 g,知母 10 g,生地 15 g,茯苓 15 g,白茅根 15 g,丹皮 10 g,女贞子 15 g,旱莲草 15 g。每日 1 剂,水煎服。

加减:腰酸乏力者,加怀牛膝 10 g、杜仲 10 g、续断 10 g、桑寄生 10 g;低热明显者,加银柴胡 10 g、青蒿 10 g、白薇 10 g 以养阴清热。

6.脾肾气虚证

证候特点:水肿消退,或晨起面部稍肿,神疲乏力,腰膝酸冷,夜尿频多,腹胀纳减,舌淡红,苔薄白,脉细。

治则:健脾补肾。

方药:参芪地黄汤加减。黄芪 30 g,党参 15 g,茯苓 15 g,山药 30 g,熟地 15 g,山萸肉 10 g,泽泻 10 g,炙甘草 10 g。每日 1 剂,水煎服。

加减:腰膝酸软者,加杜仲 15 g、续断 12 g 以补肾壮腰;尿蛋白不消者,加芡实 20 g、金樱子 15 g、覆盆子 15 g 以健脾固摄。

(四)中医医疗技术

1.药浴

取麻黄、羌活、苍术、柴胡、荆芥、防风、紫苏梗、柳树枝、葱白各等量。水煎,将药液倒入浴盆或浴桶内,将身体浸泡在水中洗浴 30 分钟,每日 1 次,直到水肿消失。

2.药熨

取天麻、半夏、细辛各 60 g,将药物调和,分装于 2 个绢布袋,蒸热后交替熨敷腰部、肾区。

3.灌肠

附子(先煎)15～20 g,大黄（后下）20～30 g,牡蛎 30～60 g。水煎取汁 200～250 mL,保留灌肠,每日 1 次,10 天为一个疗程。功能为清热泄浊,行气散结,活血化瘀。

4.足浴

取吴茱萸 10 g,蒺藜 6 g,夏枯草、茺蔚子各 3 g。将药放入药罐中,加清水适量,浸泡 5～10 分钟后,水煎取汁,放入浴盆中,待温度适宜时将双足放入浴足,每次 15～20 分钟,每日早、晚各一次,7 天为一个疗程,连续 5 个疗程。

5.敷脐

取甘遂、京大戟、芫花各等量。共碾成细末,用时先用 75％乙醇消毒脐窝皮肤,趁湿取药末 10 g 填满患者脐孔,外加纱布敷盖,用胶布固定,每日换药 1 次,10 次为一个疗程。

6.熏洗疗法

取麻黄、羌活、柴胡、紫苏梗、荆芥、防风、牛蒡子、忍冬藤、柳枝、葱白各适量。水煎取汁,待药液温度降至 40 ℃时沐浴全身,汗出即可,每日 1 次。

7.推拿疗法

主穴和手法为揉小天心穴、揉二扇门,分阴阳。配穴和手法为推补肾水穴、揉二人上马穴、推清天河穴。每日 1 次,10 次为一个疗程。

8.灸法

取穴阴陵泉、三阴交、复溜、水泉、太溪、三焦俞、肾俞、命门、中脘、水分;每次选 3～5 穴,每日 1 次。

9.穴位注射法

取丹参注射液 2 mL,选肾俞、中极、涌泉穴位,先在穴位及其附近找阳性反应点或明显的压痛点,消毒后用 4 号半针头刺入,得气后注入药液 0.1～0.3 mL。每日 1 次,10 次为一个疗程。

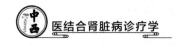
第二节　慢性肾小球肾炎

一、西医诊疗

（一）概述

慢性肾小球肾炎简称"慢性肾炎"，是以蛋白尿、血尿、高血压、水肿伴缓慢进展的肾功能减退为临床特点的一组肾小球疾病。由于病理类型、病程以及起病方式的不同，临床表现多样化。大部分患者病情迁延，进展缓慢；部分患者病变可急性加重和进展，治疗较困难，预后相对较差。

慢性肾炎可由多种病理类型引起，其共同特点为肾脏双侧性损害的病变。由于长期持续进展和反复发作，导致肾小管和肾间质的继发性病变，后期肾皮质菲薄，肾脏体积缩小。

慢性肾炎病理变化可分为：

1.系膜增生性肾炎

系膜增生性肾炎既可为原发，也可为微小病变进展形成，甚至可由毛细血管内增生性肾炎转变而来。根据免疫病理检查有无 IgA 沉积，分为 IgA 或非 IgA 系膜增生性肾炎。

2.膜性肾病

光镜下基底膜（GBM）弥漫不规则增厚，过碘酸希夫（PAS）染色 GBM 呈网状和链条状，Masson 染色红色蛋白颗粒位于上皮下及 GBM 内。严重时 GBM 明显增厚，肾小球毛细血管袢闭塞，肾小球硬化。

3.局灶节段性肾小球硬化

病变主要和首先影响近髓质部位肾小球，最终导致广泛硬化，终至固缩肾。

4.系膜毛细血管性肾炎

本组病变共同特点为肾小球基底膜增厚，系膜细胞增生及系膜基质增宽。

5.增生硬化性肾小球肾炎

患者系膜基质明显增多，伴部分肾小球（50%）全球性硬化。

上述病变持续发展，肾小球毛细血管渐渐被破坏，系膜基质和纤维组织增生导致全球纤维化及玻璃样变；肾小球血流受阻，相应肾小管萎缩，间质炎细胞浸润，纤维组织增生。在肾缩小的同时病变轻的部位可代偿性肥大，因此肾脏表面呈细颗粒状。另有一类特发性（特异性）硬化性慢性肾炎可以发生完全硬化闭锁的肾小球间存在正常甚至肥大的肾小球。

（二）临床表现

慢性肾炎可发生于任何年龄，以中青年为主，男性居多；多起病缓慢、隐匿，病史以年计。该病临床表现多样，蛋白尿、血尿、高血压、水肿为其基本特征，可有不同程度的肾功能减退，病情时轻时重，渐进性发展为慢性肾衰竭。

早期患者可有乏力、疲倦、腰部疼痛、食欲缺乏；水肿可有可无，一般不严重。有的患者可无明显临床症状。实验室检查多有尿检异常，蛋白尿持续存在，通常在非肾病综合征范围，低于 3.5 g/L，可有不同程度的肾小球源性血尿以及管型等。血压可正常或轻度升高。肾功能正常或轻度受损（内生肌酐清除率下降或轻度氮质血症）的情况可持续数年甚或数十年，肾功能逐渐恶化并出现相应的临床表现（如贫血、血压增高等），最终进入尿毒症期。有的慢性肾炎患者以高血压为突出或首发的临床表现，血压（特别是舒张压）持续性中等以上程度升高，患者可有眼底出血、渗血，甚至视盘水肿，如血压控制不好、肾功能恶化较快，预后较差。另外，部分患者常因感染、劳累、使用肾毒性药物等因素呈急性发作或急骤恶化，经及时去除诱因和恰当治疗后病情可有一定程度缓解，但也可能由此而进入不可逆的肾衰进程。多数慢性肾炎患者肾功能呈慢性渐进性损害，肾功能进展快慢主要与病理类型相关，但也与是否合理治疗和认真保护等因素密切相关。

慢性肾炎临床表现多样，个体差异较大，故要特别注意因某一表现突出而造成的误诊。如慢性肾炎高血压突出而易误诊为原发性高血压，增生性肾炎（如系膜毛细血管性肾小球肾炎、IgA 肾炎等）感染后急性发作时易误诊为急性肾炎，应予以注意。

（三）辅助检查

1.尿常规

尿比重偏低，多在 1.020 以下，疾病晚期常固定在 1.010。尿蛋白微量至＋＋＋不等。尿中常有红细胞及管型（颗粒管型、透明管型）。急性发作期有明显血尿或肉眼血尿。

2.血液检查

患者常有轻、中度正色素性贫血，红细胞及血红蛋白成比例下降，血沉增快，可有低蛋白血症，一般血清电解质无明显异常。

3.肾功能检查

肾小球滤过率、内生肌酐清除率降低，血尿素氮及肌酐升高，肾功能分期多属代偿期或失代偿期，尿浓缩稀释功能减退。

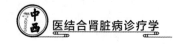

（四）诊断和鉴别诊断

凡尿检异常（蛋白尿、血尿、管型尿）、水肿及高血压病史达 1 年以上，无论有无肾功能损害，均应考虑此病。在除外继发性肾小球肾炎及遗传性肾小球肾炎后，临床上可诊断为慢性肾炎。

肾活检有助于明确诊断。如无特殊禁忌证，应强调对所有慢性肾炎患者行肾活检。一方面有助于与继发性肾小球肾炎相鉴别；另一方面可以明确肾小球病变的组织学类型，作出正确的临床病理诊断。此外，肾活检可明确病理损害的程度及活动性，从而指导临床采取正确积极的治疗措施，延缓慢性肾衰竭的进展。

慢性肾炎主要应与下列疾病鉴别：

1.各种继发性肾小球肾炎

继发性肾小球肾炎如狼疮性肾炎、过敏性紫癜肾炎、乙型肝炎病毒相关性肾炎等，依据相应的系统表现及特异性实验室检查，一般不难鉴别。肾活检有助于鉴别。

2.眼-耳-肾综合征（Alport 综合征）

Alport 综合征常于 10 岁之前起病，患者有眼（圆锥形或球形晶状体）、耳（神经性耳聋）、肾（血尿、蛋白尿及进行性肾功能损害）异常，并有阳性家族史（多为性连锁显性遗传）。

3.其他原发性肾小球疾病

（1）隐匿性肾小球肾炎：主要表现为无症状性血尿和（或）蛋白尿，无水肿、高血压和肾功能减退。

（2）感染后急性肾炎：有前驱感染并以急性发作起病的慢性肾炎需与此病相鉴别。二者的潜伏期不同，血清 C3 的动态变化有助于鉴别。此外，疾病的转归不同，慢性肾炎无自愈倾向，呈慢性进展，可资鉴别。

4.原发性高血压肾损害

血压明显升高的慢性肾炎需与原发性高血压肾损害（良性肾小动脉性肾硬化症）鉴别，后者先有较长期高血压史，其后出现肾损害，临床上远端肾小管功能损伤（如尿浓缩功能减退、夜尿增多）较肾小球功能损伤早，尿沉渣改变轻微（微量至轻度蛋白尿，可有镜下血尿及管型），常伴有高血压的其他靶器官（如心、脑等）并发症。

（五）治疗

慢性肾炎的治疗应以防止或延缓肾功能进行性恶化、改善或缓解临床症状及防治严重并发症为主要目标，因此常常强调综合性防治。

1.一般治疗

(1)休息:劳累可加重高血压、水肿和尿检异常。因此,注意休息、避免劳累在疾病的慢性病程中非常重要。

(2)饮食:

1)蛋白质摄入:慢性肾炎患者应根据肾功能减退程度决定蛋白质摄入量。

2)盐的摄入:有高血压和水肿的慢性肾炎患者应限制盐的摄入,建议小于3.0 g/d,特别应注意食物中含盐的调味品,少食盐腌食品及各类咸菜。

3)脂肪摄入:高脂血症是促进肾脏病变加重的独立危险因素,慢性肾炎尤其是大量蛋白尿的患者更易出现脂质代谢紊乱,临床表现为高脂血症。因此,应限制脂肪摄入,尤其应限制含有大量饱和脂肪酸的肉类。

2.药物治疗

(1)积极控制高血压:高血压是加速肾小球硬化、促进肾功能恶化的重要危险因素,积极控制高血压是十分重要的环节。治疗原则:①力争把血压控制在理想水平:尿蛋白≥1 g/d者,血压应控制在125/75 mmHg以下;尿蛋白<1 g/d者,血压控制可放宽到130/80 mmHg以下。②选择能延缓肾功能恶化、具有肾脏保护作用的降压药,如ACEI、ARB等。③平稳降压,避免血压大幅度波动。

高血压患者应限盐(<3 g/d)。有水钠潴留容量依赖性高血压患者可选用噻嗪类利尿剂,如氢氯噻嗪12.5～50 mg/d,1次或分次口服。对肾素依赖性高血压患者则首选ACEI,如贝拉普利5～20 mg,每日1次;或ARB,如氯沙坦50～100 mg,每日1次;其次也可选用钙通道阻滞剂,如氨氯地平5 mg,每日1次。此外,可使用β受体阻滞剂,如阿替洛尔12.5～25 mg,每日2次;血管扩张剂,如肼屈嗪10～25 mg,每日3次。顽固性高血压可选用不同类型降压药联合应用。

(2)减少尿蛋白:大量研究表明,蛋白尿是慢性肾损害进程中的独立危险因素,控制蛋白尿可以延缓疾病的进展。

(3)ACEI和ARB的应用:目前,已有不少实验观察到ACEI(如依拉普利等)和(或)ARB(如氯沙坦等)减少尿蛋白的作用并不依赖于其降压作用。因此,对于非肾病综合征范围内的蛋白尿可使用ACEI和(或)ARB。使用这类药物治疗蛋白尿和保护肾脏的作用在一定范围内与剂量相关,往往需要加大剂量如依拉普利20～30 mg/d和(或)氯沙坦100～150 mg/d,才能发挥较好的降低蛋白尿和肾脏保护作用。

(4)糖皮质激素和细胞毒药物的应用:慢性肾炎是否应使用糖皮质激素和

(或)细胞毒药物,目前国内外尚无一致的看法。慢性肾炎为一种临床综合征,其临床表现、病理类型有所不同,因此应综合分析后予以治疗。①有大量蛋白尿伴或不伴肾功能轻度损害者可考虑用糖皮质激素:泼尼松 1 mg/(kg·d),治疗过程中密切观察肾功能和血压,一旦有肾功损害加重应酌情撤减。②肾功能进行性减退者,不宜继续使用常规的口服糖皮质激素治疗。③根据肾穿刺活检病理结果,若以活动性病变为主(细胞增生、炎症细胞浸润等),伴大量蛋白尿,则应积极治疗,可选择糖皮质激素泼尼松 1 mg/(kg·d)及细胞毒药物环磷酰胺 2 mg/(kg·d);若肾穿刺病理结果提示以慢性病变为主(肾小管萎缩、间质纤维化),则不考虑使用糖皮质激素等免疫抑制剂治疗;倘若病理结果表现为活动性病变与慢性病变并存,临床有可能肾功能已有轻度损害,并伴有大量蛋白尿,这类患者也可考虑使用糖皮质激素和细胞毒药物治疗(剂量同上),但必须密切监测肾功能。

(5)抗凝药和血小板解聚药:抗凝药和血小板解聚药有一定的稳定肾功能和减轻肾脏病理损伤的作用,但目前尚无对这类药物使用的统一方案。此类药物常常用于:①有明确高凝状态和一些易于引起高凝的病理类型(膜性肾病、系膜毛细血管性肾炎)。②经糖皮质激素长期治疗效果不佳,肾活检显示为局灶节段性肾小球硬化型。③血浆 FDP 明显增高,D-二聚体阳性患者。

常用的抗凝药有口服的华法林,该药早年用于心脏术后预防血栓栓塞症,应用时应注意个体化,初始剂量 4~20 mg/d,根据凝血酶原时间以 1 mg 为阶梯调整剂量。药物使用期间应定期检测凝血酶原时间(每 3~4 周一次),以防止出血。此外,可皮下注射低分子肝素,该药抗栓效果优于抗凝作用;而且临床应用时,生物利用度较好,出血倾向少,半衰期是普通肝素的 2~4 倍。常用制剂有达肝素钠 5000 U/d 腹壁皮下注射,低分子肝素钠 4000 U/d 皮下注射。

常用的血小板解聚药:双嘧达莫 200~300 mg/d,分 3~4 次口服;阿司匹林 50~100 mg/d。以上药物除具有血小板解聚作用外,还有扩张血管及抗凝作用,有出血倾向者慎用或禁用。

(6)降脂药物的应用:他汀类药物不仅可以降血脂,更重要的是可以抑制与肾脏纤维化有关分子的活性,可逆性抑制系膜细胞、平滑肌细胞和小管上皮细胞对胰岛素样生长因子(PDGF)的增生反应,抑制单核细胞化学趋化蛋白和黏附因子的产生,减轻肾组织的损伤和纤维化。因此,有高脂血症的患者应积极治疗,常用普伐他汀(10~20 mg/d)、辛伐他汀(5~10 mg/d)等药物。在降脂药使用中,应注意避免他汀类药物与贝特类降脂药物(如非诺贝特,300 mg/d)联合使用,以免导致横纹肌溶解等严重不良反应。

3.导致肾损害的其他因素的防治

(1)感染:慢性肾炎患者应尽可能避免上呼吸道及其他部位的感染,对已有的感染则应积极治疗,治疗时应避免使用肾毒性药物及易于诱发肾功能损害的药物,如氨基糖苷类抗生素、磺胺类及非固醇类抗炎药。

(2)高尿酸血症:慢性肾炎患者肾功能减退往往伴有高尿酸血症,血尿酸升高易在肾脏形成尿酸盐结晶且 pH 值过低也易造成肾脏损害。因此,应严格限制富含嘌呤的食物摄入,必要时给予抑制尿酸合成的药物,如别嘌呤醇口服。

二、中医诊疗

(一)中医对慢性肾小球肾炎的认识

慢性肾小球肾炎根据其临床表现属中医"水肿""虚劳""尿血""腰痛"等范畴。《黄帝内经》认为水肿"其本在肾,其末在肺","诸湿肿满,皆属于脾"。因此,本病的发生以肾为关键,同时与脾、肺也有密切关系。

(二)病因病机

慢性肾炎缠绵难愈,病程较长,属本虚标实之证。本虚以脾肾气虚、肺肾气虚、脾肾阳虚、肝肾阴虚、气阴两虚为主;标实为外感、水湿、湿热、血瘀。病情稳定期以扶正为主,活动期以祛邪为主,虚实夹杂应标本并治。

(三)辨证论治

1.脾肾气虚证

证候特点:疲倦乏力,腰脊酸痛,食欲缺乏,腹胀,水肿,大便溏,尿频,夜尿增多,舌质淡红、有齿痕,苔薄白,脉细。

治则:健脾补肾。

方药:四君子汤合肾气丸加减。黄芪 30 g,党参 15 g,白术 10 g,淫羊藿 15 g,山药 30 g,山茱萸 10 g,茯苓 20 g,丹皮 10 g,泽泻 10 g。每日 1 剂,水煎服。

加减:水肿明显者,加泽泻至 20 g、猪苓 15 g 以利水消肿;脾为湿困、头晕肢重者,加藿香 10 g、薏苡仁 30 g、苍术 10 g 以化湿健脾;脾虚便溏者,加白扁豆 15 g、芡实 20 g 以健脾助运。

2.肺肾气虚证

证候特点:面色萎黄,少气乏力,腰脊酸痛,易感冒,面浮肢肿,舌淡苔白润,有齿痕,脉细弱。

治则:益肺补肾。

方药:玉屏风散加味。黄芪 30 g,白术 15 g,防风 10 g,女贞子 15 g,黄精

15 g,茯苓 20 g,山萸肉 10 g。每日 1 剂,水煎服。

加减:外感症状突出者,宜急则治其标,可先予宣肺解表祛邪之剂如银翘散、麻黄连翘赤小豆汤加减;尿蛋白明显者,加金樱子 15 g、菟丝子 15 g、山萸肉 10 g 以收涩固敛;血尿或尿中潜血明显者,加白茅根 30 g、三七粉 5 g 以止血。

3.脾肾阳虚证

证候特点:畏寒肢冷,面色㿠白,腰膝酸痛,水肿明显,神疲纳呆,男子遗精、阳痿、早泄,女子月经失调,舌嫩淡胖,有齿痕,脉沉细或沉迟无力。

治则:温补脾肾。

方药:附子理中丸加减。附子 10 g,黄芪 30 g,党参 15 g,白术 15 g,干姜 10 g,菟丝子 15 g,淫羊藿 15 g,炙甘草 10 g。每日 1 剂,水煎服。

加减:伴胸水,咳嗽气促不能平卧者,可加葶苈子 15 g、泽泻 15 g 以泄水;兼有瘀血,面色黧黑,腰疼固定,痛如针刺,舌质黯红,或舌上有瘀点者,加丹参 30 g、泽兰 15 g、桃仁 10 g 以活血。

4.肝肾阴虚证

证候特点:目干涩或视物模糊,头晕耳鸣,五心烦热,口干咽燥,腰脊酸痛,梦遗或月经失调,舌红少苔,脉弦细或细数。

治则:滋补肝肾。

方药:六味地黄汤合二至丸加减。女贞子 15 g,旱莲草 15 g,生地 15 g,山药 30 g,山萸肉 10 g,白芍 15 g,茯苓 15 g,丹皮 10 g,泽泻 10 g。每日 1 剂,水煎服。

加减:血尿严重者,加三七粉 3 g、红花 5 g 冲服以活血止血;心烦口渴者,加天花粉 15 g、石斛 15 g 以养阴生津。

5.气阴两虚证

证候特点:面色无华,少气乏力,易感冒,午后低热,或手足心热,口干咽燥或长期咽痛,咽部黯红,舌质偏红,少苔,脉细或弱。

治则:益气养阴。

方药:生脉饮加味。太子参 15 g,麦冬 10 g,五味子 10 g,女贞子 15 g,生地 15 g,山萸肉 10 g,黄芪 20 g。每日 1 剂,水煎服。

加减:易感冒者,合用玉屏风散加减;五心烦热者,加地骨皮 12 g、鳖甲(先煎)15 g、墨旱莲 12 g 以滋阴清热。

(四)中医医疗技术

1.穴位贴敷疗法

取田螺 1 个,甘遂 5 g,麝香 0.3 g。将前两味药混合捣烂,制成小圆形饼

5 枚,略大而稍厚;另将麝香研为极细末。取麝香 0.1 g 先放入神阙穴内,然后用药饼覆盖,再覆以纱布,用胶布固定,每日换 1 次。根据小便通利及水肿消失情况决定使用次数,一般 2～3 次见效。

2.敷脐方

取大蒜 3 瓣,蝼蛄 5 个。共捣烂为泥,贴于肚脐中,约 1 小时见效,有灼热感时取下。功能为宣窍通闭。

3.吴茱萸方

将适量吴茱萸研成细末,用陈醋少许调和贴于涌泉。每日 1 次。

4.灌肠方

生大黄 30 g,牡蛎 30 g,蒲公英 30 g,六月雪 30 g,槐花 30 g。水煎取汁 200 mL,药温 36～37 ℃,嘱患者右侧卧位,头低臀高,以每分钟 100 滴的速度滴入灌肠,保留 40 分钟至 1 小时。每日 1 次,7～10 天为一个疗程,两疗程间隔 5 日,可治疗 2～3 个疗程。灌肠后大便以每日 2～3 次为宜。不宜过泻,以免损伤元气。

5.针灸疗法

取水分、气海、三焦俞、三阴交穴,针刺,每日 1 次,10 天为一个疗程。功能为健脾益肾,利水消肿。

6.穴位注射

取板蓝根或鱼腥草注射液 1 mL,在足三里和肾俞穴,两侧穴位交替注射。每日 1 次,10 天为一个疗程。兼见腹胀脘痞,恶心呕吐,乏力便溏,舌淡苔白厚腻者,可选取脾俞、阴陵泉、足三里、内关等穴,针刺。

7.耳针

取肺、脾、肾、三焦、膀胱、皮质下等穴,每次取 3～4 穴,两耳交替进针,用中等刺激,每日 1 次。

第三节　肾病综合征

一、西医诊疗

肾病综合征(nephrotic syndrome,NS)以大量蛋白尿(＞3.5 g/d)、低蛋白血症(≤30 g/L)、水肿、高脂血症和蛋白尿引起的其他代谢异常为特征。除原发性肾小球疾病以外,肾病综合征可继发于多种疾病。尽管引起肾病综合征的病因不同,但均存在由尿中大量蛋白质的丢失而引起的一系列相互影响的临床和实验室检查异常。因此,尿液中丢失大量的蛋白是导致肾病综合征系列变化的决定性因素。大量蛋白尿和低蛋白血症不仅是肾病综合征的主要特征,也是临床诊断肾病综合征的主要依据。

（一）病因

一般地,凡是能引起肾小球滤过膜损伤的因素都可以导致肾病综合征,按病因可以分为原发性肾病综合征和继发性肾病综合征。继发性肾病综合征的病因如下。

1.感染

（1）细菌:链球菌感染后肾小球肾炎、感染性心内膜炎以及支原体感染等。

（2）病毒:乙型、丙型肝炎病毒,巨细胞病毒,水痘-带状疱疹病毒,人类免疫缺陷病毒等。

（3）寄生虫:疟疾（特别是三日疟）、弓形虫病、血吸虫病、锥虫病、丝虫病等。

2.药物

汞、金制剂、青霉胺、海洛因、布西拉明、丙磺舒、卡托普利（巯甲丙脯酸）、非甾体抗炎药（NSAIDs）、锂、氯磺丙脲、利福平、三甲双酮、甲乙双酮（对甲双酮）、华法林、可乐定、驱虫剂、干扰素-α、美芬妥英、造影剂等。

3.毒素、过敏原和免疫接种

蜜蜂刺伤,蛇毒,花粉过敏,血清病,白喉、百日咳、破伤风类毒素,毒常春藤,槲叶毒葛,接种疫苗等。

4.新生物

（1）实体瘤（癌或肉瘤）:肺、胃、结肠、乳腺、子宫颈、肾、甲状腺、前列腺、肾上腺、鼻咽、卵巢等部位的肿瘤,黑色素瘤,嗜铬细胞瘤等。

（2）白血病及淋巴瘤:霍奇金病、慢性淋巴细胞白血病、多发性骨髓瘤、淋巴瘤、巨球蛋白血症等。

（3）骨髓移植后的移植物抗宿主病。

5.系统性疾病

系统性红斑狼疮、混合性结缔组织病、皮肌炎、全身性坏死性血管炎、过敏性紫癜、肺出血-肾炎综合征、疱疹样皮炎、溃疡性结肠炎、类淀粉样变、类肉瘤病、干燥综合征、类风湿关节炎、原发性冷球蛋白血症等。

6.家族遗传及代谢性疾病

糖尿病、甲状腺功能低下、甲状腺功能亢进、淀粉样变（遗传性）、Alport综合征、镰状细胞贫血、指甲-髌骨综合征、脂肪营养不良、先天性肾病综合征、家族性肾病综合征等。

7.其他

妊娠高血压综合征、移植肾慢性排斥、恶性肾硬化症、肾动脉狭窄、单侧肾血管性高血压、甲状腺炎、黏液性水肿、小肠淋巴管扩张、反流性肾病、肾乳头坏死等。

(二)发病机制

肾病综合征的发病机制尚未完全阐明。肾病综合征具有大量蛋白尿、低蛋白血症、水肿和高脂血症的特征,因此以下从肾病综合征的各个特征性症状来分述其发病机制。

1.大量蛋白尿

肾病综合征时的大量蛋白尿为肾小球性蛋白尿,提示肾小球滤过膜的损害。肾小球滤过膜通透性的变化是肾病综合征时蛋白尿形成的基本原因,其中包括滤过膜电荷屏障、孔径屏障的变化,致使原尿中蛋白含量增多,当远远超过近曲小管的重吸收时,则形成大量蛋白尿。

2.低蛋白血症

白蛋白的下降是蛋白尿的结果,肝脏白蛋白合成增加是对白蛋白丢失的反应。肾病综合征患者和不卧床连续性腹膜透析患者在同样的白蛋白丢失水平时,前者血浆白蛋白浓度大约为 10 g/L,要低于后者,可见肾病综合征患者肝脏对蛋白尿所致的低蛋白血症合成代偿不充分。

临床上也有患者表现为肾病综合征范围的蛋白尿,但是低蛋白血症很轻甚至没有,这些患者多数是继发形式的局灶性肾小球硬化症(如反流性病),而非原发性肾脏病变如原发性膜性肾病或微小病变型肾病(MCD)。此外,肾病综合征患者因胃肠道黏膜水肿导致食欲减退、蛋白摄入不足、吸收不良。用[51]Cr标记的白蛋白研究发现,患者胃肠道也丢失白蛋白,这些都是加重低蛋白血症的原因。

3.水肿

充盈不足与肾内钠潴留是水肿产生的主要机制,容量调节激素也起一定的作用。在不同患者,充盈不足与肾内钠潴留所起的作用可以有所不同。跨毛细血管胶体渗透压梯度(transcapillary oncotic pressure gradient,即血浆胶体渗透压与组织间隙胶体渗透压之差)维持着血管内的液体与组织间隙的液体平衡。

在近几年的研究中发现,只有少数肾病性水肿的患者血容量是减少的,大部分是增加或者正常的,血浆的肾素、血管紧张素、醛固酮水平也没有升高,并且有高血压的存在,表明血容量是增加而不是减少的。部分肾病综合征患者血浆白蛋白浓度的逐渐下降导致进入组织间隙的白蛋白减少和与之相伴的组织间隙胶体渗透压下降。对 MCD 患者的观察显示,低蛋白血症对于大多数患者水肿的发生影响相对较小,除非水肿严重。当糖皮质激素诱导病情缓解时,典型的利尿效应高峰常发生于血浆胶体渗透压稳定上升之前。

总之,肾病综合征时肾性钠潴留的机制很多,但确切机制还有待于进一步深入研究。

4.高脂血症

肾病综合征患者最常见的血脂异常是高胆固醇血症和高三酰甘油血症。肝脏合成脂蛋白(载脂蛋白 B 和胆固醇)的增加被认为与大多数患者胆固醇水平升高有关,清除减少也在高胆固醇血症的发生、发展中起作用。而高三酰甘油血症主要是由于代谢削弱所致。

(三)临床表现

肾病综合征的临床表现为大量蛋白尿、低蛋白血症、水肿和高脂血症,即所谓"三高一低",以及合并其他以代谢紊乱为特征的一组临床症候群,其中大量蛋白尿和低蛋白血症为必备的临床表现。患者可有轻、中度水肿或无明显水肿,有的患者可无明显的高脂血症。在严重低蛋白血症时,尿蛋白排泄量也常减少而达不到上述标准。

1.大量蛋白尿

大量蛋白尿是肾病综合征患者主要的临床表现之一。大量蛋白尿是指成人尿蛋白排出量大于等于 3.5 g/dL,儿童尿蛋白排出量大于等于 50 mg/(kg·d)。正常成人每日尿蛋白排出量小于 150 mg。肾病综合征患者尿中出现大量蛋白质,使尿液表面张力升高而产生很多泡沫,形成泡沫尿。

2.低蛋白血症

主要是低白蛋白血症,血浆白蛋白水平降至 30 g/L 以下。临床上一些患者大量蛋白尿并非很严重,却有严重的低蛋白血症,应注意排除肝脏疾病引起的代偿性合成功能下降,此时血浆胆固醇往往不高。尿蛋白的主要成分是白蛋白,还包括激素转运蛋白(如维生素 D 结合蛋白)、转铁蛋白和凝血抑制因子等血浆蛋白。肾病综合征时激素结合蛋白在尿中明显丢失,导致一些内分泌和代谢的异常。如在肾小球滤过率正常的肾病综合征患者,少数可出现甲状腺功能低下,但常随肾病综合征缓解而得到纠正。肾病综合征患者感染易感性增加,在没有抗生素之前,感染是引起肾病综合征患儿死亡的首要原因,以肺炎链球菌肺炎和自发性腹膜炎较为常见。此外,肾病综合征时凝血系统发生异常,低蛋白血症可引起锌的缺乏,出现阳痿、味觉障碍、伤口难以愈合及细胞免疫受损等。

3.水肿

水肿是肾病综合征的基本特征之一。水钠潴留主要引起组织间液增加,组织间液倾向积聚于组织疏松部位。晨起以眼眶周围,久卧以枕部或骶部水肿较为明显,活动后则以下肢水肿最显著,重症病例呈全身性广泛水肿并常伴有浆液性漏出液,形成胸腔、腹腔、心包以及纵隔积液,甚至发生急性肺水肿。肾病综合征患者胸、腹水可呈乳白色,含有乳化脂质,蛋白含量很少,为漏出液。

因此,肾病综合征水肿的发生和发展应视作一动态过程,不同疾病阶段出现不同的病理生理变化。对待肾病综合征的水肿,应个体化分析和处理。

4.高脂血症

肾病综合征发生时血脂代谢异常的特点为血浆中几乎所有血脂和脂蛋白成分均增加,总胆固醇(CH)和低密度脂蛋白胆固醇(LDL-C)明显升高,三酰甘油(TG)和极低密度脂蛋白胆固醇(VLDL-C)可以升高。但也有少数有严重低蛋白血症患者没有高脂血症,此较常见于继发的系统性红斑狼疮、肾淀粉样变和合并肝脏疾病者。此外,高脂血症的严重程度与患者的年龄、吸烟史、营养状态、肥胖程度以及是否合并糖尿病等因素有关。

高脂血症可以导致肾小球硬化。肾病综合征患者脂质代谢紊乱,但可随肾病综合征的缓解而恢复正常,少数患者可能会持续存在。

5.并发症

蛋白质营养不良、急性肾衰竭、血栓及栓塞、感染是肾病综合征较易被忽略的并发症。

(1)蛋白质营养不良:见于大量蛋白尿的患者。

(2)急性肾衰竭:肾病综合征患者可出现急性肾衰竭,尤其是 MCD 患者,可能与血容量不足、过度利尿、间质水肿、蛋白管型阻塞肾小管、肾小管缺血性损害、NSAIDs 和 ACEI 等药物的使用有关。塌陷型 FSGS 的肾小管损伤被认为可能是造成这类患者急性肾衰竭的原因,而新月体性肾小球肾炎叠加于膜性肾病也是引起急性肾衰竭的原因,此时尿液化验可出现较多红细胞和颗粒、细胞管型。

(3)血栓及栓塞:肾病综合征患者动脉和静脉血栓及栓塞发病率上升,尤其是深静脉和肾静脉血栓形成(RVT)。RVT 可以是单侧或双侧并可延伸至下腔静脉。RVT 常常起病隐匿,并且没有与肾脏有关的症状,选择性肾静脉造影是诊断肾静脉血栓形成的"金标准",CT 和磁共振检查也有诊断价值。

(4)感染:肾病综合征患者感染易感性增加,特别在使用免疫抑制剂治疗时。感染是缓解期患者病情复发的主要原因之一。感染不仅加重病情,还可造成免疫抑制剂治疗效果不佳甚至抵抗。另外,肾病综合征患者可出现近端肾小管功能障碍,往往是病情严重的表现。

(四)辅助检查

(1)尿液检查:可见大量蛋白尿伴管型尿,尿蛋白≥3.5 g/24 h,呈选择性或非选择性蛋白尿,尿纤维蛋白降解产物(FDP)阳性,尿 C3 阳性,尿 IgG 测定阳性。

(2)生化项目:血浆总蛋白(特别是清蛋白)明显下降,α_1 球蛋白正常或降低,α_2 球蛋白、β 球蛋白相对增高,总胆固醇、三酰甘油、极低密度脂蛋白(VLDL)和低密度脂蛋白(LDL)水平常升高,有些患者表现为血尿素氮(BUN)、血清肌酐(Scr)升高,血容量明显减少时则有肾小球滤过率明显下降,亦可发生可逆性少尿性肾衰竭。

(3)尿纤维蛋白降解产物(FDP):微小病变时尿 FDP<1.25 $\mu g/mL$ 者为多数;而增殖性肾炎多数>1.25 $\mu g/mL$;如果 FDP 持续>3 $\mu g/mL$,提示病变活动性增强。

(4)肾活检病理检查对确定肾病综合征的病因以及指导治疗十分重要。引起原发性肾病综合征的主要病理类型包括微小病变肾病、系膜增生性肾小球肾炎、局灶节段性肾小球硬化、膜性肾病、系膜毛细血管性肾小球肾炎等。

(五)诊断和鉴别诊断

肾病综合征的诊断应注意:①是否具备大量蛋白尿[≥3.5 g/d 或23.5 g/(1.73 $m^2 \cdot$ 24 h)]、低蛋白血症(<30 g/L)、高脂血症和水肿,其中前两条为诊断必备条件。②明确病因,排除继发因素。③了解患者肾功能状态。④确定病理类型以指导治疗方案的选择和评估预后。⑤判断有无并发症。肾病综合征分为原发性和继发性,诊断原发性肾病综合征主要依靠排除继发性肾病综合征。多数情况下,确诊需要肾活检。肾活检是诊断蛋白尿病因的重要手段。因为儿童 MCD 发病率很高,所以儿科肾脏病学医生通常在行肾活检前采取糖皮质激素诊断性治疗。对于成人,当持续性肾病综合征范围的蛋白尿病因难以明确时,为了确定治疗方案,应积极考虑肾活检。

部分血清学实验可以高度提示特定疾病,有助于明确病因,有时甚至不需要肾活检即可确诊。血清或尿蛋白电泳可用于诊断多发性骨髓瘤。抗肺炎链球菌抗体检测有助于链球菌感染后肾小球肾炎的诊断。冷球蛋白检测有助于混合性冷球蛋白血症的诊断,而混合性冷球蛋白血症常见于丙型肝炎病毒感染。尽管血清学检查和低补体血症多可以建立 SLE 的诊断,但仍需要肾活检明确疾病的分型。

总之,肾病综合征可发生于许多原发性和全身性疾病。应根据病史、体检和实验室检查(肾组织病理检查)尽一切可能排除继发病因。一般于儿童应着重除外遗传性疾病、过敏性紫癜、乙型肝炎病毒感染等引起的继发性肾病综合征,中青年患者则应着重除外结缔组织病、感染和药物引起的继发性肾病综合征,老年患者则应考虑代谢性疾病及与肿瘤有关的继发性肾病综合征。

（六）治疗

肾病综合征治疗的目的在于纠正肾病综合征、防治并发症和保护肾功能,而非单纯的利尿消肿和减少蛋白尿。保护肾功能,减缓肾功能恶化的进展是治疗的最终目的。

1.一般治疗

肾病综合征患者应注意休息,避免劳累和感染,水肿严重或有并发症者应卧床休息,但需注意积极预防深静脉血栓形成。虽然患者尿中丢失大量蛋白质,但不主张肾病综合征患者高蛋白饮食(以防止增加肾小球高滤过而加速肾小球硬化)。肾病综合征患者应进食易消化、清淡、含有优质蛋白(富含必需氨基酸的动物蛋白)的食物并保证热量供应不少于 30 kcal/(kg·d)。在每日热量为 35 kcal/kg 的前提下,每日蛋白质入量以 1.0 g/kg 为宜。但严重肾病综合征时(如血白蛋白<20 g/L,尿蛋白>10 g/d),可考虑短期用高蛋白饮食[1.0~1.3 g/(kg·d)]。对于有慢性肾功能不全(氮质血症)者,应考虑采用低蛋白饮食[0.6~0.8 g/(kg·d)],同时加用 α 酮酸或必需氨基酸,既能延缓肾衰竭进展,又可避免营养不良的发生。如果患者无特别严重水肿,可不必严格控制钠盐摄入,因患者多伴胃肠道水肿及食欲减退,过分限盐会影响患者食欲而妨碍蛋白质及热量的摄入。

2.病因治疗

对于有明确病因或诱因的肾病综合征患者,如感染、药物所致,祛除病因和停用有关药物可使病情缓解;继发于肿瘤的患者,则应针对原发病治疗。但临床上,大多数患者没有明确的病因或诱因,此时应根据患者肾脏病的病理类型制订不同的治疗方案(详见相关章节)。糖皮质激素是主要治疗药物,其他免疫抑制剂包括细胞毒药物(环磷酰胺、苯丁酸氮芥、硫唑嘌呤等)、霉酚酸酯(MMF)、环孢素 A(CsA)、他克莫司(FK506)等,具体治疗详见有关章节。

3.对症治疗

(1)大量蛋白尿:免疫抑制剂是治疗蛋白尿的主要手段,但应严格掌握使用指征,并排除继发因素引起蛋白尿的可能(如糖尿病肾病和肿瘤等)。如无针对潜在疾病的特异治疗(如多发性骨髓瘤的化疗),应降低肾小球内压,从而减少尿蛋白的排泄达到延缓疾病进展的目的。ACEI 和(或)ARB 可以达到上述目的。ACEI 和(或)ARB 还可以增加利尿剂抵抗患者对利尿剂的反应。ACEI 和(或)ARB 治疗初期应监测血清肌酐和血钾,注意预防急性肾衰竭和高钾血症。非甾体抗炎药(NSAIDs)可减少肾小球血流量及滤过率而减少尿蛋白,但 NSAIDs 不但可引起肾病综合征,而且是肾病综合征患者急性肾衰竭的诱因之一,特别是在合并有效血容量不足和(或)联合应用 ACEI/ARB 时,因此不主张使用 NSAIDs 治疗蛋白尿。临床上,极个别顽固性大量蛋白尿患者 NSAIDs 治疗可能有效,此时 NSAIDs 的使用仍需谨慎并严密观察病情。在蛋白尿治疗时,应注意有无合并感染,血压和血糖是否有效控制,有无合并肾静脉血栓形成等影响疗效的因素存在。

总之,蛋白尿的治疗以保护肾功能为目的,不能因追求蛋白尿的减少而损害肾功能。

(2)高脂血症:随着肾病综合征的缓解,高脂血症常可以逆转。既往有冠心病和高血压病史、高密度脂蛋白明显下降、血脂明显异常升高和肾病综合征缓解后血脂仍高者需要积极降血脂治疗。饮食控制可使脂质水平下降 $25\%\sim30\%$。

药物治疗首选羟甲基戊二酰辅酶 A(HMG CoA)还原酶抑制剂(他汀类)治疗。他汀类药物的应用,需要关注的是肌损伤的发生,可以表现为肌痛、肌炎甚至横纹肌溶解,后者可引起肌红蛋白性急性肾衰竭。贝特类(如吉非贝齐)对于三酰甘油代谢影响较大,主要降低三酰甘油,也降低总胆固醇水平的 $10\%\sim30\%$,但肌病发生风险较高。

ACEI 和(或)ARB 的应用也有助于调脂治疗,并延缓肾脏疾病的进展。尿蛋白的减少可使血浆总胆固醇、LDL-C 和脂蛋白 α 水平下降 $10\%\sim20\%$。

(3)并发症治疗

1)蛋白质营养不良:肾病综合征蛋白质营养不良与大量蛋白尿和低蛋白血症有关,具体治疗见前述。

2)急性肾衰竭:肾病综合征患者可出现有效血容量不足,并且常常是白蛋白浓度<15 g/L 的患者过度利尿的后果;未经治疗的患儿偶尔可有血容量不足的征象,这可能为严重低蛋白血症引起液体进入组织间隙所致。在这些情况下,对于患者血容量状况认识不清而继续盲目利尿,合并腹泻,使用 NSAIDs、ACEI 或 ARB,则易引起肾前性急性肾衰竭,处理不当可导致急性肾小管坏死。治疗上,由于利尿剂治疗导致血容量不足引起暂时性肾功能下降的患者,需停用利尿剂并及时补液以纠正血容量不足,尿量常迅速增加,肾功能恢复。另外,

过度利尿治疗在引起血容量减少的同时可加重高凝状态,由此可导致急性双侧肾静脉血栓形成,亦可引起急性肾衰竭。由 NSAIDs、ACEI 或 ARB 诱发者,应停用相关药物,补充血容量。

有时一些有大量蛋白尿的肾病综合征患者并无血容量减少征象,也可发生急性肾衰竭,常发生于 MCD。MCD 患者发生急性肾衰竭者与肾功能正常者相比,往往蛋白尿和低蛋白血症均较严重,而且血压较高,年龄较大。

肾病综合征患者急性肾衰竭的治疗应针对诱因,对症支持处理,必要时行透析治疗;如由于叠加出现新月体肾炎,则需使用免疫抑制剂强化治疗。对于肾病综合征急性肾衰竭,关键在于预防。

3)血栓及栓塞:肾病综合征高凝状态的治疗有两个方面:预防性抗凝和治疗基础疾病。迄今为止,还没有前瞻性研究比较长期抗凝治疗对于 RVT 的风险性。长期抗凝治疗的益处与人群中血栓形成事件的发生率密切相关。目前并不推荐预防性抗凝治疗。然而,高危患者尤其是膜性肾病患者,血浆白蛋白浓度<20 g/L 时应严密监测。

对于已经发生的 RVT 或血栓栓塞事件,应予肝素钠和华法林治疗,不仅可以最大限度地减少新血栓的形成,还有可能促使已形成的血栓再通。只要患者肾病综合征未缓解,就意味着高凝状态的延续,因此,就应当继续使用华法林,防止血栓事件的再发。

对于静脉血栓形成患者是否进行溶栓治疗,应基于对于溶栓治疗风险与效益的评估,尤其是对于伴有血流动力学异常的患者。溶栓治疗对于 RVT 患者的确切疗效未能明确。极少数对于抗凝治疗没有反应的双侧 RVT 和肾衰竭患者应该考虑外科行血栓清除术治疗。

4)感染:肾病综合征患者抗感染能力低下。大量蛋白尿引起的血免疫球蛋白(IgG)和补体水平下降,营养不良导致机体对于病原微生物抵抗力下降,免疫抑制剂治疗抑制机体免疫力均可使患者对感染的易感性增加。因此,肾病综合征患者的抗感染治疗不同于普通患者。抗生素的治疗应尽量根据药敏试验,选用无肾毒性的抗微生物药物,并加强支持治疗。对高危易感者(老人及糖尿病患者等)需积极预防感染的发生,必要时注射血清免疫球蛋白。但是,应用免疫抑制剂时不常规使用抗生素(尤其是广谱抗生素)预防感染,因为疗效差,且易导致耐药和真菌感染。

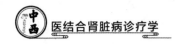

二、中医诊疗

(一)中医对肾病综合征的认识

肾病综合征的常见病因,虚证多为气虚、阳虚,实证有风水、湿热、血瘀。气虚多在肺肾,阳虚重在脾肾。原发性肾病综合征原则上适宜中西医结合治疗,在使用激素、细胞毒药物初中期阶段,配合中医中药治疗,主要目的是减轻激素、细胞毒性药物的不良反应;在激素撤减阶段,或使用激素后仍然反复发作或激素无效、激素依赖的患者,中医药治疗应转为主要治疗措施。

(二)病因病机

禀赋不足、久病体虚、外邪入里,致使肺脾肾三脏不足是本病发生的主要病因。而肺脾肾三脏功能虚弱,气化功能失常,封藏失职,精微外泄,水液停聚则是肾病综合征的主要病机。

人体水液的正常代谢、水谷精微输布及封藏,均依赖肺的通调、脾的转输、肾的开阖与三焦、膀胱的气化来完成。若肺脾肾三脏虚弱,功能失常,必然导致水液代谢失调,水湿内停,泛溢肌肤,发为水肿。精微不能输布、封藏而下泄,则出现尿蛋白。

(三)辨证论治

1.湿热内蕴证

证候特点:水肿明显,皮肤绷紧,腹大胀满,胸闷烦热,口干口苦,大便干结或便溏灼热,小便短黄,舌红,苔黄腻,脉滑数。

治则:清热利湿,利水消肿。

方药:疏凿饮子加减。茯苓 15 g,泽泻 10 g,大腹皮 15 g,车前草 15 g,石韦 15 g,秦艽 10 g,蒲公英 20 g,甘草 5 g。每日 1 剂,水煎服。

加减:伴有明显血尿者,加白茅根 30 g、茜草 10 g、大蓟 10 g、小蓟 10 g 以清热利湿,凉血止血。

2.水湿浸渍证

证候特点:多从下肢先肿,渐及全身,下肢为甚,按之没指,伴有胸闷腹胀,身体困倦,纳少泛恶,小便短少,苔白腻,脉象濡缓。

治则:健脾化湿,通阳利水。

方药:五皮饮合胃苓汤加减。桑白皮 15 g,陈皮 10 g,茯苓皮 30 g,生姜皮 10 g,白术 15 g,泽泻 15 g,猪苓 15 g,桂枝 10 g,益母草 15 g。每日 1 剂,水煎服。

加减:肿甚而喘者,加麻黄 9 g、葶苈子 15 g 以利水平喘。

3.阳虚水泛证

证候特点:全身高度水肿,腹大胸满,形寒神倦,面色㿠白,纳少,尿频短少,舌质淡胖,边有齿痕,苔白,脉沉细。

治则:温肾助阳,化气行水。

方药:阳和汤加减。麻黄 10 g,干姜 10 g,熟地 15 g,肉桂 10 g,白芥子 15 g,鹿角胶 15 g,黄芪 30 g,益母草 15 g,炙甘草 10 g。每日 1 剂,水煎服。

加减:心悸、唇绀、脉结代者,炙甘草加至 30 g,加丹参 30 g 以活血通脉、定悸;喘促,汗出,脉虚面浮者,加人参 10 g、五味子 10 g、煅牡蛎 30 g 以益气固脱,宁心定悸。

4.脾虚湿困证

证候特点:面浮肢肿,反复消长,劳累后和午后加重,腹胀纳少,面色萎黄,神疲乏力,尿少色清,大便溏薄,舌苔白滑,脉濡弱。

治则:温运脾阳,利水消肿。

方药:实脾饮加减。黄芪 30 g,白术 15 g,茯苓 30 g,桂枝 10 g,大腹皮 15 g,广木香 10 g,厚朴 10 g,益母草 30 g,泽泻 15 g,猪苓 15 g。每日 1 剂,水煎服。

加减:尿蛋白多者,加桑螵蛸 15 g、金樱子 15 g 以固涩精气;血清蛋白低,水肿不退者,加鹿角胶 10 g、菟丝子 12 g 以补肾填精,化气行水。

5.风水相搏证

证候特点:起始眼睑水肿,继则四肢、全身亦肿,皮肤光泽,按之凹陷,易复发,伴有发热、咽痛、咳嗽等症,苔薄白,脉浮数。

治则:疏风清热,宣肺行水。

方药:越婢加术汤加减。石膏 20 g,麻黄 10 g,白术 10 g,茯苓 20 g,泽泻 15 g,桑白皮 15 g,浮萍 15 g,石韦 15 g,生姜皮 10 g。每日 1 剂,水煎服。

加减:偏风寒者,加桂枝 10 g、紫苏 10 g 以疏风散寒,宣肺解表;偏风热者,加板蓝根 30 g、桔梗 10 g 以疏解风热;水肿重者,加白茅根 30 g、车前子 15 g 以加强利水消肿。

(四)中医医疗技术

1.药浴

取麻黄、桂枝、细辛各 30~60 g,煮沸 20 分钟,加温水稀释成 10 倍,保持水温,洗浴,以周身汗出为度。每日 1 次,10 天为一个疗程,可连续 2 个疗程。

2.艾叶浸洗

取陈艾 500 g,将陈艾择净,放入锅中,加清水适量,水煎取汁 3000 mL,放入浴盆中,待温度适宜时,将患肢放入药液中浸洗,每次 30 分钟,每日 3～4 次。一般用药当日痛即可减轻,次晨肿胀开始消退,连用 1 周,疼痛和肿胀可完全消失。该疗法祛瘀通络,通痹止痛,适用于肾病综合征并下肢静脉血栓形成。

3.针灸

以脾俞配足三里,肾俞配太溪,用补法。另灸气海以助阳化气,用泻法,以分利水邪。每日 1 次,10 天为一个疗程。

4.穴位注射

取足三里、肾俞、脾俞穴,常规消毒,用连接 5 号短针头的 5 mL 注射器抽入黄芪注射液,快速刺入穴位,得气后回抽无回血,将药液缓慢注入穴中。每穴 1 mL,隔日治疗 1 次,10 次为一个疗程。

第四节　IgA 肾病

一、西医诊疗

(一)概述

IgA 肾病是指在肾小球系膜区以 IgA 或 IgA 沉积为主的原发性肾小球疾病。其病理改变和临床表现多种多样,常见而典型的病理改变是肾小球系膜增生。几乎所有患者均表现有血尿,IgA 肾病是肾小球源性血尿最常见的病因。

肾小球系膜区 IgA 沉积还可见于过敏性紫癜、酒精性肝硬化、系统性红斑狼疮等疾病,诊断原发性 IgA 肾病时必须排除这些继发性 IgA 肾病。此外,近年来发现部分 IgA 肾病患者有家族性或遗传性倾向。

(二)发病机制

相当一部分 IgA 肾病是在上呼吸道或胃肠道感染后发病或复发,故以往强调黏膜免疫在 IgA 肾病发病机制中的作用。病变较重和新月体形成的 IgA 肾病,肾小球内可有较多淋巴细胞、单核细胞、巨噬细胞浸润,IgA 特异性 T 辅助细胞增加、T 抑制细胞减少,提示细胞免疫在 IgA 肾病的发病机制中具有一定的作用。

(三)病理改变

1.光镜检查

IgA 肾病光镜下病理改变多种多样,肾小球轻微病变、弥漫增生、新月体形成、局灶增生硬化、膜增殖性肾炎等病理改变均可出现。常见而典型的改变为肾小球系膜细胞和系膜基质增生,故 IgA 肾病的病理类型主要为系膜增生性肾小球肾炎,病变程度可轻可重。严重的肾小球硬化常伴有肾小管萎缩和肾间质纤维化。

2.免疫病理检查

IgA 肾病的诊断依赖免疫病理检查,特征性表现为肾小球系膜区单纯 IgA 或以 IgA 为主的免疫球蛋白沉积,常伴有补体 C3,一般呈团块状或粗大颗粒分布。60%～90%的患者伴有 IgG 沉积,偶尔有 IgM 沉积,强度均相对较弱。30%～40%的患者可见纤维蛋白或纤维蛋白原沉积,常发生于新月体上。此外,部分患者肾小球毛细血管壁可伴有 IgA 和 C3 等沉积。

3.电镜检查

在肾小球系膜区可见到团块或粗大颗粒电子致密物沉积,有不同程度的系膜细胞和系膜基质增生,少数病例尚可见基底膜致密层弥漫变薄或断裂,伴有肾病综合征患者可见上皮细胞足突融合。

(四)临床表现

IgA 肾病好发于青少年,男性多见,可表现为肾小球肾炎的各种临床症状,但几乎所有患者均有血尿表现。起病前多有感染,常为上呼吸道感染,其次为消化道、肺部和泌尿道感染。典型患者常在上呼吸道(咽部、扁桃体等)感染后 24～72 小时(偶可更短)出现突发性肉眼血尿,称为"咽炎同步血尿"。肉眼血尿可持续数小时至数日,可消失,也可转为镜下血尿,并有反复发作的特点,发作时可伴有低热、腰痛、全身不适等全身症状,尿痛偶可很显著。有的患者起病隐匿,主要表现为无症状性尿异常,常在体检时偶然发现,呈持续性或间断性镜下血尿,可伴或不伴轻度蛋白尿。IgA 肾病是引起单纯性血尿最常见的原发性肾小球肾炎,占 60%～70%。

10%～15%的患者呈现血尿、蛋白尿、高血压、尿量减少、轻度水肿等急性肾炎综合征的表现。

少数 IgA 肾病患者(<10%)可合并急性肾衰竭,其中多数伴肉眼血尿发作,常有严重腰痛。肾活检可显示广泛的红细胞管型和部分小新月体形成(<50%肾小球)。上述患者肾功能多为可逆;少数呈弥漫性新月体形成者肾功能进行性恶化,常需透析治疗,肾功能多难恢复。

IgA 肾病引起高血压很常见,随着病程延长高血压发生率逐渐升高,年龄超过 40 岁的 IgA 肾病患者高血压发生率为 30%～40%,少数患者可呈恶性高血压,引起恶性肾小动脉硬化及急性肾衰竭。

10%～20%的 IgA 肾病患者在 10 年内发展为慢性肾衰竭。

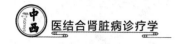

（五）辅助检查

尿沉渣检查常显示尿红细胞增多，显微镜显示以变形红细胞为主，提示肾小球源性血尿，但有时可见到混合性血尿。尿蛋白可为阴性，少数患者呈大量蛋白尿（尿蛋白＞3.5 g/d）。

30%～50%的患者血清 IgA 水平升高。在排除其他原因后，血清 IgA 的升高对诊断 IgA 肾病具有重要的价值。

（六）诊断与鉴别诊断

本病诊断依靠肾活检标本的免疫病理学检查，即肾小球系膜区有 IgA 或以 IgA 为主的免疫球蛋白沉积。对肾活检的指征，大多数肾病学家认为限定在血尿伴有尿蛋白定量大于 1.0 g/24 h 的患者更为合理，因为只有这些患者才有必要进行积极治疗。

诊断原发性 IgA 肾病时，必须与下列其他原发性肾小球疾病、继发性 IgA 肾病和遗传性肾小球疾病相鉴别。

1.链球菌感染后急性肾小球炎应与呈现急性肾炎综合征的 IgA 肾病相鉴别

前者潜伏期长，有自愈倾向；后者潜伏期短，病情反复，检测血清补体 C3、IgA 和 ASO 有助于鉴别。

2.继发性以 IgA 沉积为主的肾小球疾病

（1）过敏性紫癜肾炎：肾脏病理包括免疫病理与 IgA 肾病相同，但前者常有典型的肾外表现，如皮肤紫癜、关节肿痛、腹痛和黑便等，可鉴别。

（2）慢性酒精性肝硬化：50%～90%的酒精性肝硬化患者肾组织可显示以 IgA 为主的免疫球蛋白沉积，但仅少数患者有肾脏受累的临床表现。其与 IgA 肾病鉴别主要依据肝硬化存在。

（3）狼疮性肾炎：免疫荧光多呈"满堂亮"（IgG、IgA、IgM、C3、C1q、纤维蛋白相关抗原均阳性）。此外，系统性红斑狼疮多系统受累的临床特征及免疫学检查有助于鉴别。

3.薄基底膜肾病

薄基底膜肾病常表现为持续性镜下血尿，多数患者有阳性血尿家族史，肾活检免疫病理显示 IgA 阴性，电镜下弥漫性肾小球基底膜变薄，一般不难鉴别。

4.Alport 综合征

Alport 综合征属性连锁显性遗传性肾病，大多数患者于 10 岁前出现血尿和不同程度的蛋白尿，多在 30 岁前进入终末期肾衰竭，可伴有高频性神经性耳聋和视力异常。肾组织荧光病理呈阴性，电镜检查可见典型肾小球基底膜增厚或厚薄相间,常不难鉴别。

（七）治疗

IgA 肾病是肾脏免疫病理相同,但临床表现、病理改变和预后变异甚大的肾小球疾病,应综合临床和病理改变给予合理治疗。

1.隐匿性肾炎综合征

对于单纯性血尿和(或)轻度蛋白尿(尿蛋白<1.0 g/24 h)患者,一般不需特殊治疗,应避免劳累,预防感冒和避免使用肾毒性药物。当发生皮肤、黏膜感染时,应及时、彻底予以控制。对于扁桃体反复感染者,可考虑手术摘除。

2.慢性肾小球肾炎综合征

可参照一般慢性肾炎治疗原则,以延缓肾功能恶化为主要治疗目的。伴有血压升高者,积极控制高血压对保护肾功能极为重要,ACEI 和 ARB 有较好的降低血压和延缓肾功能恶化的作用;如 24 小时尿蛋白为 1.0～3.0 g,即使不伴有高血压和肾功能异常,也应常规给 ACEI 或 ARB,将血压控制在 125/75 mmHg以下,发挥 ACEI 或 ARB 减少尿蛋白的作用;对肾功能不全较重者(血肌酐>350 μmol/L),不宜再应用 ACEI 或 ARB。

循证医学证据表明,糖皮质激素对于尿蛋白>1.0 g/24 h、肾功能正常的患者具有降低尿蛋白及防止肾功能恶化的作用;对于出现肾功能不全、血清肌酐<240 μmol/L 的患者,糖皮质激素与细胞毒药物联合应用可以明显地延缓肾功能恶化。总之,对于表现为慢性肾炎的 IgA 肾病患者,治疗应更加积极。

3.大量蛋白尿或肾病综合征

此种情况按肾病综合征处理。病理改变轻微者(如轻微病变型肾小球肾炎、轻度系膜增生性肾小球肾炎等),糖皮质激素和细胞毒药物可获得较好疗效;如病理变化重者则常无效。大量蛋白尿长期得不到控制者,肾功能常进展至肾衰竭,预后较差。

4.急进性肾小球肾炎综合征

肾活检病理学检查显示以 IgA 沉积为主的新月体肾小球肾炎,临床上肾功能常常急剧恶化,应按急进性肾炎处理,对主要为细胞性新月体者应给予强化治疗,如泼尼松龙冲击治疗、环磷酰胺冲击治疗等。

二、中医诊疗

（一）中医对 IgA 肾病的认识

根据 IgA 肾病的临床表现,可将其归属于中医学的"尿血""水肿""腰痛""虚劳"等范畴。其病因有内因、外因之分,内因为先天禀赋不足,素体肺脾肾气虚、肝肾阴虚或气阴两虚;外因是感受外邪,如风热之邪、风寒之邪入里化热、乳蛾热毒或湿热之邪。风热、湿热、疮毒之邪侵犯机体,热毒之邪蕴结下焦,心火下移小肠,热伤脉络,故见尿血;或湿热趋于下焦,蕴结于肾,封藏失职,固摄无权,精微外泄,而见蛋白尿。若脾不统血,肾气亏虚,则固摄无权,精微下泄,随尿而出,故见蛋白尿、血尿;或肝肾亏虚,阴虚火旺,灼伤脉络,从而出现血尿。

(二)病因病机

本病为本虚标实、虚实夹杂之证。在疾病的发展过程中,往往可因虚致实,产生以热毒、湿热、瘀血为主的标实之证,而热毒、湿热、瘀血又可成为使病情恶化加重的病理因素。病程迁延日久则可发展为"虚劳""关格""慢性肾衰病"等重证。

(三)辨证论治

IgA 肾病为本虚标实之证,故辨证时首先应分清本虚证和标实证之主次。本虚证包括脾肾气虚证、肝肾阴虚证、气阴两虚证、脾肾阳虚证。标实证包括外感风热证、下焦湿热证、瘀血阻络证。

1.脾肾气虚证

证候:镜下血尿或蛋白尿,颜面或肢体水肿,神疲乏力,纳少腹胀,大便溏薄,腰膝酸软,夜尿增多,口淡不渴,舌淡胖边有齿痕,苔薄白,脉沉细。

治法:健脾益肾。

方药:参苓白术散加减。党参 15 g,茯苓 15 g,白术 15 g,白扁豆 30 g,陈皮 10 g,山药 15 g,莲子 15 g,砂仁(后下)6 g,薏苡仁 30 g,桔梗 10 g,炙甘草 6 g。每日 1 剂,水煎服。

2.肝肾阴虚证

证候:镜下血尿或蛋白尿,视物模糊或目睛干涩,眩晕耳鸣,五心烦热,潮热盗汗,咽干咽痛,大便干,腰酸膝软,失眠多梦,梦遗或月经失调,舌红,苔干,脉细数或弦细数。

治法:滋补肝肾。

方药:知柏地黄汤合二至丸加减。知母 10 g,黄柏 10 g,生地 15 g,山药 15 g,山茱萸 10 g,牡丹皮 10 g,茯苓 15 g,泽泻 10 g,女贞子 10 g,旱莲草 10 g。每日 1 剂,水煎服。

3.气阴两虚证

证候:镜下血尿或蛋白尿,神疲乏力,腰膝酸软,手足心热,自汗或盗汗,大便偏干或溏薄,舌淡红,边有齿痕或舌胖大,苔薄白或薄黄而干,脉沉细或细数而无力。

治法:益气养阴。

方药:参芪地黄汤加减。太子参 12 g,黄芪 20 g,生地 15 g,山药 15 g,山茱萸 10 g,牡丹皮 10 g,茯苓 15 g。每日 1 剂,水煎服。

4.脾肾阳虚证

证候:镜下血尿或蛋白尿,面色苍白或黧黑,畏寒肢冷,神疲乏力,肢体水肿,口淡不渴,或喜热饮,纳少,腹胀,小便清长或尿少,大便溏薄,舌淡胖边有齿痕,苔薄白,脉沉弱或沉细。

治法:健脾温肾,化湿利水。

方药:济生肾气丸加味。肉桂 6 g,附子(制)9 g,川牛膝 15 g,熟地 15 g,山茱萸 10 g,山药 15 g,茯苓 15 g,泽泻 15 g,车前子 15 g,牡丹皮 15 g。每日1 剂,水煎服。

5.外感风热证

证候:小便红赤或镜下血尿,泡沫尿,发热或微恶风寒,咽喉肿痛,咳嗽,头痛,舌红或舌边尖红,苔薄黄,脉浮数。

治法:疏散风热,清热解毒。

方药:银翘散加减。金银花 20 g,连翘 15 g,淡竹叶 10 g,牛蒡子 10 g,荆芥穗 10 g,薄荷 6 g,桔梗 10 g,淡豆豉 10 g,芦根 15 g,甘草 6 g。每日 1 剂,水煎服。

6.下焦湿热证

证候:尿红赤或镜下血尿,或泡沫尿,小便频数,灼热涩痛,心烦口渴,口苦,腰腹胀痛,腹泻,或大便干结,舌红,苔黄腻,脉滑数。

治法:清热利湿。

方药:小蓟饮子加减。小蓟 15 g,藕节 15 g,蒲黄(包煎)10 g,通草 10 g,滑石 20 g,生地 20 g,栀子 10 g,淡竹叶 10 g,当归 10 g,甘草 6 g。每日 1 剂,水煎服。

7.瘀血阻络证

证候:血尿、蛋白尿日久不愈,面色晦暗,腰部刺痛,固定不移,舌质紫暗、有瘀斑瘀点,脉沉涩。

治法:活血化瘀。

方药:血府逐瘀汤加减。桃仁 10 g,红花 10 g,生地 15 g,赤芍 15 g,当归 10 g,川芎 10 g,柴胡 10 g,枳壳 10 g,甘草 6 g,川牛膝 10 g,桔梗 10 g。每日 1 剂,水煎服。

（四）中医医疗技术

1.穴位封闭

取双侧足三里穴,以维生素 K、地塞米松穴位封闭。常规消毒穴位,持已备好的注射针对准穴位垂直刺入,提插捻转得气后回抽无血推入药液。每穴 1 mL,10 天为一个疗程,疗程间隔 2 天,未愈者再进行下一个疗程治疗。

2.超短波电疗法

将电极在肾区前后对置。急性期用无温量或微温量,慢性期用温热量。每日 1～2 次,每次 15～20 分钟,10～15 次为一个疗程。在急性期有明显血尿或治疗后血尿加重,或有明显心衰者不宜应用。慢性期还可用短波治疗。

3.针灸疗法

取合谷、三阴交、曲池、血海等穴。血热妄行者加行间、大敦;阴虚火旺者加太溪、复溜;气虚失摄者加足三里、气海;腹痛、呕吐加内关、中脘、天枢;关节疼痛局部加取阿是穴。针法:取仰卧位,腧穴局部常规消毒,进针至适当深度,觉针下有沉紧感即施以捻转补泻手法。拇指向前为补,向后为泻。使患者有热、胀、麻等针感,行针 1 分钟左右时针感在局部扩散或循经传导。留针 30 分钟,中间行针一次。三阴交用补法,合谷用泻法。血热妄行者曲池、血海、行间、大敦皆用泻法;阴虚火旺者太溪、复溜、血海用补法;气虚失摄者曲池、血海、气海、足三里皆用补法;其他穴位采用平补平泻法。每日治疗 1 次,7 次为一个疗程,疗程间停针 3 天,治疗 3 个疗程。

第五章　代谢性疾病肾损害

第一节　糖尿病肾脏疾病

一、西医诊疗

糖尿病肾脏疾病(DKD)是糖尿病最常见和最严重的并发症之一。其定义是在排除其他原因导致的慢性肾脏病的前提下,1 型或 2 型糖尿病(DM)患者出现微量蛋白尿[尿白蛋白肌酐比(UACR)30～300 mg/g]或者大量蛋白尿(UACR＞300 mg/g),eGFR 下降[＜60 mL/(min·1.73 m^2)]者。随着我国经济的快速发展和生活方式的转变,在过去的数十年间,糖尿病患者的人数剧增。随着 DM 群体数量的攀升,DKD 的发病率和患病率也在逐年上升。DKD 患者一旦发展为显性肾病,则会不断进展,最终成为终末期肾脏病(ESRD)。在世界范围内,DKD 成为终末期肾脏病最常见的病因;在我国,自 2011 年起,DKD 已超过了慢性肾小球肾炎,成为我国慢性肾脏病(CKD)住院患者的首位病因。

(一)分期及临床表现

1.1 型糖尿病肾病分期及临床表现

对于经典的 1 型糖尿病肾病的自然病程已有比较清晰的认识,公认的摩根森(Mogensen)分期将其分为五期:

(1)Ⅰ期为肾小球高滤过期,肾小球入球小动脉扩张,肾小球内压增加,GFR 升高,伴或不伴肾体积增大。

(2)Ⅱ期为正常白蛋白尿期,尿蛋白排泄正常或呈间歇性微量白蛋白尿,病理检查可发现肾小球基底膜轻度增厚。

(3)Ⅲ期为早期糖尿病肾病期,以持续性微量白蛋白尿为标志,病理检查可见肾小球基底膜增厚及系膜进一步增宽。

(4)Ⅳ期为显性糖尿病肾病期,尿蛋白超过微量且逐步增加,部分可进展为

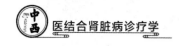

肾病综合征,病理检查肾小球病变更重,如肾小球硬化、灶性肾小管萎缩及间质纤维化。

(5)Ⅴ期为 ESRD,需要肾替代治疗。

2.2 型糖尿病肾病分期及临床表现

(1)开始时,肾小球高滤过发生率较 1 型低。

(2)高血压出现早,发生率高。在微量白蛋白尿期即有约 60%的患者合并高血压(1 型约占 20%),发展至肾病综合征后上升为 80%～90%(1 型约占 60%)。

(3)不一定伴糖尿病视网膜病变。

(4)病程经过呈现多样性,多数患者经由微量白蛋白尿进入肾病综合征直至终末期肾脏病,但有 10%～15%的患者可在诊断糖尿病的同时出现大量蛋白尿,甚至肾功能不全;表现为肾小球滤过率下降而无明显蛋白尿的比例较 1 型高。

因此,临床上倾向于对 2 型 DKD 不采用 Mogensen 分期。

(二)辅助检查

1.尿微量白蛋白(MA)

尿微量白蛋白在早期诊断中具有重要的意义。研究表明,糖尿病患者进入微量蛋白尿阶段后,每年尿蛋白增加 10%～20%。尿微量白蛋白在 20～200 mg/L 范围,属于微量白蛋白尿;当尿中微量白蛋白超过 200 mg/L 时,证明肾病患者已有大量白蛋白漏出。部分患者 10～15 年后进入显性肾病阶段。

2.肾小球滤过率(GFR)

目前,血清肌酐、血清胱抑素 C、肾脏发射型计算机断层扫描仪(ECT)成像等常用于估算患者的肾小球滤过率。早期糖尿病肾病,如Ⅰ、Ⅱ期的患者能检测出 GFR 升高,而Ⅲ期后患者 GFR 逐步下降,临床症状逐步加重。

3.影像学检查

双肾彩色多普勒 B 超等影像显示早期双侧肾脏体积增大,随着肾功能下降,到中后期肾脏体积逐步缩小。

4.检眼镜检查

检眼镜检查适用于早期糖尿病肾病患者,以便及时发现视网膜病变及协助糖尿病肾病诊断。

(三)诊断及鉴别诊断

DKD 的早期筛查应通过 UACR,即使对于在尿常规检测中尿蛋白阴性的患者,如果 UACR 检测获得阳性结果,应该在 6 个月内重复测量,若阳性则确诊。若 UACR 正常,也需要每 6 个月至 1 年复查一次。虽然诊断 DKD 的"金标准"是肾活检,但是多数情况仍然依据临床表现。

关于 DKD 的诊断,如上所述,在排除其他原因导致的慢性肾脏病的前提下,1 型或 2 型糖尿病患者出现微量蛋白尿(UACR 30～300 mg/g)或者大量蛋白尿(UACR>300 mg/g),eGFR 下降[<60 mL/(min·1.73 m²)],可以临床诊断 DKD。支持 DKD 诊断的线索,除了蛋白尿和肾功能损害的证据外,还包括超声显示的肾增大和糖尿病视网膜病变、糖尿病神经病变的存在;然而,没有平行的靶器官损害的糖尿病患者并不能排除肾病。糖尿病视网膜病变与糖尿病肾病显著相关,但二者不平行的情况也并不少见。

DKD 的诊断主要基于临床表现。然而,非典型表现的糖尿病患者往往需要肾活检。部分糖尿病患者也可合并非糖尿病性肾脏病(NDRD),更少见的情况还有 DN 合并 NDRD。通过肾活检对这些患者进行鉴别诊断非常重要。糖尿病(特别是 2 型糖尿病)患者出现以下情况,则需要肾病理予以明确是否存在NDRD:①DM 起病距肾脏病的间隔时间短于 5 年。②肾小球源性血尿突出。③大量蛋白尿时血压正常。④急性肾损伤或急性起病的肾病综合征。⑤出现显性蛋白尿时,血压正常,无糖尿病引起的其他糖尿病靶器官损害。

(四)治疗

影响 DKD 患者预后的因素是多方面的,因此,最优的 DKD 管理模式应该是危险因素的全面控制,包括血糖、血压、血脂等危险因素的管理,生活方式的调整(包括戒烟、运动、肥胖人群的减重以及饮食结构调整等)。

1.血糖控制

迄今为止,并没有专门针对 DKD 患者的最佳血糖控制目标的随机对照研究(RCT)。

在糖尿病人群中,伴随着 GFR 下降,患者低血糖发生率呈上升趋势。造成这一现象的原因是多方面的,包括降糖药物作用时间的延长、慢性营养不良、糖异生前体细胞的缺乏等。因此,对于 DKD 患者的糖化血红蛋白(HbA1c)靶目标值可相对宽松,HbA1c 7%～8%对于 DKD 患者可能是适宜的,但需要考虑到个体间差异,包括年龄、CKD 分期、低血糖发生风险以及其他并发症等因素都会影响血糖控制靶目标的调整。

2.血压控制

对于 DKD 患者,国内外相关指南推荐的血压达标值并不统一,主要集中在140/90 mmHg 和 130/80 mmHg 两个节点,目前尚无 RCT 研究探讨 DKD 人群血压与肾脏预后的关系。一般认为,对于非透析 DKD 患者推荐血压<130/80 mmHg的目标值的证据并不一致,且可能带来更多安全性风险。因此,在没有新的证据出现前,将DKD血压达标值维持在<140/90 mmHg是合理的。对于合并蛋白尿的DKD患者,在权衡获益与风险后可考虑将血压降至130/80 mmHg,但应避免收缩压低于120 mmHg。

针对非透析DKD患者,肾素-血管紧张素-醛固酮系统(RAAS)抑制剂是一线推荐的降压药物,尤其是同时合并高血压、UACR≥300 mg/g的糖尿病患者。临床试验和荟萃分析提示:对于伴有高血压的无微量白蛋白尿的2型糖尿病患者,ACEI/ARB与安慰剂或钙通道阻滞剂比较,可以减少微量白蛋白尿的发生;在血压正常、无微量白蛋白尿的1型DM患者中,ACEI/ARB与安慰剂比较,并不能减少肾小球系膜基质病变以及微量白蛋白尿的发生(A级);对于血压正常、无微量白蛋白尿的2型DKD患者,应用ARB可预防尿微量白蛋白的发生(A级)。针对非透析DKD患者,不推荐RAAS多重阻断(包括联合使用ACEI、ARB或肾素抑制剂的任意两种药物),因为后者容易导致高钾血症和急性肾损伤。

3.其他心血管危险因素的管理

糖尿病人群是心血管疾病(CVD)的高危人群,而DKD群体心血管事件发生率和心血管死亡风险更高。除了血糖和血压外,其他导致高CVD风险的机制包括脂代谢紊乱、肥胖、系统炎症、氧化应激和内皮功能损伤等。针对非透析DKD人群的血脂研究有限,目前的证据推荐主要来源于非糖尿病CKD人群。基于指南推荐,建议非透析DKD患者使用他汀类或他汀联合依折麦布治疗。需要指出的是,已有证据表明降脂药物在CKD的使用是为了降低CVD风险,而并没有明确的肾脏本身获益。另外,关于DKD人群的降脂靶目标,基于指南的推荐,糖尿病合并Ⅰ~Ⅳ期CKD患者的LDL目标值为<100 mg/dL(2.6 mmol/L),也可考虑将其降至<70 mg/dL(1.8 mmol/L)。

4.DKD患者饮食管理

对于非透析依赖的DKD患者,建议每日蛋白质摄入量为0.8 g/kg(理想体重)。

5.肾脏替代治疗

(1)ESRD的治疗:DKD患者出现ESRD可以进行肾脏替代治疗,但其预后较非糖尿病患者差,美国资料显示其5年生存率约为25%。去除年龄和并发症等因素,血液透析与腹膜透析的生存率总体相近。DKD患者的糖尿病并发症多见,尿毒症症状出现较早,应适当将透析指征放宽,一般肌酐清除率降至约15 mL/min或伴有明显胃肠道症状、高血压和心力衰竭不易控制即可进入维持性透析阶段。

（2）肾或胰肾联合移植：该疗法对于 DKD 所致 ESRD 患者，目前在美国的 5 年生存率约为 75％，明显优于透析患者。但是，该数据存在患者年轻、并发症少的偏倚。生活质量也是肾移植，特别是胰肾联合移植优于透析。

二、中医诊疗

（一）中医对糖尿病肾病的认识

根据糖尿病肾病的临床表现及不同分期，一般将其归属于中医学"消渴""膏淋""水肿""虚劳""肾消""关格""溺毒"等范畴。

近年来，随着研究的深入，用中医中药治疗糖尿病肾病，延缓其进展，尤其是在减少蛋白尿方面取得了长足进步，中西医结合治疗糖尿病肾病有着显著优势。糖尿病肾病发生早期常与久食肥甘厚腻有关，或先天禀赋不足，致使阴虚燥热，渐损及气阴、精血和元气，后期伴有痰湿、血瘀、浊毒等邪实，晚期可致脾肾阳虚、水湿泛滥、阴竭阳微，终致阴阳离决。

（二）病因病机

1.脾胃积热

糖尿病肾病的形成，最初多与久食肥甘厚腻有关。饮食不节，长期过食肥甘厚味，脾胃运化失司，脾胃积热，化燥伤津，消谷耗液，发生消渴。消渴日久，损及肾脏。

2.先天不足

先天禀赋不足，五脏柔弱，特别是脾、肾不足者，在各种病因作用下易发生糖尿病肾病。肾为先天之本，脾为后天生化之源，脾肾亏虚是糖尿病肾病发生发展的重要因素。

3.情志失调

肝气郁结，郁而化火，火热燔灼肺胃阴津而发为消渴。消渴日久，形成糖尿病肾病。

4.劳欲过度

房事不节，劳欲过度，肾精亏耗，肾气虚衰，而发消渴，日久损及肾脏。

由此可见，糖尿病肾病为本虚标实之证。阴阳、气血、五脏亏虚是本虚，瘀血、水湿、痰饮、浊毒等属标实，病位主要在脾肾。病程中，患者常出现虚实夹杂证候，贯穿疾病始终。

糖尿病肾病患者在临床常见主要证型中，多见气阴两虚和脾肾气虚等表现，主要临床证候分为主证和兼证，主证为气阴两虚证、肝肾阴虚证、脾肾气虚证三种,兼证主要有风热袭表证、下焦湿热证、瘀血阻络证等。本病在临床上多表现复杂,多证兼见,复合证多见,呈现虚实夹杂的病理变化,临床应标本兼治。

(三)辨证论治

1.主证

(1)气阴两虚证

证候:神疲乏力,腰酸,眼睑或足跗水肿,夜尿多,口干目涩,手足心热,小便泡沫多或色黄赤,舌质淡红,或见苔少,脉沉细或细数。

治法:益气养阴。

方药:益肾方加减。黄芪 30 g,山萸肉、三七各 10 g,地黄、小蓟炭各 15 g。诸药合用,可健脾益肾,益气养阴。脾阳不足,倦怠明显,大便溏者,加党参 30 g,白术、茯苓各 15 g;肾阴虚,心悸,夜寐不安者,加酸枣仁 30 g,夜交藤、柏子仁各 15 g;眼睑或足跗水肿明显者,加制附子、干姜、泽泻各 10 g,猪苓、赤小豆各 15 g。

(2)肝肾阴虚证

证候:神疲乏力,五心烦热,头晕目眩,耳鸣腰痛,镜下血尿或伴见蛋白尿,舌淡红少苔,脉弦细或数。

治法:滋肾养肝。

方药:杞菊地黄丸加减。枸杞、菊花、山茱萸、山药、泽泻、牡丹皮各 10 g,地黄、茯苓各 15 g。诸药合用,可滋肾平肝,利湿健脾。头晕明显者,加天麻 10 g、白术 15 g;口干、目涩者,加石斛 15 g;胁痛者,加延胡索、佛手各 10 g,郁金 15 g。

(3)脾肾气虚证

证候:病程迁延,久治不愈,镜下血尿或伴见蛋白尿,神疲乏力,腰膝酸软,大便溏薄或腹泻,口淡不渴,或兼见水肿,怕冷,舌质淡,边有齿痕,苔薄白,脉细无力。

治法:益气固肾。

方药:补脾固肾方加减。黄芪、莲肉、芡实、金樱子、白术各 15 g。诸药合用,可健脾益肾固精。脾虚腹泻明显者,加补骨脂 10 g、茯苓 15 g、党参 30 g;畏寒肢冷者,加杜仲、肉苁蓉各 15 g;尿血明显者,加仙鹤草、小蓟炭各 15 g。

2.兼证

(1)风热袭表证

证候:咽干咽痒,咽喉肿痛不适,咽红肿(或扁桃体肿大),鼻塞浊涕,解深色或洗肉水样小便,咳嗽,咳少量黄白痰,发热,微恶风,口干,舌红,苔薄黄,脉浮或浮数。

治法:疏风散热。

方药:连翘、蝉蜕各 10 g,白茅根、岗梅根各 15 g。风热上壅,头胀痛较甚者,加桑叶、菊花各 10 g 以清利头目;痰阻于肺,咳嗽痰多者,加贝母、前胡、杏仁各 10 g 化痰止咳;热毒壅阻咽喉者,加玄参、牛蒡子各 15 g,桔梗 10 g 清热解毒利咽;尿血明显者,加小蓟炭、车前子各 15 g 清热利尿止血。

(2)下焦湿热证

证候:腹痛,泻痢或腰痛,尿频涩痛,小便黄赤灼热或尿血鲜红,舌红,苔黄腻,脉濡或滑数。

治法:清热化湿。

方药:大肠湿热,选用苍术、黄柏、黄芩、黄连、木香各 10 g,葛根 15 g;膀胱湿热,选用黄柏 10 g,凤尾草、车前草各 15 g。小便短赤不利者,加草薢、泽泻各 10 g 以清利湿热;湿热蕴久,耗伤津液,伴腰痛、咽干明显者,加地黄、女贞子、旱莲草各 15 g 以滋补肾阴。

(3)瘀血阻络证

证候:面色黧黑或晦暗,腰痛固定,或呈刺痛,肌肤甲错或肢体麻木,舌色紫黯或有瘀点、瘀斑,脉细涩。

治法:活血化瘀。

方药:丹参 30 g,三七 10 g。肾气不足,腰痛明显者,加桑寄生、杜仲、续断、地黄各 15 g;脾虚明显,腹胀,食欲缺乏,乏力者,加白术、黄芪各 30 g,党参 15 g;瘀血内阻,月经不调或失眠多梦者,加当归 10 g,酸枣仁 30 g,柏子仁、川芎各 15 g 以补血活血,养心安神。

(四)中医医疗技术

1.中频脉冲电治疗

选用深圳市中医院肾科经验方:黄芪 200 g,丹参100 g,红花 30 g,冰片 20 g,浓煎至 100 mL 备用;将备好的药剂加热至 37 ℃,做成贴剂,敷于相应穴位处再进行中频脉冲治疗。穴位选择:双肾俞、双脾俞。采用电脑中频治疗仪,按统一操作处方进行治疗,以 20 分钟为宜。

适应证:①各型急、慢性肾小球肾炎。②急、慢性肾盂肾炎。③肾病综合征。④急、慢性肾衰竭。⑤泌尿系结石、泌尿系感染。⑥扭伤、劳损、腰腹疼痛、关节炎等。

禁忌证:①恶性肿瘤、结核病活动期、急性化脓性炎症、血栓性静脉炎、破伤风、戴有心脏起搏器者。②孕妇的下腹部、心脏部位、出血部位、治疗部位有较

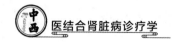

大的金属异物。

具体操作步骤:中频治疗仪接通电源,打开电源开关,检查各导线连接是否牢固,并遵医嘱设定治疗处方和透热度。根据医嘱准确找到治疗的穴位或部位,将治疗碗内浸透过中药的纱块拧至半干,将同一通道的两个电极片黑色面紧贴纱块置于治疗部位,并用腰带或胶布固定。协助患者取舒适体位。按下"开始"键,设定治疗强度,以患者能耐受为宜。告知患者相关注意事项。治疗结束时应先取下电极,后关闭电源,以免触电。

2.艾灸疗法

以艾条艾灸患者双脾俞、双肾俞、腰阳关、志室等穴,每天 1 次,每次 30 分钟,可明显减轻腰酸、乏力等症状。

适应证:糖尿病肾病患者有肾虚腰痛、寒湿腰痛、久病入络而见瘀血腰痛者,均适用上述治疗。此外,关格、癃闭、寒痹、消渴患者有神疲、呕恶、腹胀、腰膝酸软等症状时,均可辨证行艾灸治疗。

禁忌证:①实热证、阴虚发热者,局部皮肤感觉异常、过敏、破损、有溃疡及水疱,腹痛性质不明及麻醉未清醒,精神状态异常不能合作者禁用。②孕妇,空腹、饥饿、过饱、极度疲劳时和对灸法恐惧者慎用。

具体操作步骤:打开可调式艾灸盒的上盖,点燃艾条并放入孔中固定,使其不松动。协助患者取舒适体位,在治疗部位铺纱布。将可调式艾灸盒放置在需要施灸的部位(背部:主穴悬枢、命门,三对配穴三焦俞、肾俞、脾俞或志室;腹部:主穴神阙、水分,三对配穴四满、气穴、横骨或主穴关元、中极;配穴气穴、大赫、水道、归来)并固定。施灸完毕,清洁施灸部位皮肤。打开盒盖,将艾灰倒入盛水的盆中再清理。

3.中药热奄包

将药物(丹参、山奈、桂枝各 10 g,细辛、薄荷、丁香各 2 g,制附子、大黄、桑枝各 5 g)水浸,置于布袋中,用蒸锅蒸 30 分钟,然后将药袋取出晾温直接热敷于双肾俞、双脾俞、三焦俞等穴。每日 1 次,2 周为一个疗程,可起到和营活血,温阳利水,益肾泄浊之功效。

4.低频脉冲电治疗

采用肾病治疗仪,以低频脉冲电治疗相应穴位。取穴:涌泉、太溪、合谷、三阴交、足三里、曲池、关元等穴,并配合红外线照射合谷穴。每日 1 次,以健脾益肾,活血通络。

适应证:急慢性肾炎、肾病综合征、慢性肾衰竭、泌尿系感染及男性性功能障碍等。

禁忌证:①严重心脏病患者、安装心脏起搏器者及孕妇禁用。②局部皮肤破损、感染及皮下出血部位不宜使用。

具体操作步骤:接通电源,打开开关按钮,参照屏幕显示的穴位图,将一次性不干胶电极片贴至涌泉、曲池、关元、足三里、阴陵泉、三阴交、太溪等穴位相应位置,毫米波探头用弹性绷带固定,取合谷穴红外线照射时,暴露治疗部位皮肤,灯距约 30 cm。操作者可通过触摸屏幕依次选择治疗的穴位并设置治疗的强度。应根据患者的承受能力,设定输出合适且不感到刺痛的强度值。设置完毕开始治疗,观察治疗中患者的反应。治疗完毕后触摸屏幕右下方的"退出"键回到开机界面。分离导线,清除与患者连接的电极片和微波探头,关闭电源开关。

5.中药保留灌肠

治疗原则为活血通利,泄浊排毒。常用方:蒲公英、煅牡蛎、苦参各 30 g,大黄 15～30 g,制附子 10 g 等。灌肠药液尽量保留体内 1 小时以上。该方法适用于糖尿病肾病伴肾衰竭患者。

6.耳穴压豆

耳穴压豆适用于糖尿病肾病失眠的患者,可以改善睡眠和神疲乏力等不适。以王不留行籽按压耳部的肝、脾、肾、心、肺及内分泌、神门等穴,可起到交通心肾、安神定志的效果。

第二节　尿酸性肾病

一、西医诊疗

尿酸是嘌呤代谢的产物,属于弱酸,酸度系数(pKa)为 5.75。血 pH 值为 7.40 时,98％的尿酸以尿酸盐的形式溶解在血中,尿酸盐的饱和度是 7 mg/dL (416.36 μmol/L)。血尿酸的正常范围男性是 3～7 mg/dL,女性是 2～6 mg/dL。肾每天尿酸的排泄量占尿酸总排泄量的 70％,经过滤过、重吸收、分泌和分泌后再吸收的过程。尿酸在酸性条件下(如在远端肾小管的酸性环境下)非常容易析出形成结晶,尿酸的结晶对肾小管可造成一系列的损伤。尿酸引起的肾脏病主要有三类:急性尿酸肾病、慢性尿酸肾病和尿酸性肾结石。

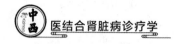

（一）临床表现

1.急性尿酸肾病

尿酸短时间内大量生成时，原尿中滤过的尿酸远远超过正常水平，大量尿酸结晶析出，阻塞肾小管，会导致急性少尿型肾衰竭。急性尿酸肾病通常见于恶性肿瘤，特别是白血病和淋巴瘤开始放疗、化疗的 $1\sim2$ 天内，因大量的细胞破坏导致尿酸的生成迅速增加。常见的临床症状有恶心、呕吐、嗜睡和抽搐。患者初起表现为少尿，随后可出现水肿和心力衰竭。典型患者可表现为溶瘤综合征，即高钾血症、高尿酸血症、氮质血症、高磷血症、乳酸酸中毒和低钙血症。病理可见大量尿酸盐结晶沉积于集合管和输尿管，堵塞管腔，引起梗阻，无间质纤维化和痛风结节。有肿瘤治疗史者，同时发生溶瘤综合征的急性肾衰竭均提示急性尿酸肾病，血尿酸水平可高达 $15\sim50$ mg/dL。尿液中可见单尿酸钠的结晶，尿中尿酸的含量可达 $150\sim200$ mg/dL。

2.慢性尿酸肾病

慢性尿酸肾病通常表现为慢性肾衰竭，合并痛风和尿酸结石。高血压常见。体检可发现皮下痛风石和痛风的关节损害。肾病理主要为肾小管间质损害。

3.尿酸性肾结石

尿酸性肾结石患者有腰痛、血尿，可合并痛风性关节炎。血尿酸和尿尿酸均升高时易发生结石。尿酸结石呈橘红色，显微镜下成针状或六角形结晶。尿酸结石透 X 线，X 线检查无法发现。痛风患者出现腰痛和血尿时应怀疑有尿酸性肾结石。

（二）辅助检查

1.尿渗量测定

肾小管浓缩功能减退，尿渗量一般小于 800 mOsm/(kg·H_2O)，可为早期诊断本病提供佐证。

2.尿常规

患者可出现肾小管性小分子蛋白尿，并可伴见红细胞，甚至肉眼血尿，白细胞增多，尿 pH 值多小于 6.0；尿液尿酸测定升高，若每日尿酸排出量超过 700 mg，即可诊断为高尿酸尿症。

3.血生化检查

血尿酸升高是诊断尿酸性肾病的重要依据，若男性血尿酸大于 420 $\mu mol/L$，女性血尿酸大于 360 $\mu mol/L$，即可诊断为高尿酸血症，此时血 pH 值降低。尿酸性肾病出现慢性肾功能不全时，尿素氮和肌酐进行性升高，二氧化碳结合力降低,甚至出现电解质紊乱。

4.B超

对肾脏进行形态学检查能及时发现肾内结石以及肾皮质、肾髓质和肾盂的形态改变,对诊断本病有一定帮助。

5.X线腹部平片检查

X线检查时尿酸结石虽不显影,但尿酸结石合并其他成分时则可能显影,可对高度怀疑对象进行静脉肾盂造影。

6.尿尿酸和尿肌酐比值

急性尿酸性肾病时其比值一般为 0.5,最高为 0.9;而慢性尿酸性肾病时其比值最低为 1,能为本病类型判断提供依据。

7.肾活检

单纯性尿酸性肾病,如果病因非常清楚,一般不需要肾脏活检,但如果考虑是伴随其他肾脏疾病出现的高尿酸血症,则需要进行肾活检以明确。

8.其他

肾图、放射性核素肾扫描、肾 CT 均可酌情选用。

(三)鉴别诊断

1.急性尿酸肾病的鉴别诊断

急性尿酸肾病引起急性肾衰竭,特别是发生在恶性肿瘤患者时,由于患者病情复杂,接受的检查和治疗较多,需要排除:①肿瘤浸润肾、输尿管或膀胱引起的急性肾衰竭:超声检查和 CT 可帮助鉴别。②骨髓瘤相关的轻链肾病:尿中本周蛋白阳性,可发现单克隆轻链。③造影剂肾病:发生于使用造影剂后,常呈一过性急性肾损伤,根据病史容易鉴别。④肾毒性药物引起的肾小管坏死:如果是化疗药相关的肾损伤,通常血尿酸的升高在肾衰竭之后,也没有溶瘤综合征的多种表现,与尿酸肾病不同。

2.慢性尿酸肾病的鉴别诊断

由于高尿酸血症通常合并高血压、糖尿病和肥胖等代谢综合征表现,诊断慢性尿酸肾病之前,要首先除外其他原因引起的慢性肾衰竭。如果患者有反复的痛风发作,表现为间质小管受损的肾损伤,则源自慢性尿酸肾病的可能性大。如果仅有无症状的高尿酸血症,慢性尿酸肾病的诊断需要特别慎重。

(四)治疗

1.急性尿酸肾病

(1)降低肿瘤负荷:由于急性尿酸肾病多发生于肿瘤过大或肿瘤放化疗初期,降低肿瘤负荷可明显减少急性尿酸肾病的发生。如白血病时,外周血白细胞计数≥10×10^7/mL 时不宜直接化疗,应把白细胞降到 5×10^7/mL 以下再化疗,且第一次化疗方案不宜太强。

(2)使用降血尿酸的药物:别嘌呤醇和非布司他均是黄嘌呤氧化酶抑制剂,可抑制黄嘌呤和次黄嘌呤转化为尿酸。别嘌呤醇广泛应用于肿瘤化疗前预防高尿酸血症。需要根据肾功能调整别嘌呤醇剂量,肌酐清除率50~90 mL/min时,200 mg/d;肌酐清除率 10~50 mL/min 时,100 mg,每 2 天一次;肌酐清除率<10 mL/min 时,100 mg,每 3 天一次;透析后补充 50%的剂量。预防性应用别嘌呤醇应至少在化疗前 48 小时进行。

(3)充分水化:心肾功能正常的患者每 24 小时需要 4~5 L 等渗盐水。如果患者水化充分,但是尿量增加不多,应使用利尿剂,避免高容量负荷。如果尿量仍不能明显增加,需要调整入量,避免心力衰竭。

(4)碱化尿液:尽管研究认为碱化尿液防止尿酸结晶形成的作用远小于水化,但是临床上仍常规使用。预防溶瘤综合征时,碳酸氢钠应该用于血尿酸升高的患者,血尿酸正常之后不宜再使用。碳酸氢钠剂量根据尿 pH 值调整,使尿 pH 值维持在 6.0~7.0。

(5)血液透析:急性尿酸肾病发生急性肾衰竭时,可考虑血液透析治疗。血液透析对血尿酸的清除效果很显著,每 4~6 小时透析后,血尿酸的水平可下降 50%。

2.慢性尿酸肾病

如果患者有痛风的反复发作现象,应对高尿酸血症进行治疗。由于慢性尿酸肾病的存在,宜使用抑制尿酸合成的药物,如别嘌呤醇、非布司他。对于无症状的高尿酸血症,是否需要治疗,血尿酸应控制在什么范围,尚无统一的意见。

3.尿酸性肾结石

(1)治疗目标:促进已形成结石的排出,预防新结石的形成。治疗的主要手段是减少尿酸生成,同时提高尿液中尿酸的溶解度。

(2)减少尿酸生成:低嘌呤饮食。多饮水,保证每天的尿量 2~3 L。口服碱性药物碳酸氢钠或枸橼酸钠,使尿液 pH 值达到 6.0~6.5。

(3)经水化和碱化尿液后,如果结石仍反复发生,或尿酸的每日排出量高于1000 mg,或患者同时发作痛风,可加用抑制尿酸合成的药物。

二、中医诊疗

(一)中医对尿酸性肾病的认识

中医文献虽无"尿酸性肾病"或者"痛风肾"等名称,但可以找到类似尿酸性肾病临床表现的一些病证。因为本病初起以肢体疼痛为主,所以大部分可归于"痛痹""痹证""历节"等范畴,当以尿血、尿结石或少尿、无尿为主时可归为"血淋""石淋"等范畴;若以腰痛、肾绞痛、贫血等为主时,又可归为"腰痛""虚劳"等范畴。

（二）病因病机

近年来,随着中医、中西医结合研究的不断深入,尿酸性肾病无论在基础理论研究,或是临床经验的累积方面,均取得了优异的成绩,中医综合疗法对尿酸性肾病在降低血尿酸、减少痛风发作次数以及延缓尿酸性肾病进展方面疗效明显,治疗包括辨证论治使用中药汤剂及中成药,并根据病情的不同时期加用中药静脉滴注及中药硬膏贴敷疗法等。

尿酸性肾病的中医病机复杂,大多因禀赋不足,肾虚脾弱,饮食不洁,清浊失司,或他病及肾,药毒损伤,致痰邪湿浊瘀血阻于肾络、经脉、关节所致,久则致肾损害。

1.正虚

慢性尿酸性肾病患者因禀赋不足,加之病情迁延,致脾肾虚弱。脾阳不足,运化无权,水液代谢障碍,导致水湿内停,临床上常见痰饮、水肿病症;肾阳虚损,蒸腾气化功能减弱,则水失所主,代谢紊乱。脾肾虚易生湿生痰,久而成瘀,结于关节、肌肉、肾脏等致尿酸性肾病。

2.痰邪

血尿酸增高是尿酸性肾病形成的病理基础。肥胖、冠心病、高血压、高血脂、糖尿病、胰岛素抵抗等多同时伴有血尿酸的原发性升高,称之为"代谢综合征",中医将之称为"痰邪"。肾虚之痰,不仅缠绵难愈,反过来又可上下内外作祟,而变生百病,故尿酸性肾病病程长久,缠绵难愈,同时易合并高血脂、肥胖、糖尿病等多种代谢异常,与肾阳(气)虚衰或肾之阴阳失调密切相关。

3.湿浊

湿浊内阻,脾阳(气)受困,从而影响脾之健运;同时脾气(阳)不健,运化无力,又可致湿邪内停,阻滞经络关节,故见周身困重、关节重痛、肢倦等。浊为秽浊、垢浊之意。脾阳(气)不足,肾阳不振,不能分清泌浊,致使肠道、小便及血液中尿素、肌酐、尿酸、嘌呤等浊毒物质不能正常清除,而引发尿酸性肾病。

4.血瘀

血瘀的本质为:①炎症可致瘀:尿酸性结石,沉积肾脏,沉于皮肤、关节,都可导致无菌性炎症的发生。②代谢产物潴留可致瘀:代谢产物留于体内,成为病邪,阻滞气血正常运行而致瘀。而尿酸性肾病肾功能不全患者,浊毒内留,同时尿酸盐也为代谢产物之一,留于体内,亦可致瘀。③血黏度升高、高血脂、循环障碍、气机功能异常等皆可致瘀,这与尿酸性肾病易合并高血压、高血脂、高血黏度等相符。总之,痰易夹瘀,瘀易夹痰,二者相互影响,共同致病,成为尿酸性肾病的病理生理基础。

(三)辨证论治

1.湿热痹阻证

证候:肌肉或关节红肿热痛,关节可见痛风石形成,步履艰难,发热,咽喉肿痛,口渴不欲饮,烦闷不安,溲黄浊,大便黏滞不爽或秘结,舌质红,苔黄腻,脉濡数或滑数。

治法:清热化湿通络。

方药:三仁汤合三妙散加减。薏苡仁 30 g,白蔻仁、苍术各 20 g,牛膝 15 g,杏仁、藿香、黄芩、黄柏各 10 g。诸药合用,重在清热利湿,兼能芳香行气,理肺利咽。发热者,加生石膏 15 g;关节及下肢肿者,加土茯苓 20 g,萆薢、木瓜各10 g;关节疼痛夜甚者,加鸡血藤 15 g,桃仁 12 g,赤芍、红花各 10 g;蛋白尿者,加穿山龙 15 g;血尿者,加小蓟炭 15 g,白茅根、生地榆、仙鹤草各 10 g。

2.瘀血痹阻证

证候:腰及全身关节刺痛,痛有定处、拒按,脉络瘀血(如口唇、齿龈、爪甲紫黯,或腹部青筋外露),面色黧黑或晦暗,肌肤甲错或身有瘀斑,肢麻屈伸不利,病久关节变形,舌质紫黯或有瘀点、瘀斑,脉涩或细。

治法:活血化瘀,通络止痛。

方药:身痛逐瘀汤。黄芪 30 g,当归 20 g,桃仁、红花、牛膝各 15 g,秦艽、羌活各 12 g,香附 5 g。诸药合用,奏活血祛瘀,宣痹止痛之效。脾气虚者,加党参20 g,白术 30 g;肾虚腰痛者,加杜仲 15 g,枸杞 10 g;水肿甚者,加冬瓜皮、大腹皮各10 g,茯苓 20 g,泽泻 15 g;关节结石者,加茯苓 20 g,半夏 10 g,夏枯草15 g。

3.肾虚石淋证

证候:尿中有砂石,小便艰涩,或排尿突然中断,尿道刺痛,少腹拘急,甚则可见尿血,耳鸣,腰膝酸痛,舌淡,苔黄,脉细。

治法:滋肾利湿,通淋排石。

方药:六味地黄汤合石韦散。白术、茯苓、王不留行子、熟地各 20 g,瞿麦、石韦、山茱萸、山药、泽泻、牡丹皮各 15 g,通草 10 g,滑石 30 g。诸药合用,具有滋肾利湿,通淋排石之功效。头晕者,可加天麻、钩藤各 10 g;大便干结者,加火麻仁 30 g,玉竹 10 g。

4.阴阳两虚证

证候:精神萎靡,极度疲乏,头晕眼花,腰膝关节酸软(酸痛),畏寒肢冷,大便稀溏,手足心热,潮热盗汗,口干欲饮,夜尿清长,舌淡白、胖润、有齿印,脉沉细。

治法:阴阳双补。

方药:桂附八味丸加减。制附子(先煎)、山萸肉、牡丹皮、山药、泽泻、茯苓各 10 g,生地、淫羊藿、黄芪、龟甲(先煎)各 15 g,肉桂(后下)、甘草各 5 g。全方可益气健脾,温补肾阳。腰膝酸软明显,皮肤干燥者,可加补骨脂、骨碎补各15 g;畏寒肢冷甚者,制附子可加至 20 g。以上方药,水煎服,每日 1 剂,重症患者每日可连服 2 剂。

(四)中医医疗技术

1.贴敷疗法

将药物磨制成粉,再经过现代工艺作成药膏,通过外敷治疗。患处红肿的皮肤毛细血管扩张,有利于药物有效渗透,同时可减少口服药的不良反应。

功用:通过活血化瘀疗法缓解或解除各种疼痛。

禁忌证:皮肤过敏者慎用。

操作步骤:①备齐用物携至床旁,做好解释,核对医嘱。②取合适体位,暴露贴药部位,注意保暖。③擦洗皮肤上的贴药痕迹,观察皮肤情况及用药效果。④使用已经配置的药物并根据病灶范围,选择大小合适的膏药,剪去膏药周边四角将膏药背面置于酒精灯上加温使之烊化。⑤敷药前用手背试温,以患者耐受为宜,防止烫伤。感觉不烫时贴于治疗部位,用胶布固定。胶布过敏者可用纸胶贴固定。⑥操作完毕告知患者注意事项:避免局部潮湿、受压。活动时注意动作不宜过大,防止膏药脱落。贴敷用方:麝香舒贴灵、四黄散、镇江膏药、外敷慈附膏等。

2.中药熏洗

中药熏洗是根据临床辨证,选用一定的方药煮汤,趁热进行全身或局部的熏洗或者浸泡、湿敷等,通过药力和热力的作用以达到温经通络、消肿祛瘀、活血止痛作用的一种外治法。古代文献中称之为"气熨""淋洗"。

适应证:尿酸性肾病所致关节疼痛、风湿性关节炎、类风湿关节炎等关节痹痛者。

禁忌证:开放性损伤、局部伤口未愈合、对药液过敏、熏洗后皮肤瘙痒者禁用;患有严重器质性疾患者,如心脏病、高血压、肾脏病患者,应慎用。妇女妊娠期或月经期不宜坐浴或洗浴。

操作步骤：①物品准备：熏洗药物、木桶（膝关节以下能被药物浸泡）、热水1500～2000 mL。②嘱患者排净大小便。③将药物和水煮沸，注意芳香类药物后下。④将煮好的药汤倒入木桶内，先将肢体置于木桶上面熏蒸，待温度降至40 ℃左右，将患肢放入药液中，浸泡约15分钟，并用毛巾湿敷患处。⑤毛巾擦干。每日2次，每次20～30分钟。7～12天为一个疗程，病情较重者可酌情考虑增加疗程。

方药：当归、川芎、海桐皮、桂枝、海风藤、路路通、宽筋藤、两面针各30 g。

3.火针放血疗法

火针放血疗法意在温通经络、活血化瘀、消肿止痛、化湿除痹，并且火针对腧穴的刺激时间长，刺激量大，能持续地产生治疗作用。

适应证：尿酸性肾病所致各种疼痛。

禁忌证：皮肤有感染、溃疡、瘢痕或肿瘤的部位不宜针刺。月经期间，如月经周期正常者，最好不予针刺。有出血性疾病（如血友病）者及孕妇禁用。

操作步骤：患者取坐位，双足垂地，穴位常规消毒后，将火针在酒精灯上烧至由通红转白亮时对准穴位速刺疾出，深度0.3～1寸。每次治疗总出血量控制在10 mL以内，每周1次。关节局部肿胀明显者，可在患部散刺数针，使炎性渗出物排出。

选穴：主穴为行间、太冲、内庭、陷谷，配穴以阿是穴为主，均取患侧穴。

4.中药保留灌肠

中药保留灌肠也是常用手段之一。中药灌肠通过肛门将中药灌入直肠、结肠内并保留一定时间，使肠黏膜充分吸收，发挥补脾益肾、利湿、通瘀、泻浊作用，促进尿酸排泄，降低血尿酸水平。

中药处方：制附子15 g，六月雪60 g，蒲公英、生牡蛎、大黄各30 g。浓煎200 mL，每晚1次，高位保留灌肠，10天为一个疗程。

第六章　免疫及结缔组织病肾损害

第一节　系统性红斑狼疮性肾炎

一、西医诊疗

系统性红斑狼疮(systemic lupus erythematosus,SLE)是一种多因素参与的自身免疫性疾病,其突出表现为血清中多种自身抗体形成及全身多脏器受累。50%以上的系统性红斑狼疮患者临床上有肾脏受累,称为"狼疮性肾炎",是系统性红斑狼疮常见且严重的并发症。肾衰竭是 SLE 患者死亡的常见原因,它可与 SLE 的其他临床症状同时出现,也可为首发表现。

(一)临床表现

该病好发于育龄妇女,但在儿童及老年性别差别不大。

狼疮性肾炎的临床表现多样,可表现为急性肾炎综合征、肾病综合征、急性肾损伤等。活动期血尿、蛋白尿和白细胞尿常见,约 1/4 的患者表现为大量蛋白尿,也可有不同程度的肾功能异常。部分患者也可以出现远端和近端肾小管功能异常,以肾小管酸中毒的特点起病。

肾外表现多样,常见皮肤黏膜、关节肌肉、血液系统、中枢神经系统和心血管系统等不同程度受累。其中血液系统受累可表现为自身免疫性溶血性贫血、白细胞和血小板减少。

(二)辅助检查

尿液分析及血清肌酐检查是发现系统性红斑狼疮肾脏受累的简单方法,红细胞管型常见于严重的增生型狼疮性肾炎,大量蛋白尿常见于重度增生型和(或)膜型狼疮性肾炎。

对于疾病诊断,狼疮性肾炎最突出的为自身免疫异常,表现为抗核抗体、抗双链 DNA(ds-DNA)抗体和抗 Sm 抗体等的异常。其中最重要的血清学指标为抗 ds-DNA 抗体和补体水平。抗 ds-DNA 抗体和疾病的活动性相关,75％的增生型狼疮性肾炎的患者的血中可检测到抗 ds-DNA 抗体。补体的活性及补体下降的程度与病变的活动也相关,既往的研究表明反映病变活动的最特异性的指标是 C3 下降,其次是 CH50,然后是 C4。当患者病情复发时,通常先表现为抗 ds-DNA 抗体升高,然后出现 C3 水平下降。

(三)诊断与鉴别诊断

在诊断狼疮性肾炎之前,临床首先要明确系统性红斑狼疮的诊断。凡是符合 1997 年美国风湿病学会修订的 SLE 分类诊断标准中的 4 条即可诊断 SLE。如果系统性红斑狼疮诊断成立,并且临床上出现持续性蛋白尿＞0.5 g/d 或多次尿蛋白≥＋＋＋,和(或)细胞管型尿(可为红细胞、血红蛋白、颗粒管型或混合管型),临床即可诊断为狼疮性肾炎。临床上符合狼疮性肾炎诊断标准的患者应进行肾活检,其目的在于进一步明确病理类型并判断病变的活动性和慢性化指标以指导治疗方案的制订。

1.美国风湿病学会 1997 年修订的系统性红斑狼疮分类诊断标准

(1)颊部红斑:固定的红斑,扁平或高起,在两颊突出部位。

(2)盘状红斑:片状高起于皮肤的红斑,黏附有角质脱屑和毛囊栓,陈旧病变可以发生萎缩性瘢痕。

(3)光过敏:对日光有明显的反应,可引起皮疹,从病史中得知或医生观察到。

(4)口腔溃疡:经医生观察到的口腔或鼻咽部溃疡,一般无痛。

(5)关节炎:非侵蚀性关节炎,累及两个或更多的外周关节,有压痛、肿胀和积液。

(6)浆膜炎:胸膜炎和心包炎。

(7)肾脏病变:尿蛋白大于 0.5 g/24 h 或＋＋＋或者有管型。

(8)神经病变:癫痫发作或精神病,除外药物或已知的代谢紊乱。

(9)血液学病变:溶血性贫血伴网织红细胞增多,或白细胞减少(至少 2 次测定少于 4×10^9/L),或淋巴细胞减少(至少 2 次测定少于 1.5×10^9/L),或血小板减少(少于 100×10^9/L,除外药物影响)。

(10)免疫学异常:抗 ds-DNA 抗体阳性,或抗 Sm 抗体阳性,或磷脂酶抗体阳性。

(11)抗核抗体:在任何时候和未用药物诱发"药物性狼疮"的情况下,抗核抗体滴度异常。

2.肾脏病理学分型

国际肾脏病学会(ISN)和肾脏病理学会(RPS)2003年公布了狼疮性肾炎的病理学分型(见表6-1),这是截至目前最被国际认可的狼疮性肾炎的分型体系。

表6-1　狼疮性肾炎的病理学分型(ISN/RPS,2003)

分型	病理学改变
Ⅰ型	系膜轻微病变性狼疮性肾炎,光镜下肾小球正常,免疫荧光/电镜可见系膜区免疫复合物沉积
Ⅱ型	系膜增生性狼疮性肾炎,系膜细胞增生伴系膜区免疫复合物沉积
Ⅲ型 　Ⅲ(A)型 　Ⅲ(A/C)型 　Ⅲ(C)型	局灶性狼疮性肾炎(累及<50%肾小球) 活动性病变:局灶增生性 活动性伴慢性病变:局灶增生硬化性 慢性非活动性病变:局灶硬化性
Ⅳ型 　S(A)型 　G(A)型 　S(A/C)型 　G(A/C)型 　S(C)型 　G(C)型	弥漫性狼疮性肾炎(累及≥50%肾小球) 活动性病变:弥漫性节段增生性 活动性病变:弥漫性球性增生性 活动性和慢性病变:弥漫性节段增生和硬化性 活动性和慢性病变:弥漫性球性增生和硬化性 慢性非活动性病变伴硬化:弥漫性节段硬化性 慢性非活动性病变伴硬化:弥漫性球性硬化性
Ⅴ型	膜性狼疮性肾炎,可以合并发生Ⅲ型或Ⅳ型,也可伴有终末期硬化性狼疮性肾炎
Ⅵ型	严重硬化型,超过90%的肾小球呈球性硬化,不再有活动性病变

3.肾活检

肾活检不仅可以为狼疮性肾炎进行病理分型,更为重要的是可以提供活动度和慢性化程度的相关信息。美国国立卫生研究院(NIH)肾组织活动性(AI)和慢性指数(CI)评分标准如表6-2、表6-3所示。

表 6-2　改良 NIH 狼疮性肾炎活动性病变评分方法

活动性病变指数	定义	分数
毛细血管内细胞增多	肾小球毛细血管内细胞增多＜25％（＋），25％～50％（＋＋），＞50％（＋＋＋）	0～3
中性粒细胞/核碎裂	肾小球白细胞和（或）核碎裂＜25％（＋），25％～50％（＋＋），＞50％（＋＋＋）	0～3
纤维素样坏死	肾小球纤维素样坏死＜25％（＋），25％～50％（＋＋），＞50％（＋＋＋）	(0～3)×2
透明物质沉积	肾小球线圈样病变（白金耳）透明血栓＜25％（＋），25％～50％（＋＋），＞50％（＋＋＋）	0～3
细胞性/细胞纤维性新月体	肾小球细胞性和（或）细胞纤维性新月体＜25％（＋），25％～50％（＋＋），＞50％（＋＋＋）	(0～3)×2
间质炎症	皮质间质白细胞＜25％（＋），25％～50％（＋＋），＞50％（＋＋＋）	0～3
总分		0～24

表 6-3　改良 NIH 狼疮性肾炎慢性病变评分方法

慢性病变指数	定义	分数
肾小球硬化	肾小球球性和（或）节段性硬化＜25％（＋），25％～50％（＋＋），＞50％（＋＋＋）	0～3
纤维性新月体	肾小球纤维性新月体＜25％（＋），25％～50％（＋＋），＞50％（＋＋＋）	0～3
肾小管萎缩	皮质肾小管萎缩＜25％（＋），25％～50％（＋＋），＞50％（＋＋＋）	0～3
间质纤维化	皮质间质纤维化＜25％（＋），25％～50％（＋＋），＞50％（＋＋＋）	0～3
总分		0～12

　　狼疮性肾炎的不同病理分型可以相互重叠，也可以随着疾病活动性和治疗效果的变化互相转变。因此，临床工作中要动态观察。

　　4.鉴别诊断

　　狼疮性肾炎需要与其他累及肾脏的系统性疾病相鉴别。

　　(1)过敏性紫癜性肾炎:除肾脏受累外,可伴有皮肤紫癜、消化道出血、关节痛,但血抗核抗体阴性,肾脏病理可见 IgA 沉积。

(2)原发性小血管炎相关肾损害:除肾受累外,亦可见全身多系统改变,如上呼吸道、下呼吸道、眼、耳、关节和肌肉等。血清抗中性粒细胞胞浆抗体常为阳性,肾脏病理常为节段性坏死性改变,常伴新月体形成。

(3)肾淀粉样变性:除肾受累外,可累及消化系统、心脏、关节及皮肤等,血抗核抗体阴性,受累组织刚果红染色阳性,电镜下肾脏有淀粉样纤维丝。

(四)治疗

狼疮性肾炎的治疗以控制狼疮活动、阻止肾脏病变进展、最大限度地降低药物治疗的不良反应为主要目标,包括免疫抑制治疗及针对相关表现和并发症的支持治疗。

1.Ⅰ型狼疮性肾炎(轻微系膜性狼疮性肾炎)

治疗主要根据肾外狼疮的临床表现决定是否应用糖皮质激素和免疫抑制剂。

2.Ⅱ型狼疮性肾炎(系膜增生性狼疮性肾炎)

对Ⅱ型狼疮性肾炎伴尿蛋白增多(>3 g/d)的患者,可应用糖皮质激素或钙调磷酸酶抑制剂治疗,药物减量根据临床和血清学活动情况决定。

3.Ⅲ型狼疮性肾炎(局灶性狼疮性肾炎)和Ⅳ型狼疮性肾炎(弥漫性狼疮性肾炎)

此两型的治疗分为两个阶段:初始治疗和维持治疗。

(1)初始治疗可维持 3～6 个月,应联合应用糖皮质激素和细胞毒类药物。

1)糖皮质激素:应根据 SLE 疾病活动度评估结果确定激素剂量。2020 年指南推荐对轻度活动的 SLE 患者,仅当羟氯喹或非甾体抗炎药不能控制病情时,考虑使用小剂量激素(泼尼松≤10 mg/d 或等效剂量的其他激素)来控制疾病。对中度活动的 SLE 患者,采用中等剂量泼尼松[0.5 mg/(kg·d)]或等效剂量的其他激素进行治疗。中等剂量激素难以快速控制病情的中度 SLE 患者,适当增加激素剂量,并可联合免疫抑制剂以减少激素的累积剂量,以降低发生长期使用激素带来不良反应的风险。对于重度活动的 SLE 患者,推荐标准剂量的泼尼松[1 mg/(kg·d)]或等效剂量的其他激素联合免疫抑制剂进行治疗。对病情严重的 SLE 患者,必要时使用激素冲击治疗;而发生狼疮危象的 SLE 患者,则直接推荐激素冲击治疗。激素冲击治疗为静脉滴注甲泼尼龙 500～1000 mg/d,通常连续使用 3 天为一个疗程,疗程间隔 5～30 天。冲击治疗后改服泼尼松 0.5～1 mg/(kg·d)或等效剂量的其他激素,通常治疗时间为 4～8周,但具体疗程应视病情而定。强调联合免疫抑制剂进行治疗,旨在诱导疾病缓解,并减少激素用量甚至最终停用,在病情长期缓解的同时减少激素相关不良反应的风险。

2)环磷酰胺:静脉滴注,每月 0.6～1.0 g,共 6 个月,或环磷酰胺口服 1.0～1.5 mg/(kg·d)(最大剂量 150 mg/d)。关于口服环磷酰胺是否较静脉使用不良反应大,目前尚无一致结论。为了保护生育能力,当使用环磷酰胺时,女性需要预防性使用亮丙瑞林,男性需要预防性使用睾酮。

3)羟氯喹:各型狼疮性肾炎患者,只要不存在特定的禁忌证,均建议接受羟氯喹治疗(2C)。研究显示,SLE 患者在被诊断为狼疮性肾炎之前就接受羟氯喹治疗能显著降低终末期肾脏疾病、心血管事件、血栓事件的发生率。羟氯喹的用量为 200 mg,每日 2 次。本药极少有视网膜毒性,如果出现视网膜损伤,主要可能是用药剂量超过 6.5 mg/(kg·d)并且长期用药数年以上。对长期服羟氯喹者建议每年行一次眼科检查。

4)硫唑嘌呤:荷兰狼疮工作组发现硫唑嘌呤在初始治疗Ⅲ型和Ⅳ型狼疮性肾炎时具有与环磷酰胺类似的效果,但经长期随访后发现,硫唑嘌呤组重复肾活检具有更高的慢性化评分,肾病复发率及肌酐倍增的比例也是高的。

5)吗替麦考酚酯(MMF):其疗效和安全性与环磷酰胺相仿,国内应用MMF 治疗弥漫性增生性狼疮性肾炎的记录多为 1.5～2.0 g/d,一般为 6～12 个月。但维持治疗的剂量及维持治疗的时间有待进一步研究。

6)环孢素:环孢素的使用方法为 4～5 mg/(kg·d),连用 9 个月,在随后的 9 个月内逐渐减量。

7)他克莫司(FK506):属于钙调磷酸酶抑制剂,国内现有部分研究表明该药联合激素能迅速、有效地控制弥漫增生性狼疮肾炎的病情活动,短期使用的安全性较好。其另一个突出特点为可在早期(2～4 周)提高患者的白蛋白水平。

8)生物制剂:SLE 患者中,针对 B 细胞的靶向治疗被证明疗效显著。2020 年指南推荐对经激素和(或)免疫抑制剂治疗效果不佳、不耐受或复发的SLE 患者,考虑使用生物制剂。贝利尤单抗是第一个获批用于治疗 SLE 的生物制剂。贝利尤单抗不仅能改善患者血清学指标,还能降低复发的风险及减少激素用量,常用于目前常规治疗控制不佳的 SLE 患者。利妥昔单抗对顽固性狼疮性肾炎和血液系统受累患者,可促进病情控制,并减少激素用量;仅在严重的溶血性贫血和免疫性血小板减少的患者中,利妥昔单抗考虑作为一线治疗。首个获批上市治疗 SLE 的国产生物制剂泰它西普,可同时抑制 B 淋巴细胞刺激因子和增殖诱导配体两个细胞因子的过度表达,适用于在常规治疗基础上仍具有高疾病活动度、自身抗体阳性的 SLE 成年患者。临床试验显示其在增加治疗有效性的同时,药物的安全性良好,是 SLE 治疗的一个重大突破,成为 SLE 患者最新的选择药物。

(2)维持治疗:经治疗患者病情得到控制后,治疗可进入维持阶段。此阶段泼尼松维持在 5～10 mg,免疫抑制剂可选用静脉应用环磷酰胺 0.6～1.0 g,每 3 个月一次;或使用硫唑嘌呤[1.5～2.5 mg/(kg·d)]或 MMF(1～2 g/d 分次服用)进行维持缓解治疗。对不能耐受 MMF 和硫唑嘌呤者,可使用钙调素拮抗剂和小剂量糖皮质激素。症状获得完全缓解后,应至少进行一年维持缓解期后再考虑将免疫抑制剂减量。

1)Ⅴ型狼疮性肾炎:对于Ⅴ型狼疮性肾炎并表现为非肾病水平蛋白尿患者,要使用降蛋白尿及抗高血压药物治疗,并根据肾外表现来决定糖皮质激素及免疫抑制剂治疗方案。对于存在肾病水平蛋白尿患者,应联合应用糖皮质激素及免疫抑制剂治疗。

2)Ⅵ型狼疮性肾炎(进展硬化型狼疮性肾炎):应根据狼疮肾外表现来决定是否使用糖皮质激素免疫抑制剂。

(五)狼疮性肾炎患者怀孕注意事项

指南指出:建议本病女性患者避免妊娠,直到狼疮性肾炎完全缓解。在妊娠期间可选用羟氯喹维持治疗,不使用环磷酰胺、MMF。狼疮性肾炎患者如果怀孕过程中复发,应该接受糖皮质激素的治疗,同时根据复发的严重程度,必要时可使用硫唑嘌呤。若患者接受糖皮质激素或硫唑嘌呤治疗过程中妊娠,在妊娠期间及分娩后的至少 3 个月内药物不能减量。妊娠期间可使用小剂量的阿司匹林以降低胎儿流产的风险。

二、中医诊疗

(一)中医对系统性红斑狼疮的认识

中医古籍中与系统性红斑狼疮相关的记载颇多,《黄帝内经》从"痹证"及"五脏痹"的角度命名,《素问·痹论篇》说"凡痹之客五脏者,肺痹者,烦满喘而呕;心痹者,脉不通,烦则心下鼓,暴上气而喘,嗌干善噫,厥气上则恐;肝痹者,夜卧则惊,多饮,数小便,上为引如怀;肾痹者,善胀,尻以代踵,脊以代头;脾痹者,四肢解惰,发咳呕汁,上为大塞"。该条指出了"痹"客五脏的临床表现。"五脏痹"认为系统性红斑狼疮与五脏虚损相关。《金匮要略》提出"阴阳毒"的病名及治疗方药,其曰"阳毒之为病,面赤斑斑如锦文,咽喉痛,唾脓血。五日可治,七日不可治,升麻鳖甲汤主之。阴毒之为病,面目青,身痛如被杖,咽喉痛。五日可治,七日不可治,升麻鳖甲汤去雄黄、蜀椒主之"。因系统性红斑狼疮皮肤表现明显,故古代医家多从皮肤特征入手命名。明代《外科启玄》中描述"三伏炎天,勤苦之人,劳于工作,不惜身命,受酷日晒曝,先疼后破,而成疮者",将其命名为"日晒疮",认为本病主要是"酷日晒曝"造成的;另《诸病源候论》提到"夫人冬月触冒寒毒者……至夏遇热,温毒始发出于肌肤,斑烂隐疹如锦文也",根据这一特点,将其命名为"温毒发斑"。明代陈实功《外科正宗》有"葡萄疫其患……郁于皮肤不散,结成大小青紫斑点,色若葡萄,发在遍体头面"的描述,将其命名为"葡萄疫"。除此之外,还有"红蝴蝶疮""蝴蝶斑""马樱丹""茱萸丹""鬼脸疮""流皮漏""赤丹""红斑蝴蝶""猫眼疮"等病名。又因其可表现为贫血和(或)白细胞减少和(或)血小板减少,根据这一临床特点又将本病归为中医学"虚劳""血虚"范畴。随着病情的进展,又可以某种症状为主要表现,并据此命名,所以又可分属"水肿""悬饮""发热""腹痛"等不同病证范畴。

(二)病因病机

系统性红斑狼疮病因比较复杂,禀赋不足、饮食失节、情志失调、劳欲过度、外感六淫邪毒等均可导致疾病的发生。其病变的脏腑主要是肺、肾,其病机主要为阴津亏虚、燥热偏盛、瘀毒内阻。

1.先天禀赋不足

先天禀赋不足是系统性红斑狼疮发病的基础。《素问·金匮真言论》曰:"夫精者,身之本也。"精,既是构成人体的基本物质,也是人体各种功能活动的物质基础。

2.饮食失节

脾为后天之本,主运化水谷精微,为气血生化之源。如饮食失节,导致脾胃虚弱,即后天乏源,气血生化乏源,气血不足,则易致病;另外,肾主骨、生髓,久病脾虚及肾,后天之精匮乏,同时先天之精又得不到补益,肾精亏虚,阴阳失衡而发病。

3.产后体虚、房事不节

SLE好发于青年女性,女子阳常有余、阴常不足,体阴而用阳;青年女性正值机体气血旺盛之时,火易旺,水易亏,突起壮热,而致发病;女子产后精血耗失,百脉空虚,肾津亏枯,虚火内生,易发病;另外,房劳过度,肾精亏耗于下,相火蒸于上,阴火燔灼,愈耗真阴。

4.外感六淫邪毒

该病可归于"痹证"范畴,究其病因病机,乃风、寒、湿三邪入侵机体,痹阻经脉气血,可累及皮、肌、筋、脉、骨五体,出现关节、肢体、肌肉酸胀疼痛以及皮肤红斑;痹证日久迁延,可内舍于五脏,而逐渐发展成五脏痹。

5.外感内伤合而致病

内外合邪、热毒内窜,致使脏腑气机紊乱,气血运行失调,亦可致本病发生。

素体禀赋不足、肾阴亏耗、阴阳失调、气血失和、气滞血瘀是该病的发病基础;六淫结于血分,瘀而化热,久成瘀热毒邪,外伤腠理肌肤,蚀于筋骨而发病。

(三)辨证论治

1.轻型

(1)风湿热痹证

治法:祛风化湿,清热通络。

处方:白虎加桂枝汤加减(《金匮要略》)。石膏(先煎)30 g,桂枝9 g,炒白芍15 g,知母9 g,薏苡仁30 g,炙甘草9 g,羌活9 g,独活9 g,秦艽9 g,威灵仙9 g,宣木瓜6 g,细辛3 g,豨莶草12 g。

加减:有雷诺现象者,加川芎12 g;疼痛剧烈者,可加制川乌(先煎1小时)3 g,蕲蛇6 g;热毒盛者,加水牛角(先煎)30 g,大青叶12 g;湿盛者,加苍术12 g,滑石(包煎)12 g;上肢、颈部关节痛者,酌加桑枝12 g,葛根15 g等;下肢关节痛者,酌加牛膝12 g等。

(2)阴虚内热证

治法:滋肾清热,解毒祛瘀。

处方:青蒿鳖甲汤加减(《温病条辨》)。青蒿30 g,鳖甲12 g,生地15 g,知母9 g,地骨皮12 g,白花蛇舌草12 g,赤芍12 g,佛手9 g,生甘草9 g。

加减:阴津亏甚者,加麦冬12 g,枸杞子12 g;脱发甚者,加制首乌12 g,川芎12 g;皮疹身痒甚者,加徐长卿12 g,防风9 g;口干、眼干者,可加枸杞12 g,麦冬12 g,谷精草12 g;口腔溃疡者,加生甘草9 g,蒲公英30 g;贫血或有红斑结节者,加赤小豆10 g,全当归10 g。

(3)气血亏虚证

治法:益气养血。

处方:当归补血汤加减(《内外伤辨惑论》)。黄芪12 g,当归10 g,青蒿15 g,太子参12 g,仙鹤草9 g,白芍12 g,生地10 g,白术10 g,茯苓12 g,炙甘草9 g。

加减:血虚甚者,加赤小豆10 g,阿胶(烊冲)9 g;有出血倾向者,酌加仙鹤草12 g,地榆15 g,茜草10 g;脾虚便溏者,加炒白术至30 g,另加山药12 g;自汗甚者,加重黄芪用量,并加浮小麦10 g;失眠者,加夜交藤30 g,淮小麦30 g。

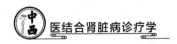

2.重型

(1)热毒炽盛证

治法:清热解毒,凉血消斑。

处方:犀角地黄汤加减(《外台秘要》)。水牛角(先煎)20 g,生地 9 g,赤芍 12 g,丹皮 9 g,青蒿 30 g,玄参 12 g,大青叶 12 g,金银花 10 g。

加减:热毒盛者,加连翘 12 g,白花蛇舌草 30 g;红斑明显者,加凌霄花 9 g,紫草 9 g;神昏谵语者,加服安宫牛黄丸或紫雪丹;惊厥狂乱者,加羚羊角粉 0.6 g,钩藤 12 g,珍珠母 15 g;鼻衄、肌衄者,加侧柏叶 12 g,白茅根 30 g;血尿者,加仙鹤草 30 g,小蓟 9 g。

(2)饮邪凌心证

治法:通阳利水,益气养心。

处方:苓桂术甘汤加减(《金匮要略》)。茯苓 15 g,桂枝 9 g,白术 12 g,炙甘草 9 g,汉防己 6 g,生黄芪 12 g,丹参 10 g,瓜蒌皮 10 g,薤白 9 g。

加减:胸闷甚者,加瓜蒌皮 10 g,枳壳 10 g;短气乏力明显者,重用黄芪至 30 g,加太子参 15 g;下肢水肿明显者,加牛膝 9 g,车前草 15 g;喘促明显者,加葶苈子 10 g,桑白皮 12 g。

(3)痰热郁肺证

治法:清热化痰,宣肺平喘。

处方:麻杏石甘汤(《伤寒论》)合千金苇茎汤(《金匮要略》)加减。麻黄 9 g,杏仁 6 g,石膏(先煎)30 g,生甘草 9 g,芦根 10 g,薏苡仁 15 g,桃仁 6 g,鱼腥草 25 g,冬瓜仁 10 g,野荞麦根 20 g。

加减:咳喘甚,不能平卧者,加葶苈子 10 g,桑白皮 12 g;热毒甚者,加水牛角(先煎)30 g,大青叶 12 g;大便干结者,加生大黄(后下)5 g;胸闷明显者,加郁金 10 g,丹参 15 g;痰热明显者,加姜半夏 9 g,黄连 3 g;有胸水者,加汉防己 9 g,丹参 12 g;有咯血者,加白茅根 15 g,棕榈炭 12 g。

(4)肝郁血瘀证

治法:疏肝解郁,活血化瘀。

处方:四逆散加减(《伤寒论》)。柴胡 9 g,枳实 9 g,白芍 12 g,生甘草 9 g,当归 10 g,郁金 10 g,茯苓 15 g,佛手 9 g,香附 9 g。

加减:热盛者,可加黄柏 12 g,焦栀子 9 g;湿盛者,加车前草 15 g,滑石(包煎)9 g;月经不调者,加益母草 15 g,制香附 9 g;血瘀甚者,加丹参 10 g,益母草 15 g;肝功能异常者,加垂盆草 30 g,虎杖根 15 g,五味子 9 g。

(5)脾肾阳虚证

治法:温肾健脾,化气行水。

处方:真武汤加减(《伤寒论》)。制附子(先煎)6 g,茯苓 15 g,白术 12 g,白芍 12 g,桂枝 9 g,生姜 6 g,山药 15 g,泽泻 9 g,青蒿 12 g。

加减:水肿甚者,加大腹皮 10 g;伴有大量或顽固性蛋白尿者,可加生黄芪 30 g,金樱子 30 g,芡实 15 g;血尿明显者,加仙鹤草 15 g,小蓟 9 g;尿白细胞明显者,加半枝莲 15 g,车前草 12 g。

(6)风痰内动证

治法:涤痰息风,开窍通络。

处方:重者羚角钩藤汤合(或)安宫牛黄丸:水牛角(先煎)12 g,钩藤 15 g,竹茹 9 g,生地 12 g,桑叶 10 g,茯神 9 g,川贝 9 g。轻者天麻钩藤饮合止痉散加减(《温病条辨》):天麻 6 g,钩藤 12 g,石决明 15 g,杜仲 12 g,川牛膝 10 g,僵蚕 10 g,白附子 6 g,全蝎 5 g,黄芩 9 g,青蒿 12 g,茯神 9 g。

加减:心情烦躁者,可加龙胆草 6 g,黄连 3 g;心情抑郁者,可加淮小麦 30 g,炙甘草 10 g,红枣 10 g;寐差者,可加夜交藤 30 g,酸枣仁 12 g;有癫痫者,加地龙 12 g,郁金 9 g。

第二节　过敏性紫癜性肾炎

一、西医诊疗

过敏性紫癜是一种系统性小血管炎,可表现为皮肤紫癜、出血性胃肠炎、关节炎和肾脏损害等临床表现,病理特点为含有 IgA 的免疫复合物沉积于受累脏器的小血管壁,引起炎症反应。过敏性紫癜患者绝大多数有皮肤受损,伴有肾脏损害者称为"过敏性紫癜性肾炎"。

(一)临床表现

过敏性紫癜的经典四联征包括皮疹、关节痛、胃肠道症状和肾脏病,但临床上很少会四联征同时出现。肾脏受累很少作为首发症状。患者皮疹多发生在四肢,也可以发生于臀部和躯干,多表现为略高于皮肤表面的出血性斑点。皮疹可成批出现,也可联合成片。当患者胃肠道受损后,可出现腹部绞痛、恶心、呕吐,严重者可出现黑便或鲜血便。关节受累多出现在踝关节和膝关节,可出现关节炎,表现为关节积液和压痛。肾脏病多发生在全身其他脏器受累后数天

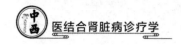

至数周,临床和病理表现具有多样性。大多数患者表现为血尿和(或)轻微蛋白尿,部分患者可能出现肾病综合征、血压升高,极少数患者会出现肾功能不全。肾脏受累的程度与皮肤、胃肠道和关节受累的严重程度无关。

本病典型的病理表现为系膜增生性肾炎,包括系膜细胞增多和系膜基质增宽;可有不同程度新月体形成,可出现毛细血管内增殖,严重病例可出现节段性衽坏死,某些病例类似于膜增生性肾炎,肾小球基底膜出现"双轨征"。免疫荧光检查可见以 IgA 为主的免疫球蛋白在肾小球内沉积,主要沉积部位是系膜区,也可见于内皮下;常伴随 IgG、IgM、C3 沉积。电镜检查可见肾小球系膜区、内皮下有电子致密物沉积。

诊断依赖于典型的临床表现,如皮肤、关节、胃肠道、肾脏受累及以 IgA 沉积为主的系膜增生性肾小球肾炎。对于肾脏受累较轻的患者,反复细致的尿常规检查可明确肾脏受累。

(二)辅助检查

1.血常规检查

血常规检查包括血小板检查(可以判断皮肤出血点是否为血小板计数偏低导致的)和凝血常规系列。

2.尿液检查

(1)尿常规检查:可见血尿、蛋白尿和管型尿。当尿蛋白阳性和尿红细胞阳性时,可辅助诊断。

(2)24 小时尿蛋白定量:通过收集 24 小时尿液来测量尿蛋白含量。当 24 小时尿蛋白含量>150 mg 时,可辅助诊断。

(3)尿红细胞形态检查:用以检查尿红细胞总数及畸形红细胞数。当畸形红细胞数占 75% 以上,且红细胞数≥8×10^{12}/mL 时,可辅助诊断。

3.肾脏彩超

肾脏彩超可明确肾脏有无大小、形态变化,有无肾实质病变。

4.肾功能

血尿素氮、肌酐可升高,肌酐清除率可下降。

5.免疫球蛋白检测

过敏性紫癜性肾炎患者常有 IgA 免疫复合物的沉积,多在起病后 2 周 IgA 开始升高,C3、C4、CH50 多数正常或增加。当 IgA 升高时,可辅助诊断。

6.循环免疫复合物检测(CIC)

CIC 用以判定疾病的活动性、病因、治疗效果及预后。当 CIC 为阳性时,可辅助诊断。

（三）诊断与鉴别诊断

1.诊断

紫癜性肾炎的诊断必须符合下述三个条件：

（1）患者有过敏性紫癜的皮肤紫癜等肾外表现。

（2）患者有肾损害的临床表现，如血尿、蛋白尿、高血压、肾功能不全等。

（3）患者肾活检表现为系膜增殖、IgA 在系膜区沉积。

2.鉴别诊断

（1）与 IgA 肾病相鉴别：二者肾脏病理相似，主要的辨别点取决于临床表现，如典型的皮疹，伴或者不伴有胃肠道和关节受累的临床表现。IgA 肾病潜伏期较短，多在上呼吸道感染后数小时至 72 小时出现血尿，且无皮肤紫癜、腹痛、关节疼痛等症状。

（2）其他临床上出现皮疹和急性肾炎综合征的疾病

1）原发性 ANCA 相关小血管炎的肾损害：过敏性紫癜以皮肤小血管炎及肾小球 IgA 沉积为主。ANCA 相关性小血管炎患者除血清 ANCA 阳性外，临床可有更多脏器受累，如肺、眼、耳和鼻等，且全身症状（乏力、低热、食欲缺乏、体重下降等）明显。其脏器病理多表现为寡免疫沉积性局灶纤维素样坏死或新月体性肾小球肾炎。而紫癜性肾炎除了肾脏损伤外，其他受累器官比较局限，而且皮肤以及肾脏 IgA 血管炎以 IgA 沉积为主。

2）狼疮性肾炎：狼疮性肾炎的诊断首先要满足临床诊断标准，且病理学检查为多种免疫球蛋白和补体成分沉积而表现为典型的"满堂亮"表现。狼疮性肾炎多发于青年女性，皮损多为面颊部的蝶形红斑，血清学检查见血清抗核抗体、抗 ds-DNA 抗体、抗 Sm 抗体等为阳性。

3）冷球蛋白血症肾损害：冷球蛋白血症性血管炎可在血清中发现冷球蛋白，肾脏病理特别是电镜检查可见典型的冷球蛋白结晶。

3.过敏性紫癜性肾炎肾小球病理分级

Ⅰ级：肾小球轻微异常。

Ⅱ级：单纯系膜增生，分为：a.局灶节段；b.弥漫性。

Ⅲ级：系膜增生，伴有＜50％肾小球新月体形成和（或）节段性病变（硬化、粘连、血栓、坏死），其系膜增生分为：a.局灶节段；b.弥漫性。

Ⅳ级：病变同Ⅲ级，50％～75％的肾小球伴有上述病变，分为：a.局灶节段；b.弥漫性。

Ⅴ级：病变同Ⅲ级，＞75％的肾小球伴有上述病变，分为：a.局灶节段；b.弥漫性。

Ⅵ级:膜增生性肾小球肾炎。

4.肾小管间质病理分级

(一)级:间质基本正常。

(＋)级:轻度小管变形扩张。

(＋＋)级:间质纤维化、小管萎缩＜20％,散在炎性细胞浸润。

(＋＋＋)级:间质纤维化、小管萎缩占 20％～50％,散在和(或)弥漫性炎性细胞浸润。

(＋＋＋＋)级:间质纤维化、小管萎缩＞50％,散在和(或)弥漫性炎性细胞浸润。

(四)治疗

对大多数患者而言,该病属于自限性疾病。因此,对于多数临床表现轻微、一过性尿检查异常者,无需特殊治疗,但应注意观察尿常规变化。

1.消除致病因素

防治感染,清除局部病变(如扁桃体炎等),驱除肠道寄生虫,避免可能致敏的食物及药物等。

2.一般治疗

(1)抗组胺药:盐酸异丙嗪、氯苯那敏(扑尔敏)、阿司咪唑(息斯敏)、去氯羟嗪(克敏嗪)、西咪替丁及静脉注射钙剂等。

(2)改善血管通透性药物:维生素 C、曲克芦丁、卡巴克络等。

3.免疫抑制治疗

(1)糖皮质激素:用于关节肿痛、腹痛及胃肠道症状明显,以及临床表现为肾炎综合征、肾病综合征,伴或不伴肾功能损害,病理上呈弥漫增生性改变者。

①泼尼松:成人 0.6～1 mg/(kg·d),分次或顿服。服用 8 周后逐渐减量,每 2～4 周减 10％,逐渐减量至隔日顿服,维持量为隔日 5～10 mg,总疗程为6～12 个月。

②冲击治疗:适用于经上述治疗无效或临床表现为急进性肾炎,病理呈弥漫性增殖并伴有大量新月体者。对于有细胞或细胞纤维新月体形成、毛细血管袢坏死的患者,首选甲泼尼龙冲击治疗,剂量为 0.5～1.0 g/d,静脉滴注 3 天,根据病情需要可追加一个疗程。间歇期及疗程结束后,改为泼尼松口服 0.6～1.0 mg/(kg·d),减量方案同上。

(2)免疫抑制剂:对于明显新月体形成、单用激素效果不佳的患者,可联合使用其他免疫抑制剂,如环磷酰胺(CTX)、吗替麦考酚酯(MMF)、环孢素 A、来氟米特、咪唑立宾、雷公藤多苷等。

1)CTX 静脉或口服用:静脉用药 CTX 的剂量为 0.75 g/m² 体表面积,每月 1 次,连用 6 个月改为每 3 个月静滴一次,总剂量<12 g。肾功能不全者 CTX 剂量减半;CTX 冲击后如出现血白细胞减少,下次剂量减半或停药。应用 CTX 时要注意性腺抑制、出血性膀胱炎、骨髓抑制等不良反应。用药时应充分水化,定时排尿,处理胃肠道症状,如果发生感染则暂缓用药。

2)MMF:起始治疗剂量成人 1.0～1.5 g/d×6 个月,然后逐渐减量,总疗程为 9～12 个月。MMF 剂量调整方案如下:治疗初期有严重消化道症状者剂量可减半,待症状减轻后逐渐加至治疗剂量;治疗过程中如出现血白细胞减少,剂量减半或停药;如果并发感染,MMF 减至 0.5 g/d 或暂停,激素同时减量,待感染完全控制后加至原剂量。

3)雷公藤多苷片:20 mg,3 次/天,其与糖皮质激素合用对本病有一定疗效。

4.对症治疗

(1)降压治疗:可采用 ACEI 或 ARB,如贝那普利或氯沙坦等。这两类药物除降压作用外,还具有减少蛋白尿、减轻肾脏炎症和纤维化的作用。用药期间注意防止出现低血压、咳嗽、高血钾等不良反应。

(2)抗凝治疗:有新月体形成、明显纤维蛋白沉积或肾病综合征患者,可给予肝素、双嘧达莫、硫酸氯吡格雷等抗凝、抗血小板治疗。

(3)腹痛较重者可予阿托品或山莨菪碱(654-2)口服或皮下注射;关节痛可酌情用止痛药;呕吐严重者可用止吐药;伴发呕血、血便者,可用奥美拉唑等治疗。

二、中医诊疗

(一)中医对过敏性紫癜性肾炎的认识

过敏性紫癜性肾炎根据临床表现,在紫癜阶段属中医学的"发斑""斑疹""肌衄""葡萄疫"等范畴。"葡萄疫""斑疹""斑毒"等均因皮疹形色而得名。关于"斑"类命名,最早见于东汉《金匮要略》中的"阴阳毒",此为发斑性疾病的早期记载,后被进一步解释为"阳斑""阴斑"。此外,遍布皮损严重者名为"斑毒",也可根据皮疹颜色名为"紫斑"等。《医宗金鉴·外科》在"葡萄疫"节下注:"状若葡萄,发于遍身,惟腿胫居多。"伴有肾损害时,本病与中医学的"血证""水肿"等相关。疾病后期,出现正气虚损时与"虚劳"相类似。

(二)病因病机

斑疹总的病机均系热邪深入营血。具体而言,斑多由温热病邪炽于阳明,灼伤血络,血从肌肉外溢而致,故有"肌衄"之谓,乃气血两燔之征象;疹的形成多由风热伏肺,内窜营分,郁于血络,外显于肌表而成。故《温热论》言:"斑属血者恒多,疹属气者不少。"《温病条辨》进一步阐明病机,曰"斑乃纯赤,或大片,为肌肉之病……疹系红点高起,麻、瘄、痧皆一类,系血络中病"。

（三）辨证论治

本病的治疗不外祛因和消斑两方面,可标本同治,症因兼顾。早期当以祛邪为主;迁延期则当以顾护气阴为本,消除紫癜为标。实证以清热凉血为主,随证配用祛风通络、缓急和中;虚证以滋阴降火、益气摄血为主。紫癜为离经之血,皆属瘀血,故活血化瘀贯穿始终。本病常见复发,是标证虽去而内脏功能尚未恢复之故,因此,紫癜消退后若有肾脏损害者,仍应继续调治,方能获得远期疗效。

1.风热夹瘀证

证候:起病急,皮肤紫斑,以下肢和臀部为多,对称分布,颜色鲜红,呈斑丘疹样,大小形态不一,可融合成片;可伴有发热、微恶风寒、咳嗽、流浊涕、咳黄痰、咽鲜红、鼻衄、尿血、便血;舌体瘀斑,苔薄黄,脉浮数。

治法:祛风清热,活血化瘀。

方药:连翘败毒散加减。当归、连翘、黄芩、麦冬、柴胡、前胡、生地、黄连、甘草等。

加减:皮肤瘙痒者,加白鲜皮、地肤子等;腹痛者,加木香、芍药;便血者,加生地榆、苦参、槐花炭;尿血者,加藕节炭、白茅根、大蓟、小蓟、旱莲草。

2.血热夹瘀证

证候:发病急骤,皮肤瘀点瘀斑密布,此起彼落,色深紫红,甚则融合成片;可伴有心烦、口干欲饮、鼻衄、齿衄、便血、便秘、小便短赤;舌红绛或有芒刺,舌下脉络迂曲,苔薄黄或黄厚,脉数有力。

治法:清热解毒,活血化瘀。

方药:犀角地黄汤加味。水牛角、生地、赤芍、牡丹皮、玄参、栀子、黄芩、紫草、连翘、甘草等。

加减:皮肤紫斑多者,加知母、栀子、藕节炭、茜草炭、仙鹤草;鼻衄量多者,可酌加白茅根、炒蒲黄(包煎)、仙鹤草、三七粉(吞服);齿衄者,加藕节炭;尿血者,加大蓟、小蓟;便血者,加生地榆、益母草。

3.阴虚夹瘀证

证候:起病较缓,病程较长,紫癜时发时隐,色暗红,或紫癜已消退;低热,潮热盗汗,手足心热,口干喜饮,夜寐不安,咽暗红,大便干燥;舌红少津,舌体瘀斑,少苔或无苔,脉细数。

治法:滋阴清热,活血化瘀。

方药:知柏地黄汤加减。生地、牡丹皮、山茱萸、茯苓、黄柏、知母、旱莲草、牛膝、泽兰等。

加减:低热者,加银柴胡、青蒿、地骨皮;盗汗者,加煅牡蛎、煅龙骨、五味子;尿血者,加白茅根、小蓟、大蓟、仙鹤草;便血者,加生地榆、槐花炭。

4.气阴两虚夹瘀证

证候:起病较缓,病程较长,紫癜时发时隐,色暗红,或紫癜已消退;自汗盗汗,咽干唇裂,口渴喜饮,五心烦热,面色潮红,午后潮热,平日易感冒,倦怠乏力,少气懒言,食欲缺乏;舌体瘀斑,舌红少津,少苔,脉细无力。

治法:益气养阴,活血化瘀。

方药:参芪地黄汤加减。人参、黄芪、茯苓、生地、山药、山茱萸、牡丹皮、泽泻等。

加减:口干咽燥者,加玄参、石斛、玉竹等;尿血者,加炒蒲黄(包煎)、藕节炭、小蓟、大蓟;便血者,加生地榆、槐花炭等。

(四)中医医疗技术

1.中药贴敷疗法

对于体质偏阴虚的患者,选用滋阴、清热、化瘀、通络方药碾末,姜汁调匀后制成药贴;对于体质偏阳虚的患者,选用温阳、益气、化瘀、通络方药碾末,姜汁调匀后制成药贴。常用穴位:肾俞、复溜、足三里、脾俞、气海等。

2.中药离子导入

对腰痛明显者,可予中药辨证方离子导入患处,每日1次,每次20分钟。

3.耳穴压豆

对失眠不寐者,可取耳穴心、肾、神门、皮质下等;对腰酸、腰痛者,可取耳穴腰骶、肾等。将王不留行籽或磁珠贴压,上述耳穴(单侧)分别各贴置一块,间隔1~2天后撕去,贴另一耳穴,反复交替。每次揉按各穴共20分钟左右,以加强刺激。

4.中药保留灌肠

对大便干结者,可予中药辨证方,浓煎取汁100~200 mL待温度至39~40 ℃时以灌肠器灌入肠道,保留30分钟后排出,每日1次。

第三节　干燥综合征肾损害

一、西医诊疗

干燥综合征(sjogren syndrome,SS)是以侵犯唾液腺、泪腺等外分泌腺体为主的自身免疫性疾病。临床表现除因唾液腺和泪腺功能受损而出现的口干、眼干外,还有多种内脏受累,如肾脏。干燥综合征分为原发性和继发性两类。原发性干燥综合征是指单纯干燥综合征,不伴有任何一种已分类的结缔组织病者;继发性干燥综合征是指其发病可能源于其他结缔组织病,最常见为系统性红斑狼疮。本节主要介绍原发性干燥综合征肾损害。

根据受累脏器的不同,干燥综合征可分为外分泌腺病变和系统性受累两种。前者主要指口、眼、呼吸道、消化道、生殖道及皮肤黏膜等分泌减少的干燥表现;后者表现为皮肤血管炎以及关节肌肉、消化系统、神经系统、呼吸系统、心脏、血液系统及肾脏系统等受累。据文献报道,原发性干燥综合征肾脏损害发生率为 $0.3\%\sim33.5\%$ 。肾脏损害形式多样,没有统一的诊断标准,有学者将肾脏损害定义为:禁水试验后尿比重 <1.010 ,尿 pH 值 >7 超过 6 个月,肾绞痛合并肾结石或肾钙质沉着,肾排泄功能受损,蛋白尿,活动性尿沉渣或肾活检证实为肾小管间质性肾炎和(或)肾小球肾炎。原发性干燥综合征肾脏损害与干眼症、下涎腺活检阳性、补体 C3 降低、低蛋白血症、贫血等相关,因此,对涉及上述特征的患者需要早期警惕肾脏损害。

(一)临床表现

原发性干燥综合征患者肾脏损害主要表现在以下几个方面:

1.肾小管性酸中毒(RTA)

原发性干燥综合征肾脏损害多以肾小管间质为主,国内北京协和医院2018 年报道肾小管间质病变比例为 51.5% 。多数肾小管间质性肾炎(tubulointerstitial nephritis,TIN)患者起病隐匿、进展缓慢,通常在干燥综合征病程的 2 年左右出现。根据受累部位分为远端小管、近端小管和集合管受累,临床上也常出现混合性肾小管酸中毒。远端肾小管性酸中毒(DRTA)表现为肾小管泌氢泌氨功能障碍,高氯性酸中度,低血钾,高尿钾,低钾性周期性麻痹,尿轻度丢失碳酸氢盐,血碳酸氢盐正常。少数患者可致以近曲小管为主的RTA,表现为碳酸氢盐重吸收障碍,尿中大量丢失 HCO_3^- 。部分患者无明显

RTA 的临床症状,常规检查亦无明显异常,仅于氯化铵负荷试验后表现为肾小管酸化功能障碍。肾小管酸中毒导致钙磷代谢异常,患者也会出现肾间质钙化、肾结石、骨软化或骨质疏松等。尤其是不完全性 DRTA(血清碳酸氢根离子水平正常,但在酸负荷后仍然不能酸化尿液)会引起轻度的酸血症和较高的尿液 pH 值,导致骨骼脱钙和肾结石形成的可能性更大。

2.肾性尿崩症

少数患者尿液浓缩功能降低,出现低渗尿,禁饮和注射加压素后,尿液渗透压和尿比重不能提高,表现为肾性尿崩症。其临床症状较轻,表现为多饮、多尿、夜尿多。

3.范可尼综合征

个别 SS 患者有肾小管功能受累伴正常血糖性葡萄糖尿、氨基酸尿、磷酸盐尿、高尿酸尿等以近端小管功能受累为表现的继发性范可尼综合征。

4.肾小管性蛋白尿

尿蛋白电泳显示少量低分子蛋白尿,24 小时尿蛋白定量<1 g,同时血、尿 β_2-MG 明显升高,可能为肾小管对 β_2-MG 重吸收减少或局部受损组织淋巴细胞对其产生增加所致。由于肾小管受损重,吸收蛋白尿减少,故尿 β_2-MG、NAG 等升高,蛋白分析提示以小分子蛋白为主。

5.肾小球肾炎

SS 中肾小球病变不多见,可表现为血尿、蛋白尿甚至肾病综合征。病理最为常见的是膜增生性肾小球肾炎(MPGN),还可表现为膜性肾病(2.4%~15.6%)、IgA 肾病(7.3%~21.0%)、局灶节段性肾小球硬化(1.5%~8.0%)、微小病变肾病(2.0%~4.0%)以及分类不明的增生性肾小球肾炎和偶发的新月体性肾炎。但是 SS 中肾小球病变并非为主要肾脏损害,如出现肾小球病变应多想到是否合并 SLE 或混合性冷球蛋白血症。其临床多表现为血尿、大量蛋白尿、高血压、肾小球滤过率降低等,少部分 MPGN 患者会出现急性肾衰竭等急性肾病综合征的表现。由于肾小球损伤早期即可出现蛋白尿、高血压等症状,比肾小管间质性肾炎的临床表现更典型,临床中更有可能进行肾脏活检,因此肾小球疾病被发现的概率更大。

(二)辅助检查

1.一般实验室检查

常规化验包括血、尿、便常规以及肝肾功能、血糖、电解质、血沉、C 反应蛋白、补体等。此外,应依据患者的症状和器官受累情况进行其他相应的辅助检查,如胸部高分辨 CT 等。

免疫球蛋白测定及蛋白电泳,多数患者有明显的多克隆高免疫球蛋白血症,偶有出现单克隆高球蛋白血症者要警惕淋巴系恶性肿瘤的发生。

2.诊断性检查

(1)自身抗体:SS患者血清中可检测到多种自身抗体,抗核抗体(ANA)阳性率达80%,其中抗SSA抗体阳性率最高,抗SSB抗体是诊断SS的标记性抗体。特别值得注意的是,抗Ro52抗体不等同于抗SSA抗体,抗Ro52抗体阳性并不代表抗SSA抗体阳性。两者是两种独立的抗体,均可在SS患者血清中出现,往往是同时阳性,只是抗Ro52抗体的特异性较抗SSA抗体差。抗着丝点抗体、抗胞衬蛋白抗体等也常阳性。70%～90%的患者类风湿因子(RF)阳性。

(2)唇腺黏膜病理:灶性淋巴细胞性唾液腺炎(FLS)是诊断SS的典型病理表现。正确的唇腺黏膜病理诊断性判读为:每4 mm²唇腺黏膜组织面积内≥50个淋巴细胞为一个灶,浸润的淋巴细胞通常紧密聚集在唾液腺管或血管周围,而其周边的腺泡组织表现正常。FLS界定为每4 mm²唇腺黏膜组织面积内平均至少1个FLS,即灶性指数≥1灶/4 mm²为唇腺病理阳性,是诊断SS的标准之一。必须强调的是,在4 mm²组织内的灶数,国内建议用有标尺的显微镜来计算。无面积界定的报告不具备临床诊断意义。唇腺病理除有助于诊断SS外,尚可用于排除非特异性慢性唾腺炎、慢性硬化性唾腺炎及米库利兹病。

(3)口干燥症检查:包括唾液流率、腮腺造影、唇腺黏膜病理。

(4)干燥性角结膜炎检查:包括泪液分泌试验、泪膜破碎时间、角膜染色。

(三)诊断与鉴别诊断

1.诊断

当出现女性多系统受累,尤其以眼干及口干明显者应该考虑到干燥综合征。如辅助检查中出现抗核抗体中的抗SSA(Ro)抗体和抗SSB(La)抗体阳性,则应高度怀疑此病。

当原发性干燥综合征患者出现以肾小管-间质损害为主的临床表现,如与肾功能不平行的贫血、夜尿增多、低钾血症、代谢性酸中毒时;或出现肾小球损害的表现,如大量蛋白尿及肾小球源性的血尿时,均应考虑干燥综合征肾损害。如果患者条件允许,应进行肾活检的病理检查,其目的是明确肾损伤的部位,评价急慢性病变的比例,制订合理的治疗方案,还可以与其他免疫系统疾病所致的肾损害相鉴别。

2.鉴别诊断

(1)IgG4相关性疾病(IgG4-RD):IgG4相关性疾病是一种系统性炎症纤维化疾病,几乎可影响每一个器官系统,包括胰腺、胆道、主动脉、肺、唾液腺、泪腺、甲状腺、硬脊膜和肾脏等。其疾病特点是肿瘤样病变和两个标志性的组织学特征,即富含 IgG4 的淋巴浆细胞浸润和席纹状纤维化。IgG4-TIN 患者的平均年龄接近 65 岁,男性占多数,而 SS 患者多为女性。IgG4-TIN 患者以急进性肾功能减退为首发症状者较 SS 肾损害患者多。IgG4-TIN 最常见的肾外表现是唾液腺炎、淋巴结肿大、1 型自身免疫性胰腺炎和泪腺炎,患者常有明显的泪腺及唾液腺肿大,但口干眼干症状较 SS 患者轻,关节肿痛症状也较 SS 患者少;而 SS 肾损害患者同时伴自身免疫性胰腺炎的情况明显少于 IgG4-RD 患者。

(2)原发性肾小管酸中毒:RTA 患者共同的临床特点为血氯增高、低血钾(部分类型有高血钾)、酸中毒、碱性尿、肾脏鱼子样结石。因此,对低血钾、乏力或软瘫、多尿、高血氯性酸中毒伴尿 pH 值升高(>6.0)者,都应警惕 RTA,进行相应的实验室检查排除或确定诊断。对不完全性Ⅰ型肾小管性酸中毒可做氯化铵负荷试验帮助确诊。试验方法为在禁食酸性或碱性药物后,口服氯化铵 0.1 g/kg,每天 3 次,连服 5 天,在血 pH 值下降时,尿 pH 值仍不能降到 5.5 以下则可诊断为不完全性Ⅰ型肾小管性酸中毒。口服氯化钙 0.2 g/kg,5 小时后,尿 pH 值不能降到 5.5 以下即表明尿酸化有障碍,可诊断为不完全性Ⅰ型肾小管性酸中毒。对于Ⅱ型 RTA 疑似病例,可行碳酸氢盐重吸收试验,嘱患者口服或者静脉滴注碳酸氢钠,如碳酸氢根的排泄分数>15% 即可确诊。

(3)药物性肾小管-间质损害:表现为急性者多与抗生素(如氨基糖苷类及 β-内酰胺类)、NSAIDs 及利尿剂的使用有关,表现为慢性者多与 NSAIDs 及含马兜铃酸中药的使用有关。

(4)感染相关肾小管-间质损害:患者多有慢性泌尿系感染史,特别是慢性肾盂肾炎。

(5)特发性间质性肾炎:多为自身免疫相关,如患者伴有眼色素膜炎,又称"小管间质性肾炎伴眼色素膜炎综合征"。肾脏病理为典型的急性过敏性间质肾炎的表现。

(四)治疗

临床上,对于 SS 肾损害的治疗尚未有统一的共识或指南,大多采取临床对症治疗,同时根据病情选择糖皮质激素或免疫抑制剂,如环磷酰胺、钙调神经磷酸酶抑制剂和生物制剂等。现有研究及病例报道显示,不同病理类型、不同临床特征的患者对于糖皮质激素及免疫抑制剂的治疗反应各不相同,对于 TIN 患者一般推荐使用中到大剂量的糖皮质激素[泼尼松≥0.5 mg/(kg·d)];当出现 MPGN、膜性肾病等肾小球病变时,临床常参照狼疮肾炎的治疗方案,冷球蛋白血症继发 MPGN 的重症患者推荐联合使用激素、免疫抑制剂(如霉酚酸酯)、利妥昔单抗,当出现疾病快速进展或危及生命的情况时也可以选择血浆置换治疗;当肾活检病理结果提示肾小球硬化或纤维化、肾小管间质纤维化时,应用糖皮质激素或免疫抑制剂治疗可能效果不明显。因此,临床上需根据患者的临床表现、生化指标、肾脏穿刺病理表现等结果来选择个体化的治疗方案。

二、中医诊疗

(一)中医对干燥综合征的认识

中医古籍中并无"干燥综合征"的病名,多根据疾病的病因、临床表现等来命名。因本病多以眼干、口干为主要临床表现,故常将其归属于"燥证""燥病"范畴。有关本病的临床表现和病因病机早有论述,相关记载最早可追溯到《黄帝内经》时期。《黄帝内经》有云"诸涩枯涸,干劲皴揭,皆属于燥",指出凡是出现干燥涩痛、枯涸等征象的疾病皆为燥证。《素问·阴阳应象大论》中"金燥受邪,肺病生焉""燥胜则干,津之为液……津充则润,津亏则燥"指出了燥邪入侵的病位及伤燥津亏。东汉张仲景在《金匮要略》中提到"病人胸满,唇痿舌青,口燥,但欲漱水不欲咽……为有瘀血",将瘀血引入口干的病因病机。清代高士宗的《黄帝素问直解·痹论》曰:"热合于燥……燥痹逢热,则筋骨不濡,故纵。纵,弛纵也。弛纵则痛矣。"首次提出了"燥痹"一词,并且认识到燥邪会导致筋骨关节疼痛。到 20 世纪中叶,随着风湿病学从国外的引入,我国中医各家开始了对风湿病学包括干燥综合征的认识和探索。直到 20 世纪 80 年代,路志正教授结合其发病特点,以津液、阴血亏耗导致筋脉失养,痰瘀相结,阻滞经络,致气血不通,关节筋脉痹阻而疼痛之特点,提出"燥痹"。认为其是风湿病的一种,由燥邪而致,以肢体关节枯削疼痛、孔窍干燥为主要临床表现,并由全国中医痹证委员会编撰进《中国痹证大全》。这一命名获得了当时大多数学者的认同,至今仍被广泛使用。

(二)病因病机

燥痹病因多端,机制复杂,既有外因,也有内因。燥痹病程较长,易反复发作,津液难以迅速恢复,可致多脏器受损。本病所发,可为先天禀赋不足;或阴阳两虚,津液化生无源;或过食辛燥之品;或感受外邪,多从燥化;或长期情志不遂化火;或因病耗阴,失血伤精,津枯液涸,阴虚津液失布;或津少血运滞涩,瘀血内停,津失布达,痹阻脉络,肢体、关节、清窍及脏腑失于濡养,功能受损而致病。其基本病机为津液之化生、运行、敷布失常,五脏六腑及四肢百骸失于濡润滋养。燥邪是发病的关键,津亏是病理的基础。本病多为虚证,或虚实夹杂之证,属本虚标实之候,以阴虚津亏为本,以燥、热、毒、瘀为标。燥邪煎灼阴津,肢体、关节、肌肉、孔窍等失养,日久损及肾、肺、脾(胃)、肝等脏腑,而脏腑本身病变又使气血津液不足或输布运行失常而致燥。津伤成燥,燥盛伤津,互为因果,致使多系统、多脏器损害,并多为器质性病变,故本病病程长久,缠绵难愈。

(三)辨证论治

燥痹治疗应遵循"燥者濡之""燥者润之"的原则,扶正祛邪,调理脏腑气血阴阳,通达气机。法当滋阴润燥,益气养血,同时兼顾清热、祛瘀、通络。虚者以扶正为主,滋阴润燥、补气生津、益气养血等;实者以祛邪为主,清热解毒、活血化瘀等;虚实夹杂者,扶正祛邪兼顾,活血养血润燥等。滋阴润燥应以甘寒凉润为主,慎用苦寒;也不宜过用滋腻之品,否则有闭门留寇之忌。

本病的特点是"燥"与"痹"并行,有阴伤液亏与痹阻不通的双重性,以津伤伴痹阻为特点。因此在治疗中,要重视本病的双重性与复杂性,滋养濡润的同时,当以通络止痛为原则;并注意护胃气、补阴液、通经络,少用风燥之品。如张景岳云:"治痹之法,只宜峻补真阴,宣通脉络,使气血得以流行,不得过用风燥等药,以再伤阴气。"

1.阴虚津亏证

证候:口干、眼干、鼻干、咽干,干咳少痰,吞咽干涩,头晕耳鸣,五心烦热,腰膝酸软,夜尿频数,舌红少苔或有裂纹,脉细数。

治法:滋养阴液,生津润燥。

方药:沙参麦冬汤合六味地黄丸加减。沙参、麦冬、五味子、玉竹、生地、山萸肉、白芍、茯苓、牡丹皮、当归、石斛、甘草等。

针刺治疗:选穴三阴交、太溪、照海、肾俞、睛明、攒竹、廉泉、迎香、四白等。毫针刺,补法,每日 1 次,10 次为一个疗程。

中药泡洗技术:根据患者证候特点选用滋养阴液、生津润燥中药或随症加减,煎煮后使用中医泡脚桶洗按足部,每次 15～30 分钟,水温宜小于 42 ℃,浸泡数分钟后,再逐渐加水至踝关节以上,水温不宜过高,防止烫伤皮肤。

2.气阴两虚证

证候:口干、眼干,神疲乏力,心悸气短,食少纳呆,大便溏泄,舌淡少苔,脉细弱。

治法:益气养阴,生津润燥。

方药:生脉饮合沙参麦冬汤加减。西洋参、麦冬、五味子、生黄芪、当归、沙参、白芍、茯苓、炒白术、石斛、甘草等。

针刺治疗:选穴足三里、关元、气海、肾俞、中脘、睛明、四白、迎香、承浆等。毫针刺,补法,每日 1 次,10 次为一个疗程。

中药泡洗技术:根据患者证候特点选用益气养阴、生津润燥中药或随症加减,煎煮后使用中医泡脚桶洗按足部,每次 15～30 分钟,水温宜小于 42 ℃,浸泡数分钟后,再逐渐加水至踝关节以上,水温不宜过高,防止烫伤皮肤。

3.阴虚血瘀证

证候:口干、眼干,关节肿痛,肌肤甲错,肢体有瘀斑瘀点,肢端变白变紫交替,皮下脉络隐隐,舌质暗或有瘀斑,苔少或无苔,脉细涩。

治法:活血通络,滋阴润燥。

方药:四物汤合沙参麦冬汤加减。地黄、当归、白芍、川芎、沙参、麦冬、丹参、三七、益母草、赤芍、鸡血藤、牛膝、甘草等。

针刺治疗:选穴血海、曲池、足三里、三阴交、合谷、睛明、四白、承浆、廉泉。毫针刺,提插捻转泻法,每日 1 次,10 次为一个疗程。

中药泡洗技术:根据患者证候特点选用活血通络、滋阴润燥中药或随症加减,煎煮后使用中医泡脚桶洗按足部,每次 15～30 分钟,水温宜小于 42 ℃,浸泡数分钟后,再逐渐加水至踝关节以上,水温不宜过高,防止烫伤皮肤。

4.阴虚热毒证

证候:口干、眼干、咽干,咽痛,牙龈肿痛,鼻干鼻衄,目赤多眵,发颐或瘰疬,身热或低热羁留,大便干结,小便黄赤,舌质干红或有裂纹,苔少或黄燥苔,脉弦细数。

治法:清热解毒,润燥护阴。

方药:养阴清肺汤加减。生地、沙参、麦冬、元参、贝母、桔梗、赤芍、白花蛇舌草、黄芩、金银花、甘草等。

针刺治疗:选穴曲池、外关、合谷、尺泽、血海、阳陵泉、睛明、四白、外金津、外玉液等。毫针刺,提插捻转泻法,每日 1 次,10 次为一个疗程。

中药泡洗技术:根据患者证候特点选用清热解毒、润燥护阴中药或随症加减,煎煮后使用中医泡脚桶洗按足部,每次 15～30 分钟,水温宜小于 42 ℃,浸泡数分钟后,再逐渐加水至踝关节以上,水温不宜过高,防止烫伤皮肤。

(四)中医医疗技术

1.中药雾化

中药雾化主要应用于眼部。处方:选用滋阴润燥、清热解毒类中药,如谷精草、菊花、石斛、玄参、金银花等。

具体操作方法:将中药煎煮过滤,放入无菌容器内,每次取 20 mL 加入雾化器内,距眼部 2～3 cm,进行眼部雾化,每次 20 分钟,每日 1～2 次。

2.中药含漱

选用滋阴润燥、清热解毒类中药,如麦冬、蒲公英、薄荷等。

用法:上药水煎、去渣,每日漱口3次。

3.中药外敷

(1)涌泉穴外敷:吴茱萸粉末,用醋或茶水调成糊状,睡前敷涌泉穴,次日晨取下。

(2)口腔溃疡外敷:选用黏膜溃疡粉,用棉签蘸少许粉末,涂在患处,3次/日,有消肿止痛功效,可促进溃疡的愈合。

(3)发颐外敷:选用金黄膏或以新癀片研末外敷。金黄膏每次3～5 g,均匀涂抹,每日3次;新癀片研磨过200目筛,并以黄酒调后外敷,每日2次。

4.药物熏蒸

中药熏蒸是以热药蒸汽为治疗因子的化学、物理综合疗法,适用于本病合并关节肿痛等症状的患者。

处方用药:选用辨证论治的中药方剂。

操作方法:将中药放在中药熏蒸机里,加水煮沸后,温度控制在40～45 ℃,选择治疗部位,熏蒸20～30分钟。注意控制好温度,避免烫伤。

5.中药离子导入技术

本方法适用于合并关节肿痛的患者。

处方用药:选用辨证论治的中药方剂。

操作方法:将药物煎煮成每袋200 mL,用纱布蘸取药物后,外敷于患处,通过药物离子导入设备,将药物通过低中频电流导入肿痛关节。将温度控制在37 ℃左右,避免水温太高或电流过大,以免引起皮肤烫伤或患者不适。

6.膏方

推荐方药:沙参、麦冬、天冬、生地、山萸肉、石斛、百合、玉竹、五味子、当归、白芍等。兼气虚者,加西洋参、黄精、黄芪、茯苓、白术等;血瘀明显者,加丹参、鸡血藤、三七、红花、益母草等;兼热毒者,加黄芩、金银花、连翘、菊花、赤芍、生薏米等。

上方一料,另加阿胶、龟甲胶、蜂蜜等收膏,每日2次,每次10 mL,如法每年冬季长服2～3个月。

7.眼保健操

眼干患者,可每日做眼保健操一次。操作步骤为依次按揉攒竹穴、睛明穴、四白穴、太阳穴,然后轮刮眼眶。

第七章　肾衰竭

第一节　急性肾损伤

一、西医诊疗

(一)概述

急性肾损伤(acute kidney injury,AKI),既往也称为"急性肾衰竭"(acute renal failure,ARF),一直是临床关注的热点,近年研究进展较快。2012年3月,改善全球肾脏病预后组织(Kidney Disease Improving Global Outcomes, KDIGO)发表急性肾损伤指南,对 AKI 的定义、分期制定了新的诊断标准。

急性肾衰竭(ARF)更名为"急性肾损伤"(AKI),主要原因有三:一是 ARF 的定义医学界长期未达成共识,导致不同研究结果难以比较,在一定程度上影响了 ARF 诊治水平的提高。二是目前临床医师对 ARF 的早期诊断和治疗干预还重视不够,而肾功能轻度损伤即可导致 ARF 发病率及病死率的增加,ARF 需要早期作出临床诊断。三是近几十年 ARF 的大量基础研究成果亟待应用于临床。对此,国内外肾脏病及危重症疾病专家日益认识到这一问题的重要性,先后联合发起急性透析质量倡议(Acute Dialysis Quality Initiative,ADQI)活动,成立急性肾损伤网络(acute kidney injury newwork,AKIN),从临床角度探讨统一 ARF 的诊断标准,改善 ARF 的预后。在此背景下,2005年,由国际肾脏病学会、美国肾脏病学会、美国肾脏病基金会及急诊医学专业的全球专家共同组成的专家组,将 ARF 更名为"AKI"。

急性肾衰竭(ARF)更名为"急性肾损伤"(AKI)具有重要的临床意义。而 AKI 诊断的标准,从 ADQI 标准、AKIN 标准,到迄今最新的 KDIGO 指南,人们对 AKI 的定义、分期及诊断标准,认识已不断加深。但因为 AKI 是一组临床综合征,包括 KDIGO 指南在内的诊断标准,是否适用于不同病因和不同临床情况下的 AKI,尚需大量临床研究加以证实。

1.急性肾损伤(AKI)的定义

AKI 定义为"肾功能突然下降且持续存在",但关于"突然""持续"及"肾功能降低的程度",过去一直没有统一的标准。2012 年 3 月,经过多次修改后,KDIGO 急性肾损伤指南发布,这是迄今最新的诊断标准。

KDIGO 的 AKI 诊断标准:符合下列情形之一者即可定义为 AKI:①在 48 小时内 Scr 上升$\geqslant 0.3$ mg/dL($\geqslant 26.5$ μmol/L)。②已知或假定肾功能损害发生在 7 天之内,Scr 上升至$\geqslant$基础值的 1.5 倍。③尿量< 0.5 mL/(kg·h),持续 6 小时。

2.AKI 分类

AKI 病因众多,根据病因发生的解剖部位可分为肾前性、肾性和肾后性三大类。

肾前性 AKI 指各种原因引起肾实质血流灌注减少,导致肾小球滤过减少和 GFR 降低,常见病因包括各种原因液体丢失和出血,引起有效动脉血容量减少;肾内血流动力学改变(包括肾前小动脉收缩或肾后小动脉扩张),导致肾血流灌注减少,约占 AKI 的 55%。肾性 AKI 伴肾实质损伤,最常见的是肾缺血和肾毒性药物或毒素导致的急性肾小管坏死,其他还包括急性间质性肾炎、肾小球疾病和血管疾病等,约占 AKI 的 40%。肾后性 AKI 的特征是急性尿路梗阻,梗阻可发生在从肾盂到尿道的尿路中任何部位,约占 AKI 的 5%。

(1)肾前性 AKI:肾前性 AKI 由肾脏血流灌注不足所致,见于细胞外液容量减少,或虽然细胞外液容量正常,但有效循环容量下降的某些疾病,或某些药物引起的肾小球毛细血管灌注压降低。其常见特征包括:有效血容量不足、心排量降低、全身血管扩张、肾动脉收缩、肾血流自主调节受损。

(2)肾性 AKI:引起肾性 AKI 的病因众多,可累及肾单位和间质任何部位。按照损伤起始部位,肾性分为小管性、间质性、血管性和小球性。其中肾小管上皮细胞损伤,通常称为"急性肾小管坏死"(acute tubular nerosis,ATN),常由缺血所致,也可由肾毒性药物引起,大多发生在多因素综合作用基础上,如老年、合并糖尿病等。不同病因、不同病理损害类型 ATN 可以有不同的始动机制和持续发展因素,但均涉及 GFR 下降及小管上皮细胞损伤两个方面,并影响细胞修复过程及预后。从肾前性 AKI 进展到缺血性 ATN 一般经历四个阶段:起始期、进展期、持续期及恢复期。急性间质性肾炎(acute interstitial nephritis,AIN)是以急性肾小管间质炎症为基本特征的一组肾脏疾病,可由多种病因引起,临床通常表现为急性肾衰竭,肾小球、肾血管一般不受累或受累相对较轻。

(3)肾后性 AKI：肾后性 AKI 主要由尿路梗阻所致，约占 AKI 病因的 5%。常见病因包括结石、肿瘤、前列腺肥大、肾乳头坏死、血凝块及腹膜后疾病等。

（二）临床表现

急性肾损伤的临床表现差异很大，与病因和所处的 AKI 分期不同有关。明显症状常出现于病程后期肾功能严重减退时，常见症状包括乏力、食欲缺乏、恶心、呕吐、瘙痒、尿量减少或尿色加深，容量过多导致急性左心衰竭时可以出现气急、呼吸困难。

（三）辅助检查

1.血液检查

患者可有贫血，早期程度较轻，如肾功能长时间不恢复，贫血程度可较重。另外，一些引起 AKI 的基础疾病本身可引起贫血，如大出血、严重创伤、重度感染、系统性红斑狼疮和多发性骨髓瘤等。血清肌酐和尿素氮进行性上升，高分解代谢者上升速度较快，横纹肌溶解引起肌酐上升更快。血清钾浓度升高，血 pH 值和碳酸氢根离子浓度降低，血钙降低，血磷升高。

2.尿液检查

不同病因所致 AKI 的尿检异常可截然不同。肾前性 AKI 时无蛋白尿和血尿，可见少量透明管型。ATN 时可有少量蛋白尿，以小分子蛋白为主；尿沉渣检查可见肾小管上皮细胞、上皮细胞管型和颗粒管型及少许红细胞、白细胞等；因肾小管重吸收功能减退，尿比重降低且较固定，多在 1.015 以下，尿渗透浓度 <350 mmol/L，尿与血渗透浓度之比<1.1，尿钠含量增高，滤过钠排泄分数（FE_{Na}）>1%。应注意尿液诊断指标的检查须在输液、使用利尿剂前进行，否则会影响结果。肾小球肾炎所致 AKI 常可见明显的蛋白尿和（或）血尿，FE_{Na}<1%。AIN 时可有少量蛋白尿，且以小分子蛋白为主；血尿较少，为非畸形红细胞；可有轻度白细胞尿，药物所致者可见少量嗜酸细胞，当尿液嗜酸细胞占总白细胞比例大于 5% 时，称为"嗜酸细胞尿"；可有明显肾小管功能障碍表现，FE_{Na}>1%。肾后性 AKI 尿检异常多不明显，可有轻度蛋白尿、血尿，合并感染时可出现白细胞尿，FE_{Na}<1%。肾小球疾病引起者可出现大量蛋白尿或血尿，且以变形红细胞为主。

3.影像学检查

尿路超声检查有助于排除尿路梗阻及与慢性肾脏病鉴别。如有足够理由怀疑存在梗阻，且与急性肾功能减退有关，可做逆行性或静脉肾盂造影。CT 血管造影、MRI 或放射性核素检查对了解血管病变有帮助，明确诊断仍需行肾血管造影，但造影剂可加重肾损伤。

4.肾活检

肾活检是 AKI 鉴别诊断的重要手段。在排除肾前性及肾后性病因后,拟诊肾性 AKI 但不能明确病因时,均有肾活检指征。

(四)诊断与鉴别诊断

1.AKI 的诊断

(1)AKI 分期诊断标准如表 7-1 所示。

表 7-1　AKI 分期诊断标准

分期	Scr 标准	尿量标准
1	Scr 达基础值的 1.5～1.9 倍或上升≥0.3 mg/dL（≥26.5 μmol/L）	<0.5 mL/(kg・h),6～12 h
2	Scr 达基础值的 2.0～2.9 倍	<0.5 mL/(kg・h),≥12 h
3	Scr 达基础值的 3 倍,或升至≥4.0 mg/dL(≥353.6 μmol/L);或开始肾脏替代治疗;或年龄<18 岁者,eGFR 降至<35 mL/(min・1.73 m^2)	<0.3 mL/(kg・h),≥24 h;或无尿≥12 h

(2)风险评估:在诊断和分期 AKI 后,应尽可能判断 AKI 的原因。造成 AKI 的病因有很多,包括脓毒血症、危重症、循环性休克、烧伤、外伤、心脏手术、非心脏大手术、肾毒性药物、造影剂、毒物等。不同人接触这些因素后发生 AKI 的可能性各异,主要是由于不同人群的易感性不同。因此,应该根据患者的易感性和暴露因素进行 AKI 风险分层,对于风险增高的患者监测 Scr 和尿量以明确有无 AKI。易感性因素包括:脱水或容量不足、老年人、女性、黑人、CKD、慢性疾病(心、肺、肝)、糖尿病、癌症、贫血等。监测频率和间隔时间根据患者的风险和临床病程个体化决定。总体原则是,高危患者应该至少每天监测 Scr;危重症患者应该监测尿量,可以使用导尿管来监测,但需要考虑感染的可能性;AKI 缓解、新发或既往 CKD 恶化者,3 个月后都需要再次评估。

AKI 临床评估包括详细的病史和体格检查。用药史应该包括非处方药、中药或毒品。个人史应该包括疫水接触史以及寄生虫接触史。体格检查包括液体状态评估、急性和慢性心衰症状、感染和脓毒血症的体征。实验室检查包括 Scr、血尿素氮、血常规,尿液分析和镜检有助于判断 AKI 的基础病因。影像学检查,尤其是超声对于评估 AKI 患者非常重要。

2.鉴别诊断

即使有了明确的 AKI 定义和分期标准,临床上仍有许多患者的肾脏功能和结构改变可能既不符合 AKI,也不满足 CKD 的定义。因而,KDIGO 指南中提出了急性肾脏病(AKD)的概念及其与 AKI、CKD 等的鉴别(见表 7-2)。

表 7-2 鉴别诊断

类型	功能标准	结构标准
AKI	7 天内 Scr 增高 50%，或 2 天内 Scr 增高 26.5 μmol/L，或少尿	无标准
CKD	GFR<60 mL/min 持续>3 个月	肾脏损伤持续>3 个月
AKD	AKI，或 GFR<60 mL/min，或 GFR 减少≥35%，或 Scr 增加>50%持续<3 个月	肾脏损伤持续<3 个月
NKD	GFR≥60 mL/min，稳定的 Scr	无损伤

注：NKD 为无肾脏疾病。

除以上鉴别以外，还应仔细寻找有无基础慢性肾脏疾病。详细询问病史及体格检查有助于寻找 AKI 的病因，应仔细鉴别每一种可能的 AKI 病因。先筛查肾前性和肾后性因素，再评估可能的肾性 AKI 病因，确定为肾性 AKI 后，还应鉴别是肾小球、肾小管还是肾间质病变引起。注意识别慢性肾脏病基础上的 AKI。新鲜尿液镜检有助于发现一些有重要诊断意义的细胞成分，如各种管型、红细胞、白细胞（包括嗜酸性细胞）等。AKI 时尿检常见异常如表 7-3 所示。血和尿钠、钾、氯、肌酐等生化检测还可用于计算 FE_{Na}。FE_{Na}计算公式如下：

$$FE_{Na} = \frac{尿钠/血清钠}{尿肌酐/血清肌酐} \times 100\%$$

FE_{Na}可用于帮助判断 AKI 的病因。在碱中毒伴尿液中碳酸氢钠含量增加导致尿钠排泄增加时，可采用尿氯排泄分数（FE_{Cl}）作为判断指标。

此外，肾脏超声检查可以判断双肾大小和形态以及是否存在尿路梗阻等，是 AKI 诊断和鉴别诊断的基本检查项目之一。

表 7-3 急性肾损伤时尿液检查常见异常

急性肾损伤病因	尿液检查
肾前性	正常或透明管型
肾性	
急性肾小管坏死	棕色颗粒管型、上皮细胞管型
间质性肾炎	白细胞尿、血尿、轻度蛋白尿、颗粒管型、上皮细胞管型、嗜酸性粒细胞
肾小球肾炎	血尿（以畸形红细胞为主）、蛋白尿、红细胞管型、颗粒管型
肾血管性疾病	正常或血尿、轻度蛋白尿
肾后性	正常或血尿、颗粒管型、脓尿

(五)治疗

中毒性 AKI 主要治疗原则可归纳为以下几点：①及时清除毒物，防止毒物持续吸收，尽快中断毒物对肾脏的继续损伤。②合理输液，及时补足血容量。③适当利尿，加速毒物及体内代谢废物排出。④使用微血管扩张剂，解除肾血管痉挛，改善肾脏微循环。⑤早期应用血液净化治疗。⑥早期足量使用糖皮质激素和各种细胞干预措施，如自由基清除剂等。⑦对于色素蛋白尿者早期使用碱性药物。⑧慎用肾毒性抗生素及其他药物，防止加重肾脏损害。治疗的核心在于防治急性肾衰竭，故在疾病早期，即应尽早阻断病情发展；在进展过程中，则应密切监测各项肾功能指标（尿常规、尿量、血清肌酐等），随时掌握变化趋势，及时治疗处理。但有的治疗措施在实践中似缺乏效果，值得进一步斟酌。

1.休克患者的补液建议

AKI 患者应尽可能保持血流动力学稳定，纠正容量不足，这样有利于减少肾脏损伤的进一步进展，促进肾功能恢复。

(1)非失血性休克的 AKI 高危患者或 AKI 患者，建议用等张晶体补液而非胶体补液（白蛋白、羟乙基淀粉）扩容(2B)。

(2)合并血管收缩性休克的 AKI 高危患者或 AKI 患者，推荐联合使用补液与升压药(1C)。

(3)围手术期或脓毒性休克的高危患者，建议参照既定的血流动力学和氧合参数管理方案，避免 AKI 进展或恶化(2C)。

2.危重症患者的营养管理

(1)危重症患者，建议使用胰岛素将血糖控制在 $110\sim149$ mg/dL($6.1\sim8.3$ mmol/L)(2C)。

(2)任意分期的 AKI 患者，建议热量摄入 $20\sim30$ kcal/(kg·d)(2C)。

(3)不建议为预防或延迟肾脏替代治疗(RRT)而限制蛋白的摄入(2D)。

(4)无需 RRT 的非高分解代谢的 AKI 患者，推荐的蛋白质摄入量为 $0.8\sim1.0$ g/(kg·d)(2D)；需要 RRT 的患者为 $1.0\sim1.5$ g/(kg·d)(2D)；行连续性肾脏替代治疗(CRRT)且伴高分解代谢的患者蛋白质最高摄入量为 1.7 g/(kg·d)(2D)。

(5)建议 AKI 患者优先选择肠内营养(2C)。

3.使用利尿剂

(1)不推荐使用利尿剂预防 AKI(1B)。

(2)除用于控制容量超负荷，不建议使用利尿剂治疗 AKI(2C)。

4.使用抗生素

(1)不建议使用氨基糖苷类药物治疗感染,除非无其他更合适的、低肾毒性替代药物(2A)。

(2)肾功能正常且稳定的患者,使用氨基糖苷类药时建议每天单次给药,而非按治疗方案每天多次给药(2B)。

(3)若每天多次给药>24 小时,推荐监测氨基糖苷类药血药浓度(1A)。

(4)若每天单次给药>48 小时,建议监测氨基糖苷类药血药浓度(2C)。

(5)建议有条件的患者表面或局部使用氨基糖苷类药(如呼吸道气雾剂、缓释颗粒),不建议静脉使用(2B)。

(6)建议使用两性霉素 B 脂质体,而非普通两性霉素 B(2A)。

(7)在同等疗效的前提下,推荐唑类抗真菌药和(或)棘白菌素类药治疗系统性真菌病和寄生虫感染,而非普通两性霉素 B(1A)。

5.肾脏替代治疗

(1)治疗时机:①存在危及生命的水、电解质及酸碱平衡紊乱时应紧急启动 RRT(未分级)。②决定是否开始 RRT,应全面考虑患者的临床背景,是否存在能被 RRT 改善的病情,综合实验室检测结果的变化趋势,而非仅观察尿素氮和肌酐水平(未分级)。③患者肾功能恢复至能满足自身需要时,停止 RRT(未分级)。④不建议使用利尿剂促进肾功能恢复,或减少 RRT 时间和频率(2B)。

(2)抗凝方案:①需要 RRT 的 AKI 患者,应根据其潜在风险的评估及抗凝的获益决定抗凝治疗方案(见图 7-1)(未分级)。②如患者无出血风险和凝血功能受损,也未接受全身抗凝治疗,推荐 RRT 治疗期间使用抗凝剂(1B)。③无出血风险和凝血功能受损的患者,如未接受有效的全身抗凝治疗,建议按如下程序选择抗凝方式:a.间断 RRT:推荐使用普通肝素或低分子肝素抗凝,不推荐其他抗凝药物(1C)。b.连续性肾脏替代治疗:无枸橼酸盐禁忌证的患者建议用局部枸橼酸盐抗凝而不用肝素(2B)。c.有枸橼酸盐抗凝禁忌证的患者行 CRRT:建议普通或低分子肝素抗凝,不推荐其他抗凝药物(2C)。④有出血风险且未接受抗凝治疗的患者,建议在 RRT 期间给予以下抗凝措施:a.建议无枸橼酸盐禁忌证患者局部使用枸橼酸盐抗凝,而非不抗凝(2C)。b.建议出血高风险患者 CRRT 期间避免局部使用肝素(2C)。⑤肝素相关血小板减少症(HIT)患者,须停用所有肝素制剂,推荐使用直接凝血酶抑制剂(如阿加曲班)或 Ⅹa 因子抑制剂(如达那肝素或磺达肝素),不推荐其他抗凝药物或不用抗凝药物(1A)。⑥无严重肝功能衰竭的 HIT 患者,RRT 期间建议使用阿加曲班,不建议使用其他凝血酶抑制剂或 Ⅹa 因子抑制剂(2C)。

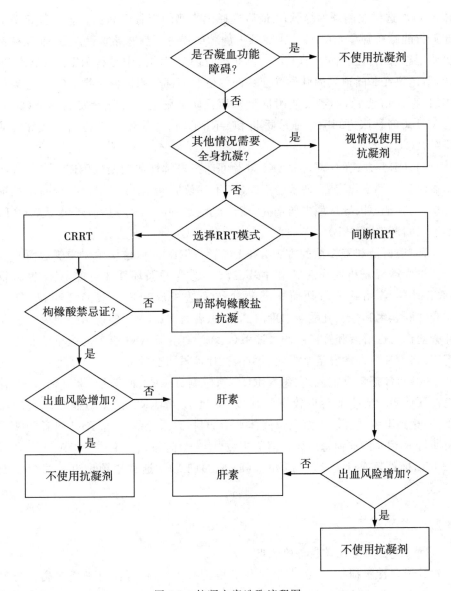

图 7-1　抗凝方案选取流程图

注:肝素包括低分子肝素及普通肝素。

(3)血管通路:①建议 AKI 患者行 RRT 时采用无套囊的非隧道式透析导管,不建议用隧道式导管(2D)。②AKI 患者选择中心静脉置入导管时,建议按以下顺序选择静脉血管(未分级):a.首先选择右侧颈内静脉;b.其次选择股静脉;c.再次选择左侧颈内静脉;d.最后选择优势侧的锁骨下静脉。③推荐超声引导下行静脉血管穿刺(1A)。④在颈内静脉或锁骨下静脉导管置入后,推荐在首次使用导管前行胸片检查(1B)。⑤重症监护室(ICU)中需行 RRT 的 AKI 患者,不建议在非隧道式静脉导管穿刺部位皮肤局部使用抗菌药物(2C)。⑥需行 RRT 的 AKI 患者,不建议使用抗生素帽预防非隧道静脉导管发生感染(2C)。⑦AKI 患者行床边间隙性血液透析和 CRRT 时,建议使用生物相容性好的滤器膜(2C)。

(4)RRT 方式的选择:①AKI 患者可选择连续性或间断性 RRT(未分级)。②血流动力学不稳定者,建议予 CRRT,不建议间断 RRT(2B)。③合并急性脑损伤,或其他原因导致颅内压增高,或广泛脑水肿的 AKI 患者,建议予 CRRT,不建议间断 RRT(2B)。

(5)透析液和置换液配方:①AKI 患者行 RRT 时,建议用碳酸氢盐而非乳酸盐作为透析液和置换液的缓冲碱(2C)。②合并循环性休克的 AKI 患者行 RRT 时,推荐用碳酸氢盐而非乳酸盐作为透析液和置换液的缓冲碱(1B)。③合并肝衰竭和(或)乳酸酸中毒的 AKI 患者行 RRT 时,建议用碳酸氢盐而非乳酸盐作为透析液和置换液的缓冲碱(2B)。④用于 AKI 患者的透析液和置换液,其细菌和内毒素含量至少应达美国医疗器械协会的标准(1B)。

(6)治疗剂量设定:①在每次 RRT 前应制订 RRT 的剂量(未分级)。推荐经常评估实际治疗剂量以校正治疗处方(1B)。②RRT 剂量应满足患者的需要,即达到电解质、酸碱、溶质及液体平衡的目标(未分级)。③AKI 患者间断或长期行 RRT 时,推荐每周尿素清除指数(Kt/V)值为 3.9(1A)。④AKI 患者行 CRRT,推荐超滤量为 $20\sim25$ mL/(kg·h)(1A)。通常应预设更高的超滤量(未分级)。

二、中医诊疗

(一)中医对急性肾损伤的认识

对于急性肾损伤,中医学早就有了相关的认识,但还没有确切的病名与现代医学中的急性肾损伤对应起来。按照急性肾损伤临床方面的表现,可以将其归属于中医学的"水肿""溺毒""关格""癃闭"范畴。癃闭指的是排尿困难,尿量变少,主症当中就有一种是小便不通畅。癃闭危且急,膀胱是癃闭发病的部位,和三焦、肾密切相关。关格为呕吐和小便不通畅这两种情形同时存在的病证,和癃闭相比,关格的病证更加危急,如果没有立即抢救患者可能会死亡。从《黄帝内经》记载开始,历代的医家对关格的看法各不相同,有人认为指的是脉体而言,有人觉得是病名。张仲景认为关格不仅是病证,而且是脉象,指出其主要症状是呕吐恶心和小便不通畅。溺毒产生原因是湿浊毒没有办法通过尿液排出而留在身体里面。在清代何廉臣所著的《重订广温热论》中,提到过"溺毒"作为病名,并且对包含了急性肾损伤以及慢性肾衰竭的肾衰竭尿毒症期危重证候做了较为全面的介绍。

(二)病因病机

本病的形成多与外感六淫邪毒、内伤饮食七情、中毒虫咬等因素有关。外邪侵袭脏腑,导致肺、脾、肾之功能异常,肺之治节无权,脾之健运失司,肾之开阖无度,加之膀胱气化功能失常,水湿浊邪不能排出体外,从而发为本病;又或禀赋不足、劳累过度、饮食失节、肾病久治不愈,致脏器虚损,肾用失司,正虚邪实,水湿毒邪内停,寒热错杂,诸症由生,发为本病。湿毒阻于中焦,正气不得升降,水液不得下输膀胱而致无尿、癃闭;脾虚运化无力,水谷精微化生无能,气血不得则神疲乏力、面色少华;肾阳不足、命门火衰,则形寒肢冷,腰膝酸软;水湿泛滥肌肤则为肿;湿毒阻塞三焦,清气不升,浊阴不降,湿浊上逆,则恶心、呕吐、厌食、腹胀;久病则邪毒入络入血,血行于脉外则出血;清窍被蒙,肾虚风动则神志昏迷,甚则惊厥抽搐;最终水气凌心,喘促由生,心肾两败,阴阳离决而死亡。本病为中医急重症,来势凶猛,变化迅速而临床表现复杂,病理性质总属本虚标实。

膀胱和肾是急性肾损伤发生的主要部位。此外,本病与三焦、胃、脾、肺等脏腑功能发生错乱有着密切的关系。肾所具有的功能有主纳气、生殖生长发育、水液的代谢等,它是元气的根源,是先天之本;脾所具有的功能有主升清、水谷的运化等,它是气血生化的根源,是后天之本。由此可以看出,脾肾和急性肾损伤发病有着密切的关系。

(三)辨证论治

根据中医病因病机及疾病的发展,本病在初期往往以邪实为主、正虚为次,治疗上以祛邪为主,佐以扶正,以清热解毒、通腑化浊、活血化瘀为基本法则;在中后期,往往脏腑虚损,气血亏虚,以正虚为主而邪实为次,治疗上以扶正为主、祛邪为辅,以补益脾肾、益气养阴、回阳救逆等为原则。在治疗过程中,结合西医的理化检查结果,了解患者的原发病及发病诱因,对于疾病的预后也具有非常重要的临床意义。

急性肾损伤发病的原因虽然有很多,但是都包含在气血不足以及瘀热阻络、外邪侵入这两种类型里面,包含了恢复时期、多尿时期以及少尿时期等病程。虽然由于病程的变化,临床的表现也不尽相同,但是病程变化的根本原因都是正与邪相搏。气血不足、脏腑亏损在恢复期是最为常见的,应该将调理脏腑及补气血作为治疗的主要手段;邪气以及正气均有所衰退是多尿期的主要特点,应该祛除邪气、恢复正气,而且要减弱祛邪的力度,避免发生正气出现亏损的情况;邪实证在少尿期是最为常见的,邪实正虚同时存在也比较常见,邪实有热、湿、毒、瘀的区别,此时应将祛邪作为主要的治疗手段。与本病有关的脏腑有肾、脾、肺等,探究病机,可以发现发病的重要原因是三焦壅塞、湿毒藏在体内、瘀与热相搏。急性肾损伤发病时因为无尿或者少尿,膀胱无法将水湿及时排出,气受到湿的阻碍,湿聚浊留,清浊互相影响,积聚成毒,湿浊聚集而内壅为患,郁而化热,又因为气机无法保持正常状态,使血的运行受到阻碍,使得肾功能受到更加严重的伤害。在临床上,分析病因时应该将其本质抓住,针对不同的病因病机、脏腑气血和邪气的盛衰,"实则泻之""虚则补之",选择合理的治疗手段,才能取得理想的效果。

1.活血化瘀

藏红花、川芎、鸡血藤等活血化瘀药物具有保护肾功能的作用。目前认为,肾脏缺血再灌注是引起 AKI 的一个重要过程。在急性肾损伤的早、中期使用活血化瘀药如当归、川芎、丹参、桃仁、红花等,配合清热解毒、祛风化湿的药物如大青叶、黄芩、仙灵脾、忍冬藤、白术、乌梅、山楂等,往往能改善肾脏的急性缺血状态,取得不错的疗效。但在疾病的晚期,因尿毒症引起的消耗性低凝状态,患者往往会出现各种出血症状,需慎用活血化瘀药。

2.解毒化浊

急性肾损伤的主要病因之一便是毒邪,这既包括了外毒又包括了内毒,外毒主要是六淫之毒、药毒等,内毒主要是湿毒、热毒、瘀毒等。在急性肾损伤的治疗过程中,解毒化浊法具有重要的地位,其中大黄在尿毒症中的应用已有多年的临床证实,其疗效也得到了相当的肯定。大黄的使用,既能口服又能灌肠,既能生用又能制用,但使用大黄时应注意疾病的分期及患者的全身状况,切勿攻下太猛太久,损伤本已不足之正气。扶正与攻下结合,攻攻停停,攻补兼施,这样才能提高大黄的疗效及减少其不良反应。

3.健脾补肾

在急性肾损伤的治疗中,健脾补肾极为重要。在急性肾损伤的发病过程中,恶心呕吐往往是很常见的症状,而这又能导致电解质代谢的紊乱及酸碱失衡,进一步加重症状,故通过健脾补肾一方面能改善患者症状,增加患者食欲,改善其营养情况;另一方面能提升正气,抵御外邪,延长患者的生命。临床常用的药物有炒白术、赤白芍、炒陈皮、制半夏、生甘草、晚蚕砂等,根据病情配合解表、利水、养血、开窍等法,对于疾病的缓解也有重要的作用。

(四)中医医疗技术

对于急性肾损伤,由于中医还没有确切的病名与现代医学中的急性肾损伤相对应,故仅能根据急性肾损伤临床方面的表现,如水肿、癃闭等,选取相应穴位进行对症针灸治疗。

第二节　慢性肾衰竭

一、西医诊疗

慢性肾衰竭(chronic renal failure,CRF)是指发生在各种慢性肾脏病(chronic kidney disease,CKD)的基础上,肾实质遭到严重破坏,缓慢地出现肾功能减退直至衰竭。临床上以肾功能减退、代谢废物潴留、机体内环境失衡为主要表现,恶心呕吐是最突出的症状。

CKD 具有患病率高、知晓率低、预后差和医疗费用高等特点,是继心脑血管疾病、糖尿病和恶性肿瘤之后,又一严重危害人类健康的疾病。近年来,CKD患病率逐年上升,全球一般人群患病率已高达 14.3%;我国横断面流行病学研究显示,18 岁以上人群 CKD 患病率为 10.8%。随着我国人口老龄化加速,糖尿病和高血压等疾病的发病率逐年增高,CKD 的发病率也呈现不断上升之势。2005 年,KDIGO 修改 CKD 定义和分期标准后在世界范围内进行推广,并于2012 年组织工作组制定了 CKD 临床实践指南。

慢性肾衰竭是 CKD 发展到后期的一种临床综合征,并发症多,严重影响患者的生活质量和寿命。因此,如何延缓 CRF 的进展,减轻并发症的危害,减少尿毒症的发生和提高患者的生活质量具有重要的社会意义。

(一)临床表现

1.症状

CRF 临床表现十分复杂,基本可以分为代谢紊乱和各系统症状两大组。但两者亦互为因果,许多代谢紊乱可以是系统症状的基本原因;反过来,各系统脏器因代谢异常而导致毒性代谢产物潴留,影响脏器功能,从而加剧代谢紊乱。

2.体征

CRF 患者无明显特异性的体征,主要根据患者的原发病及控制情况、肾功能损害、并发症、生活方式的调节等不同而表现各异,如水肿、高血压、皮肤改

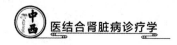

变等。

（二）辅助检查

1.尿常规检查

患者可有程度不等的蛋白尿、血尿、管型尿，也可无明显尿检异常；以 24 h 尿肌酐计算肌酐清除率，有明显下降。

2.血液检查

患者红细胞、血红蛋白、红细胞压积明显下降，部分患者可有白细胞和血小板的减少；肾功能检查尿素氮及血肌酐明显升高，达到失代偿指标；早期患者可呈低钙高磷，在合并甲状旁腺功能亢进时可呈高钙高磷，慢性肾功能不全患者应注意血钾水平的变化及酸中毒状态的纠正；血脂水平为三酰甘油的中度升高及胆固醇在不同脂蛋白的分布异常；血 β_2 微球蛋白水平可反映肾小球的滤过功能，通常可升高，血碱性磷酸酶升高，钙磷乘积升高。病因诊断时可以检查血糖、血尿酸、免疫指标等项目。

3.影像学检查

影像学检查包括 B 超、ECT 成像、心脏超声、X 线摄片等。

4.肾活检

一般来说，慢性肾衰竭不是肾活检的适应证。

（三）诊断与鉴别诊断

诊断参照《中华内科杂志》编委会肾脏病专业组 1993 年拟定的标准：①内生肌酐清除率低于 80 mL/min；②血清肌酐高于 133 μmol/L；③有慢性肾脏疾病或累及肾脏的系统性疾病史。

关于慢性肾衰竭的分期，我国多采用 1992 年的黄山会议纪要建议，即将 CRF 分为四个阶段：肾功能不全代偿期、肾功能不全失代偿期、肾衰竭期（尿毒症前期）和尿毒症期。CKD 和 CRF 是两个不同的概念，两者有重叠，CKD 范围广，CRF 则只代表 CKD 患者中 GFR 下降、有异常表现的那一部分患者。CKD 的诊断标准和分期如表 7-4、表 7-5 所示。

结合国外的研究进展和中国的具体情况，CRF 分为三个阶段，即 CRF 早期、中期、晚期，分别相当于 CKD 的 3 期[GFR 30～59 mL/(min · 1.73 m²)]、4 期[GFR 15～29 mL/(min · 1.73 m²)]和 5 期[GFR＜15 mL/(min · 1.73 m²)的非透析患者]。CRF 分期对于病情严重程度的判断、中西医结合治疗及学术交流具有指导意义。CRF 早期，临床上除原发病的症状外，患者开始出现氮质潴留和并发症的表现，治疗上以治疗原发病为主，同时要评价、预防和治疗并发症。CRF 中期，患者可出现不同程度的并发症，要兼顾原发病和并发症而综合治疗,延缓疾病的进展。CRF 晚期,患者多已出现并发症的不适表现,此时主要是对症治疗,减轻患者的症状,提高患者的生活质量,做好替代治疗的准备。

表 7-4　慢性肾脏病诊断标准

疾病名称	临床表现
肾损伤标志	(1)白蛋白尿[AER≥30 mg/24 h;ACR≥30 mg/g(或≥3 mg/mmol)] (2)尿沉渣异常 (3)肾小管相关病变 (4)组织学异常 (5)影像学所见结构异常 (6)肾移植病史
肾小球滤过率下降	eGFR<60 mL/(min·1.73 m²)

注:至少满足 1 项。AER:尿白蛋白排泄率;ACR:尿白蛋白肌酐比值。

表 7-5　慢性肾脏病根据 GFR 分期

分期	GFR/[mL/(min·1.73 m²)]	描述
G1	≥90	正常或增高
G2	60～89	轻度下降
G3a	45～59	轻至中度下降
G3b	30～44	中至重度下降
G4	15～29	重度下降
G5	<15	肾衰竭

(四)治疗

1.积极治疗原发病

CRF 的病因多样,包括各种原发性肾小球疾病、继发性肾小球疾病、肾小管间质疾病、肾血管疾病、遗传性肾病等,其中原发性肾小球疾病、糖尿病肾病、高血压肾损害是三大主要病因。有效治疗原发病,可阻抑或延缓 CRF 的进展。

2.避免和纠正 CRF 进展的危险因素

此处包括避免 CRF 急性恶化的危险因素和减少 CRF 渐进性发展的危险因素。急性恶化的危险因素主要有:肾脏基础疾病的未控制和急性加重、血容量不足(低血压、脱水、大出血或休克等)、肾脏局部血供急剧减少、各种感染、尿路梗阻、使用肾毒性药物(西药如氨基糖苷类抗生素等,中药如马兜铃、关木通、广防己、青木香等)、严重高血压未能控制、其他器官功能衰竭(如心力衰竭和严重心律失常、严重肝衰竭)等。渐进性发展的危险因素主要有高血糖、高血压、蛋白尿、低蛋白血症、贫血、老年、高脂血症、肥胖、营养不良、吸烟等。

(1)严格控制血压:2012 年 KDIGO 指南建议 CKD 患者高血压控制靶目标:CKD 患者无论是否伴有糖尿病,若尿白蛋白<30 mg/24 h,建议控制血压<140/90 mmHg;若尿白蛋白≥130 mg/24 h,建议控制血压<130/80 mmHg。如果尿蛋白≥1 g/24 h,则目标血压应更低。2014 年成人高血压管理指南提出,≥60 岁的老年人,血压应控制在 150/90 mmHg 以内;<60 岁的患者或合并糖尿病或慢性肾脏病,血压应控制在 140/90 mmHg 以内;超过上述界限应开始降压。降压措施包括生活方式的调整(强调低盐饮食)和降压药物同时启用。合并肾脏病的高血压患者,降压药首选 ACEI 或 ARB,也可选用钙通道阻滞剂和噻嗪类利尿剂。ACEI 和 ARB 除具有良好的降压作用,还有降低高滤过和减轻蛋白尿的作用,但在应用时需注意:①单用 ACEI 或 ARB 降压不能达标时,可联合应用钙拮抗剂或其他降压药物,但一般情况下 ACEI 和 ARB 两者不宜联合使用。②对老年或肾衰竭患者,使用 ACEI 或 ARB 时,需密切观察血肌酐和血钾的变化。③Scr>256 μmol/L(或 3 mg/dL)时宜慎用 ACEI 和 ARB。④使用 ACEI 或 ARB 后,Scr 值无变化或轻度升高(升高幅度<30%)则可继续使用;若用药 2 周内 Scr 上升超过 30%,提示有肾动脉狭窄或脱水、肾病综合征有效血容量不足、左心衰竭心搏出量减少等情况,此时宜停止使用 ACEI 或 ARB,并积极寻找 Scr 升高的原因,若能及时纠正其原因并使 Scr 降至用药前水平,则可继续使用这类药物,否则不宜继续使用。

(2)控制血糖:糖尿病肾病是导致 CRF 的重要原发病,严格控制血糖可减缓糖尿病肾病的发展。2014 年美国糖尿病协会推荐的糖尿病管理指南提出,CKD 患者 HbA1c 的靶目标为低于 7%;但对于老年人、情绪抑郁或有低血糖倾向的患者,应适当放宽标准至 7%~8%。

(3)降低蛋白尿:将患者尿蛋白控制在<0.5 g/d,可改善 CRF 长期预后。KDIGO 指南推荐,当尿白蛋白定量>30 mg/24 h 时,合并糖尿病的 CRF 患者可单用一种 ARB 或 ACEI 药物;当尿白蛋白定量>300 mg/24 h 时,无论是否合并糖尿病,均推荐采用 ARB 或 ACEI 药物降低尿蛋白。

(4)调节血脂:调脂治疗可降低 CRF 患者心血管疾病的发生率及病死率,可能减慢蛋白尿患者肾功能损伤的进展。推荐采用他汀类药物及依哲麦布降低低密度脂蛋白胆固醇,非诺贝特类药物降低三酰甘油水平。

(5)饮食控制:①盐摄入:低盐饮食,如无其他禁忌,KDIGO 推荐 CRF 成人每日钠摄入<2 g(相当于盐<5 g)。②蛋白摄入:CRF 患者蛋白摄入量一般控制在 0.6~0.8 g/(kg·d),以满足基本生理需求。目前观点认为 CRF 患者蛋白摄入过多会增加肾脏负担,加速 GFR 下降,但同时需关注 CKD 患者的蛋白质-能量消耗状态(protein-energy wasting,PEW)。在严格低蛋白饮食的同时可适量补充必需氨基酸或 α-酮酸。低蛋白饮食的患者需注意保证摄入足够的热量,一般为 30~35 kcal/(kg·d)。③磷摄入:一般应少于 800 mg/d;对严重高磷血症患者,还应同时给予磷结合剂。④钾摄入:当 GFR<25 mL/(min·1.73 m²)时,应限制钾的摄入(一般为 1.5~2 g/d);当 GFR<10 mL/(min·1.73 m²)或血清钾水平>5.5 mmol/L 时,则严格限制钾的摄入(<1 g/d)。

(6)改善生活方式:戒烟、控制体重、进行有氧运动等。

3.防治并发症

(1)纠正酸中毒:代谢性酸中毒(metabolicacidosis,MA)是 CRF 的常见并发症,处理措施主要是补充碳酸氢钠。阴离子隙(anion gap, AG)正常或轻度增高的 MA,其酸中毒主要是 HCO_3^- 的净丢失所致,故需要补充碳酸氢钠,使血 pH 值恢复正常。AG 明显增高的 MA,需排除乳酸和酮体所致的 MA(可代谢生成 HCO_3^-,补碱可诱发不良反应),首先宜积极治疗原发病。一般情况下,当血 pH 值>7.2 时,建议口服碳酸氢钠;pH 值<7.2 应静脉滴注碳酸氢钠;必要时行透析治疗,透析是纠正 MA 最有效的方法。MA 合并低钙血症的患者,补充碳酸氢钠纠正酸中毒时,要及时补充钙,以免游离钙向结合钙转移诱发低钙性抽搐。

(2)纠正贫血:CRF 患者如排除缺铁等其他因素,间隔两周或以上连续两次血红蛋白(haemoglobin,Hb)检测值均<110 g/L,开始应用重组人促红细胞生成素治疗。同时评估体内是否缺铁,如需补铁,可优先考虑静脉补充蔗糖铁。KDIGO 推荐的 CKD 贫血治疗 Hb 靶目标值为 110~120 g/L,不推荐>130 g/L。

(3)防治心血管疾病(cardiovascular disease,CVD):CVD 是影响 CRF 患者预后的主要因素,CRF 患者是 CVD 的极高危人群。随着肾功能的减退,CVD 发生率明显升高。CKD 患者的 CVD 主要表现为两大类:一类是心肌疾病,包括向心性左心室肥厚(left ventricular hypertrophy,LVH)和远心性 LVH;另一类是动脉血管疾病,包括动脉粥样硬化和小动脉硬化。两类 CVD 均可导致缺血性心脏病、慢性心力衰竭、脑血管病变和外周血管病变等。CRF 患者应当监测脑钠肽和氨基末端脑钠肽原排查心力衰竭并进行容量评估,检测血肌钙蛋白排查急性冠脉综合征,在无出血风险的情况下,对存在动脉粥样硬化风险的CKD患者推荐进行抗血小板治疗。目前将 CRF 的 CVD 危险因素分为两类:"传统危险因素"(与一般人群相同的 CVD 危险因素)和"非传统危险因素"(与尿毒症有关的 CVD 危险因素)。应及时预防 CRF 患者发生 CVD,主要是干预各种 CVD 的危险因素,具体包括降压、调脂、纠正贫血、抗感染、改善钙磷代谢、抗血小板等治疗。

(4)防治水钠代谢紊乱:防治水钠潴留,需适当限制钠摄入量。个别水肿严重病例,可适当应用袢利尿剂,如呋塞米、布美他尼、托拉塞米等。Scr>220 μmol/L者不宜应用噻嗪类利尿剂及潴钾利尿剂,因这两类药物此时疗效甚差。必要时及时给予血液净化治疗。对低钠血症的处理,需认真分析不同原因,只对真性缺钠者谨慎补充钠盐。轻中度低钠血症一般不必积极补钠。

(5)防治高钾血症:CRF 患者应避免食用含钾量高的食物和水果;避免使用含钾高或减少尿钾排泄的药物(包括含钾高的中药汤剂);如因病情需要输血时,避免使用库存血。一旦出现高钾血症,宜根据情况,用氯化钙或葡萄糖酸钙拮抗钾的毒性,用碳酸氢钠等碱性药物或葡萄糖促进钾的转移,用降血钾树脂或排钾利尿药促进钾的排泄;如药物治疗无效,及时进行血液净化治疗纠正高钾血症。

二、中医诊疗

(一)中医对慢性肾衰竭的认识

慢性肾衰竭是多种原因导致的慢性进行性的肾单位损害,肾脏结构和功能逐渐丧失,导致肾脏萎缩变小、纤维化,最终走向终末期肾病,严重影响患者生命健康,带来巨大的社会经济负担。中医古代文献中没有"慢性肾衰竭"或"肾衰竭"的病名,近代文献整理根据慢性肾衰竭的病因、症状、病机,将其归属于"水肿""癃闭""肾风""肾劳""关格""溺毒""虚劳"等范畴。"慢性肾衰竭"作为中医病名来自 1997 年《中华人民共和国国家标准·中医临床诊疗术语·疾病部分》,指病久正衰之肾衰,肾病日久,肾气衰竭,气化失司,湿浊尿毒不得泄。

(二)病因病机

中医学认为慢性肾衰竭以本虚标实、虚实夹杂为基本特征,湿浊内蕴、瘀毒互结贯穿疾病始终,可将其归纳为"虚、湿、瘀、逆(毒)",病位主要在脾肾,弥漫三焦,累及多脏腑部位。在慢性肾衰竭过程中的虚实病机具有相因性,使病情渐进加重,故每一阶段虚实演变构成了慢性肾衰竭的证候基础。多数医家认为本虚以脾肾亏虚为主,在此基础上强调肾元虚损逐渐累及他脏,并提出"浊毒"的形成过程:水→湿→浊→痰、瘀→热→毒;也有医家突出以脾失运化为主,治疗以醒脾复运中焦为主,轻宣上焦、通利下焦为辅。脏腑虚衰是本病的内在基础,湿浊瘀阻是病情绵长的主要病理因素,而毒邪久羁是该病进行性恶化的必然条件。

(三)辨证论治

本病辨证以正虚为纲,邪实为目。临床辨证分类以正虚为主,治疗多采用扶正与祛邪兼顾,标本同治。但应分清标本主次,轻重缓急。治本是根本措施,应贯穿在全过程中;治标可在某一阶段突出,时间宜短。因此,保护肾气和其他内脏功能,调节阴阳平衡,始终是治疗慢性肾衰竭的基本原则。

1.脾肾气虚证

证候:倦怠乏力,气短懒言,食少纳呆,腰酸膝软,脘腹胀满,大便不实,口淡不渴,舌淡有齿痕,脉沉细。

治法:益气健脾强肾。

方药:六君子汤加减。党参 15 g,白术 15 g,黄芪 10 g,茯苓 15 g,陈皮 6 g,法半夏 9 g,薏苡仁 15 g,续断 15 g,巴戟天 10 g,菟丝子 15 g,六月雪 15 g。

加减:气虚较甚者,加人参(单煎)9 g;纳呆食少者,加焦山楂 15 g,炒麦芽 15 g;伴肾阳虚者,加肉桂 3 g,附子(先煎)6 g;易感冒者,合用玉屏风散加减以益气固表。

中成药:肾炎康复片,口服,每次 8 片,每日 3 次。

2.脾肾阳虚证

证候:畏寒肢冷,倦怠乏力,气短懒言,食少纳呆,腰酸膝软,腰部冷痛,脘腹胀满,大便不实,夜尿清长,舌淡有齿痕,脉沉弱。

治法:温补脾肾,振奋阳气。

方药:济生肾气丸加减。附子(先煎)6 g,肉桂 6 g,生地 12 g,山茱萸 6 g,山药 15 g,泽泻 15 g,牡丹皮 15 g,茯苓 15 g,车前子 30 g,牛膝 15 g。

加减:脾阳虚弱,脾胃虚寒甚者,可选用理中汤;痰湿阻滞而伴见泛恶者,可选用理中化痰丸;脾胃阳虚,胃脘冷痛者,可选用小建中汤;脾阳虚弱,脾虚生湿,水湿溢于肌肤而见水肿者,可选用黄芪建中汤合五苓散加减;以肾阳虚为主者,可选用右归饮加减。

中成药:肾康宁片,口服,每次 5 片,每日 3 次。

3.脾肾气阴两虚证

证候:倦怠乏力,腰酸膝软,口干咽燥,五心烦热,夜尿清长,舌淡有齿痕,脉沉细。

治法:益气养阴。

方药:参芪地黄汤加减。人参(单煎)10 g,黄芪 15 g,熟地 12 g,茯苓 15 g,山药 15 g,牡丹皮 15 g,山茱萸 6 g,泽泻 15 g,枸杞子 15 g,当归 12 g,陈皮 6 g,紫河车粉(冲服)3 g。

加减:以脾气虚为主,见面色少华、纳呆腹满、大便溏薄者,可用健脾丸或香砂六君子丸;偏于肾气虚,见腰膝酸软、小便清长甚者,可配服金匮肾气丸;脾阴不足明显,口干唇燥,消谷善饥者,可用玉女煎加减;以肾阴不足为主,表现为五心烦热、盗汗或小便黄赤者,可服知柏地黄丸;气阴不足明显,心慌气短者,可加生脉散。

中成药:贞芪扶正颗粒,冲服,每次 1 袋,每日 2 次。

4.肝肾阴虚证

证候:头晕,头痛,腰酸膝软,口干咽燥,五心烦热,大便干结,尿少色黄,舌淡红少苔,脉沉细或弦细。

治法:滋补肝肾。

方药:六味地黄丸加减。熟地 12 g,山茱萸 6 g,山药 15 g,泽泻 15 g,茯苓 15 g,牡丹皮 15 g。

加减:遗精、盗汗者,加煅牡蛎(先煎)15 g,煅龙骨(先煎)15 g;头晕头痛,心烦易怒者,可改用杞菊地黄汤合天麻钩藤饮。

中成药:益肾养元合剂,口服,每次 10 mL,每日 3 次。

5.阴阳两虚证

证候:畏寒肢冷,五心烦热,口干咽燥,腰酸膝软,夜尿清长,大便干结,舌淡有齿痕,脉沉细。

治法:阴阳双补。

方药:金匮肾气丸加减。生地 12 g,山药 15 g,山茱萸 6 g,泽泻 15 g,茯苓 15 g,牡丹皮 15 g,肉桂 6 g,附子(先煎)10 g,淫羊藿 15 g,菟丝子 15 g。

加减:阴阳两虚,伴浊闭清窍,心神不明,或中风失语者,可用地黄饮子加减;脾气虚弱者,可用防己黄芪汤;肾阳偏虚者,可用济生肾气汤;兼湿热者,合八正散加减;兼湿浊者,合藿香正气丸加减;兼血瘀者,合桃红四物汤加减;兼水气者,合实脾饮加减;兼风动者,合天麻钩藤饮加减。

中成药:①肾宝合剂,口服,每次 20 mL,每日 3 次。②香砂六君子丸,口服,每次 5 g,每日 2 次。

（四）中医医疗技术

1.针灸

针刺取穴中脘、气海、足三里、三阴交、肾俞、三焦俞、心俞以补益,取穴关元、中极、阴廉、肾俞、三焦俞以促进排尿。隔药饼(附子、肉桂、黄芪、当归、补骨脂、仙茅、大黄、干地龙等研粉制成)灸,取穴大椎、命门、肾俞、脾俞、中脘、中极、足三里、三阴交,以补益脾肾。

2.穴位贴敷

将药物(益母草、川芎、红花、透骨草、白芷、丹参等各 30 g)用水浸湿,置于布袋中,用蒸锅蒸 20～30 分钟,然后将药袋取出直接热敷于双肾俞及关元穴,外加热水袋保温,每日 1～2 次,3 个月为一个疗程,可起到和营活血、温阳利水之功效。

3.药浴

中药洗浴是治疗 CRF 的辅助方法。麻黄、桂枝、细辛、羌活、独活、苍术、白术、红花各 30 g,布袋包好后置于汽疗仪内,一次蒸洗 30～45 分钟,达到出汗目的,以不疲劳为最佳时间,每周 3 次,可进一步排泄毒素,纠正高血压及氮质血症。

4.灌肠

灌肠可分为机器弥散灌肠和人工插管灌肠,治疗原则为活血清利、泄浊排毒。常用方:大黄 15～30 g,蒲公英 30 g,煅牡蛎 30 g,六月雪 30 g 等。人工灌肠药液尽量保留体内 45 分钟左右,每日 1 次;机器灌肠原理与人工灌肠相同,但其通过机器将药液自肛门输入,荡涤肠道,药液与肠道接触面积较大,有利于从肠道排出更多的毒素,每周 3 次。

第八章　感染性疾病

第一节　尿路感染

尿路感染(urinary tract infection,UTI)是指病原体侵犯尿路黏膜或组织引起的尿路炎症,主要表现为尿频、尿急、尿痛,还可伴有腰痛、发热等症状。根据临床表现可将其归为中医学"淋证"的范畴。

一、西医诊疗

(一)概述

尿路感染是临床常见病和多发病,细菌、真菌、支原体、衣原体、病毒、寄生虫等多种病原微生物均可引起尿路感染。细菌通过上行性感染、血行感染、淋巴道感染和直接感染四种途径入侵。尿路感染可发生于各年龄段,男女比约为1∶10,女性尤其是妊娠期妇女发病率更高,男性主要好发于肾移植受者和尿路有功能性或器质性异常的患者。

1.分类

根据有无临床症状,尿路感染可分为有症状尿路感染和无症状性菌尿,其中患者既有真性细菌尿又有临床症状为有症状尿路感染;有真性细菌尿,无尿路感染的临床症状为无症状性菌尿。

根据感染发生的部位可分为上尿路感染和下尿路感染,前者为肾盂肾炎,后者主要为膀胱炎。

根据感染发作次数可分为初发尿路感染和再发性尿路感染(6 个月内发作≥2 次或 1 年内发作≥3 次)。

根据有无尿路功能或解剖的异常分为复杂性尿路感染和非复杂性尿路感染。复杂性尿路感染指伴有尿路梗阻、尿流不畅、结石、尿路先天畸形、膀胱输尿管反流等解剖和功能上的异常,而非复杂性尿路感染无上述情况。非复杂性急性尿路感染于抗菌药等治疗后,90％可治愈,约10％可转为持续性细菌尿或反复再发;复杂性尿路感染临床治愈率低,并容易复发。

2.常见致病菌及感染途径

本病最常见的致病菌是革兰氏阴性菌,占90％以上,大肠埃希菌最常见,其次是副大肠杆菌、变形杆菌、铜绿假单胞菌、克雷伯菌、产气杆菌;革兰氏阳性菌约占5％,主要是腐生葡萄球菌和粪链球菌。

（二）临床表现

1.无症状性菌尿

无症状性菌尿多在尿培养检查中发现,可由有症状尿路感染演变而来,多次尿培养有真性菌尿,而患者无尿路方面的症状。感染部位可以在肾脏,也可以在膀胱。

2.膀胱炎

膀胱炎为成年人尿路感染最常见的一种类型,常继发于性生活、月经、妇科手术后,主要表现为膀胱刺激征,即尿频、尿急、尿痛,白细胞尿,还可伴有血尿甚至肉眼血尿。患者一般无明显的全身感染症状,但少数患者有腰痛、发热。

3.肾盂肾炎

（1）急性肾盂肾炎:多发生于育龄期妇女,主要症状包括尿频、尿急、尿痛、血尿、排尿困难,患侧或双侧腰部胀痛,肋脊角有明显压痛或叩击痛,同时可伴寒战、头痛、恶心、高热等症状,患者体温可上升到39 ℃以上。

（2）慢性肾盂肾炎:病程经过较为隐蔽,全身及泌尿系统局部表现可不典型,有时仅表现为无症状性菌尿。半数以上患者可有急性肾盂肾炎病史,随后出现不同程度的低热、间歇性尿频、排尿不适、腰部酸痛等,并可能出现夜尿增多等表现,后期可发展为慢性肾衰竭。

尿路感染临床症状较为复杂,除上述症状外,还可能引发败血症、感染性休克等严重并发症,少数患者反复发作或迁延不愈导致肾功能下降。

（三）辅助检查

1.实验室检查

（1）尿细菌学培养:尿细菌学培养是诊断尿路感染的关键性手段。当出现以下情况时推荐进行尿细菌学培养:①尿路感染临床症状不典型;②存在复杂性尿路感染的危险因素;③妊娠期妇女;④患者已接受尿路感染治疗,但尿路感染症状未缓解或3个月内出现复发;⑤怀疑或诊断为肾盂肾炎。

（2）尿常规检查:①肉眼观察:尿液颜色清或混浊,可有腐败气味,极少数患者出现肉眼血尿,多见于急性膀胱炎。②尿蛋白:多示阴性或±~+,若出现大量蛋白尿,应注意有无肾小球疾病。③血尿:镜下血尿常见于 $40\% \sim 60\%$ 的急性尿路感染患者,多数红细胞计数为每高倍视野 $2 \sim 10$ 个。④白细胞尿:离心后尿沉渣镜检白细胞每高倍视野大于 5 个,对尿路感染诊断有较大意义。几乎所有急性尿路感染的女性均有脓尿,但不能单纯依靠脓尿诊断尿路感染。

(3)尿白细胞排泄率:准确收集患者 2 或 3 小时的全部尿液,立即做白细胞计数,所得白细胞数按 1 小时折算,是较准确简便检测脓尿的方法。其较尿沉渣涂片镜检准确,阳性率高。

(4)血常规检查:急性肾盂肾炎患者,血中白细胞可轻度或中度增加,中性粒细胞也增多,伴有核左移。C 反应蛋白(C-reactive protein,CRP)和降钙素原(procalcitonin,PCT)亦可升高。PCT 是一种无激素活性的降钙素前肽物质,可作为细菌感染和败血症的早期诊断指标,且与细菌感染的严重性相关,有估计预后的价值。在细菌感染时,血浆 PCT 浓度的升高比 CRP 出现得早,2 小时即可检测,6 小时急剧上升,8~24 小时维持高水平。

2.影像学检查

(1)泌尿系 B 超为首选影像学检查,适用于不适合接受辐射或对比剂的患者,对肾脓肿、肾积水、结石、先天性畸形的诊断较为有效。

(2)X 线检查可及时发现结石、梗阻、反流、畸形等不利因素。

(3)CT 平扫有较高的分辨率和敏感性,适用于评估复杂性尿路感染,必要时可进行增强 CT 扫描,对于肾盂肾炎的诊断优于超声。

(四)诊断与鉴别诊断

1.诊断

参照第二届全国肾脏病学术会议讨论通过的尿路感染的诊断、治疗标准。

(1)正规清洁中段尿细菌定量培养,菌落 $\geqslant 10^5 / \mathrm{mL}$。

(2)清洁离心中段尿沉渣白细胞 $>10/\mathrm{HP}$,或有尿路感染症状者。

具备上述(1)(2)条件者可以确诊,如无(2)则应再做尿菌计数复查,仍 $\geqslant 10^5 / \mathrm{mL}$ 且两次的细菌相同者可以确诊。

(3)膀胱穿刺尿培养,如细菌阳性,不论细菌数多少,可确诊。

(4)做尿菌培养计数有困难者,可用治疗前清晨清洁中段尿正规方法的离心尿沉渣革兰氏染色找细菌,如细菌 $>1/\mathrm{HP}$,结合临床尿路感染症状,亦可确诊。

(5)尿细菌数为 $10^4 \sim 10^5 / \mathrm{mL}$ 者,应复查,需结合临床表现来诊断或做膀胱穿刺尿培养来确诊。

2.鉴别诊断

(1)上、下尿路感染的鉴别:患者满足上述尿路感染标准兼有下列情况:①尿抗体包裹细菌检查阳性者多为肾盂肾炎,阴性者多为膀胱炎。②膀胱灭菌后的尿标本细菌培养结果阳性者为肾盂肾炎,阴性者多为膀胱炎。③参考临床症状,有发热(>38 ℃)或腰痛,肾区叩痛或尿中有白细胞管型者,多为肾盂肾炎。④经治疗后症状已消失,但又复发者多为肾盂肾炎(多在停药后6周内);用单剂量抗菌药治疗无效或复发者多为肾盂肾炎。⑤经治疗后仍留有肾功能不全表现,能排除其他原因所致者,或X线肾盂造影有异常改变者为肾盂肾炎。

(2)与其他疾病鉴别:①发热性疾病(如流感、疟疾、败血症、伤寒等)。当急性尿路感染患者发热等全身感染症状突出,而尿路局部症状不明显时,易与发热性疾病混淆。但如能详问病史,注意尿路感染的局部症状,并做尿沉渣和细菌学检查可鉴别。②腹部器官炎症(如急性阑尾炎、女性附件炎等)。有些尿路感染患者主要表现为腹痛、恶心、呕吐、发热和血白细胞增高等,易误诊为急性胃肠炎、阑尾炎及女性附件炎等。详细询问病史,及时做尿常规和尿细菌学检查可资鉴别。③生殖系统疾病。女性患者应考虑是否存在阴道炎、淋病、生殖器疱疹或生殖器溃疡。需仔细询问其性生活史及性伴侣情况,通过妇科检查可以明确。④急性尿道综合征。其主要表现为下尿路的刺激症状,可分为两种情况:a.约70%的患者有脓尿和细菌尿,为真正的尿路感染患者;b.另约30%的患者,既无脓尿也无细菌尿,应考虑为无菌性尿频-排尿不适综合征(即通常所指的尿道综合征)。如患者同时有尿白细胞增多,但尿液普通细菌培养阴性,应重点排除尿路结核菌、厌氧菌及真菌感染。此外,还应注意排除衣原体或支原体感染的可能。尿道综合征多见于中年妇女,尿频常较排尿不适的表现更为突出,病因尚未明确,可能与尿路局部损伤、刺激、过敏或动力学功能异常等有关。临床上大部分患者有焦虑性神经症,适当分散注意力可明显减轻症状,必要时可服用镇静药物或进行心理治疗。⑤肾结核。下列情况应注意肾结核的可能:a.有慢性膀胱刺激症状,抗生素治疗无效,病情呈进行性加重者;b.脓尿、酸性尿,普通细菌学检查呈阴性者;c.有肾外结核的证据,尿镜检有红细胞者;d.附睾、精索或前列腺结核者;e.尿路感染经有效的抗生素治疗,普通细菌培养转阴,但脓尿仍持续存在者。肾结核膀胱刺激症状明显,晨尿结核杆菌培养可阳性,而普通细菌培养阴性,尿沉渣可找到抗酸杆菌,静脉肾盂造影可发现肾结核X线征,部分患者可有肺、生殖器等肾外结核病处,抗结核治疗有效。但肾结核常可与普通尿路感染并存,如患者经积极抗菌治疗后,仍有尿路感染症状或尿沉渣异常,应高度注意肾结核存在的可能性,并做相应检查。有下列三项之一者可确立肾结核的诊断:临床表现+尿结核菌培养阳性;X线的典型肾结核表现;膀胱镜检查有典型的结核性膀胱炎。

（五）治疗

1.常用抗菌药物及其选用原则

尿路感染治疗的目标是以最低廉的费用、最小的不良反应、最少的细菌耐药来获得最佳的治疗效果。同时,预防或治疗败血症,减轻全身或局部症状,清除隐藏在生殖道和肠道内的病原体,预防远期后遗症。

治疗尿路感染的常用抗菌药物有磺胺类、β-内酰胺类、氨基苷类以及喹诺酮类。应考虑以下问题:

(1)药物选择:抗菌药物品种的选用原则上应根据病原菌种类及病原菌对抗菌药物的敏感性,主要通过细菌药物敏感试验的结果而定。在得到尿细菌培养和药敏试验结果之前,宜先选用对革兰氏阴性菌有效的抗生素,因尿路感染大多由大肠埃希菌等革兰氏阴性菌引起,尤其是首次发作的尿路感染,多数可以治愈。如患者治疗3天后症状仍无改善,则应按药敏试验结果来选择药物。药物治疗效果多受菌种和有无尿路梗阻等因素影响。

选用肾毒性小的抗菌药物。尿路感染的治疗应尽可能避免使用有肾毒性的抗生素,特别是伴有肾功能不全的患者尤应注意,如表8-1所示。

表8-1　常用抗生素的肾毒性情况

肾毒性	抗生素
轻	头孢菌素Ⅰ和头孢唑林等
中	四环素、卡那霉素、妥布霉素、阿米卡星及头孢菌素Ⅱ等
强	杆菌肽、两性霉素B、多黏菌素B、多黏菌素E及新霉素等

(2)给药剂量:膀胱炎仅要求抗菌药在尿中有高浓度即可。肾盂肾炎则要求抗菌药在尿液和血液中均有较高的浓度,以保证肾组织内达到较高的有效浓度。对肾盂肾炎,宜选用杀菌剂,临床常用氨苄西林、头孢菌素以及氨基苷类药物。复方新诺明或氟喹诺酮类要优于β-内酰胺类抗生素,目前耐药细菌明显增加,特别是复方新诺明。在对复方新诺明耐药率超过20%的地区,推荐选择氟喹诺酮类,但也需监测氟喹诺酮类的耐药率。

(3)给药途径:下尿路感染采用口服治疗,选取口服吸收良好的抗菌药物,不必采用静脉或肌内注射。上尿路感染,初始治疗多选用静脉治疗,病情稳定后可酌情改为口服药物。

(4)联合用药:联合用药的指征是:①单一药物治疗失败;②严重感染;③混合感染;④耐药菌株出现。要避免相互有拮抗作用的药物联用。

(5)治疗疗程:表现为下尿路感染症状者,多给予短程治疗(3天疗法或单剂疗法);对有肾盂肾炎临床表现者,给予14天疗程。

2.首次发作急性尿路感染的处理

应根据尿路感染的部位和类型分别进行治疗。

(1)急性膀胱炎:对于表现为下尿路症状的尿路感染患者,可暂按膀胱炎给予治疗。主要用以下方法:

①单剂抗菌疗法:推荐用单剂抗生素治疗无复杂因素存在的膀胱炎,磺胺甲基异噁唑(SMZ)2.0 g、甲氧苄啶(TMP)0.4 g、碳酸氢钠1.0 g,一次顿服(简称"STS单剂"),大多数患者尿菌即可转阴。其优点是:a.方法简便,患者易于接受;b.对绝大部分尿路感染有效;c.医疗费用低;d.极少发生药物不良反应;e.极少产生耐药菌株,且有助于尿路感染定位诊断。但须于治疗后追踪6周,如有复发(多数在停药1周后)则多为肾盂肾炎,应给予抗生素2~6周。单剂疗法不适用于男性患者、妊娠妇女、糖尿病患者、机体免疫力低下者、复杂性尿路感染及上尿路感染患者。

②短程抗菌疗法:采用阿莫西林或诺氟沙星,3天疗法;呋喃妥因0.1 g,每日2次,7天疗法;匹美西林0.4 g,每日2次,3~7天疗法,对膀胱炎的治愈率与长疗程治疗相似,但不良反应少。其适应证、禁忌证与单剂抗菌疗法相同。对于首次发生的下尿路感染可给予单剂疗法;对有多次尿路感染发作者,应给予短程疗法,对于减少再发有帮助。

短程疗法主要用于治疗浅表黏膜感染,不能用于高度怀疑深部组织感染的患者,如男性尿路感染患者(怀疑前列腺炎者)、肾盂肾炎患者、留置尿管的患者和高度怀疑耐药菌感染的患者。

③女性急性非复杂性膀胱炎的处理:首选短程疗法。当患者存在以下复杂因素之一时:怀孕、泌尿生殖道结构异常、泌尿系结石、肾功能不全、免疫缺陷、糖尿病、近期抗生素使用史或侵入式泌尿生殖系统操作,则使用抗生素前需进行尿培养及进一步检查。完成疗程后,若患者仍有症状,需做尿常规和细菌培养。若尿常规和细菌培养阴性,无明确的微生物病原体存在,应注意尿路局部损伤、个人卫生、对某些物质过敏以及妇科疾患等因素。

(2)急性肾盂肾炎

1)治疗目的:a.控制和预防败血症;b.清除进入泌尿道的致病菌;c.防止复发。

2)治疗阶段：a.静脉给药迅速控制败血症；b.口服给药清除病原体，维持治疗效果和防止复发。

3)药物选择的基本原则：a.药物敏感，血药浓度足够高；b.症状较轻，无恶心呕吐的患者可口服复方新诺明和氟喹诺酮；c.患者退烧 24 小时后，继续胃肠外给药无更多益处，此时，可口服复方新诺明或氟喹诺酮来完成 14 天的疗程，以有效清除感染的病原体和胃肠道中的残余病原体。具体措施如下：

①中等度严重的肾盂肾炎：宜口服有效抗生素 2 周。常用的抗生素为复方新诺明、新一代喹诺酮类、阿莫西林等。常使用 STS 14 天疗法，其疗效不逊于其他常规抗生素；加用碳酸氢钠既可碱化尿液，加强 SMZ 的疗效，亦可防止长期用 SMZ 后可能发生的尿中结晶沉淀。如患者对磺胺类药物过敏，可使用喹诺酮类或 β_2-内酰胺类抗生素。美国感染病学会推荐当社区尿道致病菌对喹诺酮类药物的耐药率不超过 10% 时，可口服环丙沙星 0.5 g，每日 2 次，7 天一疗程；或环丙沙星缓释剂 1.0 g，每日 1 次，7 天一疗程；或左氧氟沙星 0.75 g，每日 1 次，5 天一疗程作为门诊治疗方案。若耐药率超过 10%，推荐先起始静脉予单剂长效抗生素，如 1 g 头孢曲松或氨基苷类全日药量。一般抗菌治疗 2～3 天即显效，需根据临床效果和尿培养结果重新评估，完成 7～14 天的疗程。在 14 天疗程后，通常尿菌的阴转率可达 90% 左右；如尿菌仍阳性，此时应参考药敏试验结果选用有效和强有力的抗生素，治疗 4～6 周。

②临床症状严重的肾盂肾炎：宜采用肌内注射或静脉滴注给予抗生素。美国感染病学会推荐使用氟喹诺酮类，氨基糖苷类单用或联用氨苄西林，广谱头孢菌素或青霉素单用或联用氨基糖苷类，或碳青霉烯类抗生素。治疗后，如病情好转，可于退热后继续用药 3 天再改用口服抗生素，以完成 2 周疗程。如未显效，应按药敏结果更换抗生素。

复杂性肾盂肾炎易于发生革兰氏阴性菌败血症，应联合使用两种或两种以上抗生素静注治疗。在用药期间，应每 1～2 周做一次尿培养，以观察尿菌是否转阴。经治疗仍持续发热者，则应注意并发症的可能，如肾盂积脓、肾周脓肿等，应及时行肾脏 B 超等检查。

3.尿路感染再发的处理

(1)复发：由同一种细菌引起，并在较短的期间再次复发，患者在使用敏感性抗菌药物治疗 2 周后，尿中仍可培养出同种细菌即可诊断。应根据药敏试验结果选择敏感性抗菌药物，用最大允许剂量治疗 6 周，如不奏效，可考虑延长疗程或改用注射用药。

(2)再感染：这是指患者由不同种类的微生物引起的再次感染，表明尿路防御感染的能力差,而不是首次治疗失败。对此类情况,必要时可应用低剂量长疗程抑菌疗法,即每晚临睡前排尿后服用小剂量抗生素 1 次,如复方磺胺甲噁唑片1~2 片,或呋喃妥因 50~100 mg,或氧氟沙星 200 mg,每 7~10 天更换药物一次,连用半年。在开始抗菌药物治疗之前,应先采取一些简单的防御措施,如多饮水、性生活后排尿、排便后从前向后擦拭肛门等。

4.复杂性尿路感染

复杂性尿路感染的治疗方案取决于疾病的严重程度。如果病情严重,需要住院治疗。除了抗菌药物治疗外,还需要纠正泌尿系统的解剖或功能异常以及治疗合并的其他潜在性疾病。若有必要,还需要营养支持治疗。

二、中医诊疗

(一)中医对尿路感染的认识

中医将尿路感染归为"淋证"的范畴。淋证是指以小便频数、淋沥涩痛、小腹拘急引痛为主症的疾病,根据病因和症状特点可分为热淋、血淋、石淋、气淋、膏淋、劳淋六证。基本病机为湿热蕴结下焦,肾与膀胱气化不利。病理因素为湿热。病位在肾与膀胱。本病多见于已婚女性。

(二)病因病机

本病发病机制主要为湿热蕴结下焦,肾与膀胱气化不利。其病因多与外感湿热、饮食不节、情志失调、禀赋不足或劳伤久病有关。

1.外感湿热

因下阴不洁,秽浊之邪从下侵入机体,上犯膀胱,或由小肠邪热、心经火热、下肢丹毒等他脏外感之热邪传入膀胱,发为淋证。

2.饮食不节

多食辛热肥甘,或嗜酒太过,致脾胃运化失常,积湿生热,下注膀胱,发为淋证。

3.情志失调

情志不遂,肝气郁结,膀胱气滞,或气郁化火,气火郁于膀胱,导致淋证。

4.禀赋不足或劳伤久病

禀赋不足,肾与膀胱先天畸形,或久病缠身,劳伤过度,房事不节,多产多育,或久淋不愈,耗伤正气,或妊娠、产后脾肾气虚,膀胱容易感受外邪,而致本病。

淋证的病位在膀胱与肾,与肝脾相关。基本病机为湿热蕴结下焦,肾与膀胱气化不利。若湿热客于下焦,膀胱气化不利,小便灼热刺痛,则为热淋;若膀胱湿热,灼伤血络,迫血妄行,血随尿出,以致小便涩痛有血,乃成血淋;若湿热久蕴,熬尿成石,遂致石淋;若湿热蕴久,阻滞经脉,脂液不循常道,小便混浊不清,而为膏淋;若肝气失于疏泄,气火郁于膀胱,则为气淋;若久淋不愈,湿热留恋膀胱,由腑及脏,继则由肾及脾,脾肾受损,正虚邪弱,遂成劳淋。若肾阴不足,虚火扰动阴血,亦为血淋;若肾虚下元不固,不能摄纳精微脂液,亦为膏淋;若中气不足,气虚下陷,膀胱气化无权,亦成气淋。

(三)辨证论治

临床辨证首先应辨别六淋之类别;其次,须辨证候之虚实,虚实夹杂者,须分清标本虚实之主次,病情之缓急;最后须辨明各淋证的转化与兼夹。

本病基本治则为实则清利,虚则补益。实证以膀胱湿热为主者,治以清热利湿;以热灼血络为主者,治以凉血止血;以砂石结聚为主者,治以通淋排石;以气滞不利为主者,治以利气疏导。虚证以脾虚为主者,治以健脾益气;以肾虚为主者,治以补虚益肾。同时,正确掌握标本缓急,在淋证治疗中尤为重要。对虚实夹杂者,又当通补兼施,审其主次缓急,兼顾治疗。

1.热淋

证候:小便频数短涩,灼热刺痛,溺色黄赤,少腹拘急胀痛,或有寒热、口苦、呕恶,或有腰痛拒按,或有大便秘结,苔黄腻,脉滑数。

治法:清热利湿通淋。

方药:八正散加减。瞿麦、萹蓄、车前子(包煎)、滑石、草薢、大黄、黄柏、蒲公英、紫花地丁。

加减:伴寒热、口苦、呕恶者,可加黄芩、柴胡以和解少阳;大便秘结、腹胀者,可重用生大黄、枳实以通腑泄热;若阳明热盛,加知母、石膏清气分之热;若热毒弥漫三焦,用黄连解毒汤合五味消毒饮以清热泻火解毒;气滞者,加青皮、乌药;湿热伤阴者,去大黄,加生地、知母、白茅根以养阴清热。

2.石淋

证候:尿中夹砂石,排尿涩痛,或排尿时突然中断,尿道窘迫疼痛,少腹拘急,往往突发一侧腰腹绞痛难忍,甚则牵及外阴,尿中带血,舌红,苔薄黄,脉弦或数。若病久砂石不去,可伴见面色少华,精神委顿,少气乏力,舌淡边有齿印,脉细而弱;或腰腹隐痛,手足心热,舌红少苔,脉细数。

治法:清热利湿,排石通淋。

方药:石韦散加减。瞿麦、萹蓄、通草、滑石、金钱草、海金沙、鸡内金、石苇、穿山甲、虎杖、王不留行、牛膝、青皮、乌药、沉香。

加减:腰腹绞痛者,加芍药、甘草以缓急止痛;若尿中带血,可加小蓟、生地、藕节以凉血止血;小腹胀痛者,加木香、乌药行气通淋;伴有瘀滞,舌质紫者,加桃仁、红花、炮山甲、皂角刺,加强破气活血、化瘀散结作用;石淋日久,症见神疲乏力、少腹坠胀者,为虚实夹杂,当标本兼顾,用补中益气汤加金钱草、海金沙、冬葵子益气通淋;腰膝酸软,腰部隐痛者,加杜仲、续断、补骨脂补肾益气;形寒肢冷,夜尿清长者,加巴戟肉、肉苁蓉、肉桂温肾化气;舌红,口干,肾阴亏耗者,加生地、熟地、麦冬、鳖甲滋养肾阴。

3.血淋

证候:小便热涩刺痛,尿色深红,或夹有血块,疼痛加剧,或见心烦,舌尖红,苔黄,脉滑数。

治法:清热通淋,凉血止血。

方药:小蓟饮子加减。小蓟、生地、白茅根、旱莲草、生草梢、山栀、滑石、当归、蒲黄、土大黄、三七、马鞭草。

加减:有瘀血征象者,加三七、牛膝、桃仁以化瘀止血;若血出不止,可加仙鹤草、琥珀粉以收敛止血;久病肾阴不足,虚火扰动阴血,症见尿色淡红、尿痛涩滞不显著、腰膝酸软、神疲乏力者,宜滋阴清热,补虚止血,用知柏地黄丸加减;肾阴亏耗严重者,加熟地、麦冬、鳖甲、旱莲草滋养肾阴;久病脾虚,气不摄血,症见神疲乏力、面色少华者,用归脾汤加仙鹤草、泽泻、滑石益气养血通淋。

4.气淋

证候:郁怒之后,小便涩滞,淋沥不畅,少腹胀满疼痛,苔薄白,脉弦。

治法:理气疏导,通淋利尿。

方药:沉香散加减。沉香、青皮、乌药、香附、石韦、滑石、冬葵子、车前子(包煎)。

加减:少腹胀满,上及于胁者,加川楝子、小茴香、郁金以疏肝理气;兼有瘀滞者,加红花、赤芍、益母草活血化瘀行水。

5.膏淋

证候:小便混浊乳白或如米泔水,上有浮油,置之沉淀,或伴有絮状凝块物,或混有血液、血块,尿道热涩疼痛,尿时阻塞不畅,口干,舌质红,苔黄腻,脉濡数。

治法:清热利湿,分清泄浊。

方药:程氏萆薢分清饮加减。萆薢、车前子(包煎)、茯苓、莲子心、石菖蒲、黄柏、丹参、白术。

加减:膏淋病久不已,反复发作,淋出如脂,涩痛不甚,形体日见消瘦,头昏无力,腰膝酸软,舌淡,苔腻,脉细无力,此为脾肾两虚,气不固摄,用膏淋汤补脾益肾固淋。偏于脾虚中气下陷者,配用补中益气汤;偏于肾阴虚者,配用七味都气丸;偏于肾阳虚者,用金匮肾气丸加减;伴有血尿者,加仙鹤草、阿胶补气摄血;夹瘀者,加三七、当归活血通络。

6.劳淋

证候:小便不甚赤涩,溺痛不甚,但淋沥不已,时作时止,遇劳即发,腰膝酸软,神疲乏力,病程缠绵,舌质淡,脉细弱。

治法:补脾益肾。

方药:无比山药丸加减。山药、肉苁蓉、五味子、菟丝子、杜仲、牛膝、泽泻、干地黄、山茱萸、茯神、巴戟天、菟丝子等。

加减:若中气下陷,症见少腹坠胀,尿频涩滞,余沥难尽,不耐劳累,面色㿠白,少气懒言,舌淡,脉细无力,可用补中益气汤加减。若肾阴虚,舌红苔少,加生地、熟地、龟板滋养肾阴;阴虚火旺,面红烦热,尿黄赤伴有灼热不适者,可用知柏地黄丸滋阴降火;低热者,加青蒿、鳖甲清虚热,养肾阴;肾阳虚者,加附子、肉桂、鹿角片、巴戟天等温补肾阳。

(四)中医医疗技术

1.针灸治疗

主穴:中极、膀胱俞、阴陵泉。

配穴:热淋加委中、行间;石淋加秩边、委阳;气淋实证加肝俞、太冲、期门;气淋虚证去阴陵泉,加气海、足三里、脾俞;血淋实证加委中、三阴交、血海、膈俞;血淋虚证去阴陵泉,加太溪、复溜、三阴交、膈俞、肾俞;膏淋实证加委中、三阴交;膏淋虚证去阴陵泉,加气海、肾俞、三阴交;劳淋去阴陵泉,加关元、肾俞、脾俞、足三里、三阴交。

操作:实证针用泻法,虚证针用补法,气海、肾俞、关元加灸。

2.穴位贴敷

可用中药颗粒剂,调成饼状,外敷于关元、肾俞、腰阳关、命门或志室等穴。可辨证选方治疗各种证型;①针对病性属湿热淋证患者,可选用清热利湿药如萹蓄、瞿麦、滑石、大黄、山栀、甘草梢等研粉,凡士林调和敷脐以清热利湿通淋。②针对病性属虚寒淋证患者,可选用补虚散寒固摄药如熟地、山茱萸、巴戟天、菟丝子、杜仲、牛膝、五味子、肉苁蓉、赤石脂等研粉敷脐以补虚泄浊通淋。

3.耳穴压豆

根据辨证选择耳穴进行压豆,每3日一次,可健脾益肾,利水消肿。

4.灸法

主穴:中脘、关元、气海、足三里、涌泉、肾俞、命门。

针对劳淋及其他类型淋证日久致虚者,可给予隔物灸法(隔姜灸、隔中药粉灸)。对乏力、食欲缺乏、便溏者,取神阙、气海、关元等穴;对怕冷者,取督脉穴及夹脊穴。每次 2～3 个穴位,灸大约 15 分钟,以局部发热为止,每天 1 次,可温经散寒、防御保健。本法适用于慢性疾病免疫力低下、脾肾两虚患者。

5.穴位注射

(1)针对病性属湿热淋证患者,可选用抗生素、鱼腥草注射液等。选穴:小肠俞、膀胱俞等。

(2)针对病性属虚寒淋证患者,可选用黄芪注射液等。选穴:足三里、三阴交、会阳、上髎、次髎等。

第二节　慢性肾盂肾炎

肾盂肾炎(pyelonephritis)是肾实质及肾盂、肾盏系统受细菌侵袭而引起的感染性疾患,属于尿路感染的范畴,分为急性和慢性两种类型。急性肾盂肾炎(acute pyelonephritis,APN)起病急骤,患者突然畏寒或寒战,随之高热,伴头痛头晕、恶心呕吐、乏力、腰痛,或尿频、尿急、尿痛。慢性肾盂肾炎(chronic pyelonephritis,CPN)多由急性肾盂肾炎未能积极治疗转变而来,一般病程超过6 个月,起病较为隐匿,容易反复发作,可导致慢性肾功能不全。本节主要论述慢性肾盂肾炎。

一、西医诊疗

慢性肾盂肾炎常见于女性,主要因为女性尿道相对较短,细菌较容易上行。有些患者在儿童时期有急性尿路感染史,经治疗后症状消失,但仍间断有无症状性菌尿,成年后逐渐进展为慢性肾盂肾炎。有些急性肾盂肾炎治愈后,患者行尿道器械检查或插管而再次诱发感染。

慢性肾盂肾炎最常见的致病细菌仍为大肠埃希菌,但耐药性较强,甚至出现产超广谱 β-内酰胺酶的大肠埃希菌,对包括第三代头孢类在内的多种抗生素耐药。

本病感染的主要途径是上行性感染,其次是血源性感染,再次是淋巴管感染。另外,尿路手术、器械以及膀胱镜检查、导尿直接感染也可发生本病。慢性肾盂肾炎可持续数年或数十年之久,最终可逐渐产生肾衰竭。

（一）临床表现

1.发热

慢性肾盂肾炎患者的发热状况较为明显,且多数患者为低热,有少数急性发作的患者有高热表现,患者体温可达到 39 ℃。

2.泌尿系统症状

慢性肾盂肾炎患者肾小管损伤明显,同时存在泌尿系统疾病。就肾小管损伤而言,其不仅包含了尿浓缩功能退减,而且有夜尿增多、肾小管酸中毒等问题。而就泌尿系统疾病而言,患者尿频、尿急、尿痛的表现较为明显,有的患者还会因为上行性感染而出现腰痛等现象。

3.胃肠道症状

患者有明显的胃肠道症状,最主要的表现为食欲下降,有的患者有恶心、呕吐等。

（二）辅助检查

1.实验室检查

（1）尿常规检查:尿常规检查是最简便而可靠的检测方法。间歇出现白细胞尿(离心后尿沉渣高倍视野镜检发现白细胞≥5 个即可诊断),偶尔出现白细胞管型是慢性肾盂肾炎的尿检表现。鉴于慢性肾盂肾炎患者的白细胞尿常较轻,且间歇性出现,因此常需反复多次检查新鲜晨尿才能发现异常。

（2）尿细菌学检查:尿细菌学检查对慢性肾盂肾炎诊断及治疗具有重要价值,尤其对无症状、尿沉渣检查无白细胞或白细胞不多、仅有菌尿症的慢性肾盂肾炎更为重要。可采用普通尿沉渣涂片染色或不染色直接找菌,中段尿定量培养及膀胱穿刺尿培养等方法。

（3）尿液抗体包裹细菌检查:抗体包裹细菌是上、下尿路感染的一种间接定位检查法。侵入肾脏的细菌能诱发机体产生抗体,此抗体能包裹于细菌表面随尿排出,可用直接免疫荧光法进行检测。因此,尿液抗体包裹细菌阳性能提示肾盂肾炎,检出率高达 85% 以上,阴性提示为下尿路感染。需要注意,前列腺炎患者尿液抗体包裹细菌检查也可阳性,需要结合临床资料加以鉴别。

（4）肾功能检查:①肾小球功能检查,如血清肌酐、估算肾小球滤过率、血清胱抑素等。②近端肾小管重吸收功能检查,如尿 α_1-微球蛋白、β_2-微球蛋白、视黄醇结合蛋白等。③远端肾小管浓缩功能检查,如禁水 12 小时尿渗透压等。④尿酸化功能检查,以发现肾小管酸中毒。

2.影像学检查

（1）X 线检查:静脉肾盂造影能发现肾脏体积变小,外形不规则,肾乳头收缩,肾盏扩张和变钝。皮质瘢痕常位于肾脏的上、下极。排尿性膀胱尿路造影是检查膀胱输尿管反流的主要手段。

(2)肾静态显像:目前国内外研究越来越推荐用放射性核素肾静态显像来发现肾内病灶及瘢痕,认为其识别瘢痕敏感且可靠。该法的基本原理是使用可被肾实质浓聚且排泄的放射性显像剂,观察它在肾皮质内的分布来识别瘢痕。

(3)超声检查:超声显像检查可对肾盂肾炎的诊断提供帮助,但一般缺乏特征性表现。超声显像诊断需结合临床和其他有关检查。轻度肾盂肾炎者超声显像可无异常表现。肾盂炎症明显者,肾脏可增大,肾盂、肾盏可不同程度扩张。晚期病变严重时可波及肾小球,超声显像一般会发现双肾不等大,病情严重者,肾内结构显示不清,此时发生肾衰竭。

(4)膀胱镜检查:可观察输尿管开口位置和形态改变,有助于膀胱输尿管反流的诊断。

(5)其他:对极少数与其他肾脏疾病难以区别的病例,可做 CT、MRI 检查,必要时可做肾穿刺活体组织检查以助诊断。

(三)诊断与鉴别诊断

1.诊断

目前,慢性肾盂肾炎尚无统一的诊断标准,可以参考下列要点进行诊断。

(1)影像学检查:影像学的异常是诊断慢性肾盂肾炎基本的必要条件,可表现为肾实质变薄、肾皮质瘢痕、肾乳头收缩以及肾盏的扩张和变钝。因此,面对疑似患者应仔细地进行影像学检查,静脉肾盂造影、放射性核素肾静态显像、超声检查乃至 CT 或 MRI 检查都十分重要。

(2)肾功能检查:早期出现远、近端肾小管功能损害是慢性间质性肾炎的重要表现,后期也能导致肾小球功能损伤。

(3)尿路感染病史及尿液细菌检查:详细询问尿路感染病史及进行尿细菌学检查(涂片检菌及细菌培养)对帮助诊断也很重要。

同时,必须强调不能以反复尿路感染的时间长短作为慢性肾盂肾炎的诊断依据,要注意对不典型慢性肾盂肾炎(如呈现长期低热及菌尿,乃至无症状性菌尿等)的识别,对慢性肾盂肾炎患者要检查有无复杂尿路感染因素存在(对反复尿路感染者更应检查,特别是婴儿及儿童要注意有无膀胱输尿管反流)。

2.鉴别诊断

慢性肾盂肾炎的泌尿道症状不明显,尿常规无明显改变或尿液异常间歇出现,易被误诊。在女性,凡有不明发热、腰酸、乏力、轻度泌尿道症状者应考虑本病的可能性。伴高血压的慢性肾盂肾炎需与高血压病鉴别。此外,本病尚需与

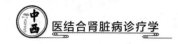
下列诸病鉴别。

(1)急性肾盂肾炎:急性肾盂肾炎是由各种病原微生物感染直接引起的肾小管、肾间质和肾实质炎症,常发生于育龄期妇女。其临床表现有:①泌尿系统症状,包括尿频、尿急、尿痛等膀胱刺激征,腰痛,下腹部痛,肋脊角及输尿管点压痛,肾区压痛和叩痛。②全身感染的症状,如寒战、发热、头痛、恶心、呕吐、食欲下降等,常伴有血白细胞计数升高和血沉增快,一般无高血压和氮质血症。③肾小管功能的损害在感染控制后可明显改善或恢复正常。本病无肾脏影像学的改变,可助诊断。

(2)下尿路感染:下尿路感染常有明显尿路刺激征(尿频、尿急及尿痛),尿中白细胞显著增多,但无管型尿,尿抗体包裹细菌检查阴性,也无肾功能损害,可资鉴别。诊断困难时可行膀胱冲洗灭菌培养,若膀胱冲洗灭菌10分钟后留取的膀胱尿菌数极少,则为膀胱炎;如菌数与灭菌前相似,则为肾盂肾炎。

(3)肾及泌尿道结核:肾及泌尿道结核患者多有肾外(肺、肠、骨、生殖器等)结核病史或病灶存在,膀胱刺激征常特别明显,往往有结核中毒的全身症状(如低热及盗汗),尿常规检查有大量白细胞及红细胞,尿普通细菌培养阴性,晨尿沉渣涂片可找到抗酸杆菌,尿结核菌培养阳性。肾盂造影X线检查或CT检查可见肾及泌尿道结核的典型表现:肾盏破坏,边缘不整呈虫蚀样,肾盏变形;输尿管僵直、虫蚀样边缘、管腔狭窄,有时还可见钙化灶。膀胱镜检查有典型的结核性膀胱炎表现。总之,具有典型尿路感染临床及实验室表现的患者,反复尿细菌培养阴性、抗生素治疗无效时,都要想到肾及泌尿道结核可能,及时进行相应检查以确诊。

(4)非感染性慢性间质性肾炎:患者有长期小量接触肾毒性物质史,例如长期服用或食用含马兜铃酸成分的中草药或食物,以及长期服用镇痛药等;临床呈现轻度蛋白尿,肾小管功能损伤出现早且突出,常伴肾性贫血。本病无尿路感染病史及菌尿证据,无慢性肾盂肾炎的典型影像学征象(局灶粗糙的皮质瘢痕及肾小盏扩张、变钝),可鉴别。若仍难以鉴别,可考虑行肾穿刺病理检查。

(5)尿道综合征:多见于中年女性,患者主诉轻重不一的尿频、尿急及尿痛(或尿道烧灼感)症状,但是反复尿化验无白细胞,反复做尿培养等病原微生物检查亦阴性,在排除各种病原体导致的尿路感染后才能确定尿道综合征的诊断。这类患者常伴失眠等精神焦虑症状,其症状产生可能与此相关。

(四)治疗

1.一般治疗

患者日常应多喝水,勤排尿,可降低髓质渗透压,同时显著提升机体吞噬细胞的功能,实现病情的有效控制。应冲洗膀胱内细菌,避免上行感染问题。当患者存在发热,即全身感染问题时,应注意卧床休息,并注意诱发因素的控制和针对性治疗。

2.抗感染治疗

慢性肾盂肾炎急性发作时按照急性肾盂肾炎的治疗原则进行治疗。

对于反复发作者,治疗前应通过尿细菌培养确定病原菌,以明确是复发还是再感染。若治疗后菌尿转阴,停药后 6 周内再次出现同一细菌的感染,为复发。而再感染是另一新致病菌侵入人体引起的感染。抗生素可根据病情、尿细菌培养和药物敏感试验结果来选择,宜选择最有效且毒性小者。常用药物有喹诺酮类、磺胺类、β-内酰胺类、大环内酯类等。多采用两种药物联合使用的方法,疗程至少维持两周。患者用药 3～5 日后若症状无改善,应考虑换用其他抗生素。或依据药物敏感试验结果,将数种抗生素分为 2～3 组,轮流使用,每组使用1 个疗程,停药 1 周,再开始下一组药物治疗。对于 1 年内反复发作≥3 次的患者,在急性发作被控制后,继续采用低剂量长疗程抑菌治疗。

对仅表现为无症状性菌尿的慢性肾盂肾炎是否需要治疗,目前认为一般患者包括糖尿病及老年患者均不需治疗。孕妇的无症状性菌尿是否需要治疗尚有争议,但有研究发现,若不治疗,20%～35%的患者可在妊娠期内进展成肾盂肾炎,易诱发早产,分娩低体重婴儿,而应用抗生素治疗后,进展成肾盂肾炎的风险可降至 1%～4%。美国感染疾病学会 2005 年制定的指南明确指出,具有无症状性菌尿的孕妇需要抗菌治疗,疗程为 3～7 天,治疗后继续追踪尿菌变化。

3.肾功能不全的治疗

对病程晚期已出现慢性肾功能不全的患者,应给予低蛋白饮食、控制高血压、服用 ACEI 或 ARB 等治疗,以期延缓肾损害进展,而且在治疗尿路感染时应禁用肾毒性抗微生物药物。

二、中医诊疗

(一)中医对慢性肾盂肾炎的认识

慢性肾盂肾炎以湿热证为最常见,其次为肾虚证,阴虚证、脾虚证亦不容忽视。中医学认为其复发与余邪未清,正气虚弱,以及外感、饮食不节、劳倦等诱发因素相关。治疗应彻底消除湿热余邪,扶助正气,消除诱因,才能有效防治本病的复发。

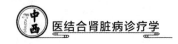

（二）病因病机

本病究其成因，一般多为外感湿热、饮食不节、年老久病等，但其主要病理因素有三，即湿、虚、瘀。本病初起为肾虚膀胱湿热，由于湿热日久伤阴，加之治不得法，或病重药轻，致湿热未尽，肾阴已伤。肾虚湿热停蓄下焦，日久暗耗气阴，转为劳淋；病至后期，脏腑阴阳气血功能失调，机体防御功能减弱，易遇感冒、劳累、情志不遂等因素诱发，且多伴有血瘀的临床表现，形成虚实夹杂的证候特点，常因正不胜邪，使病情反复。

（三）辨证论治

本病首辨急性期和缓解期，再辨虚实。

慢性肾盂肾炎多表现为正虚邪恋，虚实夹杂，故治疗时应抓住本虚标实，以治虚为本。若余邪未消，应扶正祛邪，标本兼顾。在虚实转化过程中，有主次之别。在由实转虚的初期，常为实多虚少；随着病情的延长，渐为虚多实少。虚证复感外邪而急性发作者，虽属本虚标实，但以标实为主。本病以治本为主，气阴双虚者重在补气养阴，肾阴不足应补肾滋阴，脾虚失运者重在健脾补气，阴虚火旺者应养阴降火，余邪未清者则应清热利湿。

1.急性期（慢性肾盂肾炎急性发作）

（1）湿热下注证

证候：小便淋沥频数，尿急，尿痛，尿道口有灼热感，排尿不畅，或尿少，腰部疼痛拒按，苔黄腻，脉濡数或滑数。

治法：清热利湿通淋。

方药：八正散加减。萹蓄、瞿麦、车前子（包煎）、木通、滑石、栀子、大黄、灯心草、甘草梢。

加减：热甚者，加金银花、连翘、蒲公英，以加强清热之功；少腹坠胀痛者，加炒川楝子、乌药，以理气止痛；尿血者，加生地炭、茅根，以凉血止血；尿少者，加泽泻、猪苓、茯苓，以利水渗湿。

（2）热郁少阳证

证候：小便热涩混浊，尿急，尿痛，小腹胀痛不适，往来寒热，胁肋胀痛，心烦口苦，默默不欲饮食，苔薄黄，脉弦数。

治法：清肝利胆通淋。

方药：小柴胡汤合龙胆泻肝汤加减。柴胡、龙胆草、黄芩、栀子、车前子（包煎）、泽泻、木通、滑石、生地、当归、甘草梢。

加减：胁痛甚者，加延胡索、炒川楝子，以疏肝理气；口苦便秘者，加生大黄，以清热通便；尿痛较剧者，加黄柏、蒲公英，以清利下焦湿热。

（3）湿热中阻证

证候：寒战高热，午后为甚，小溲黄赤，尿时涩痛，口气秽浊，脘腹满闷，饥不欲饮，大便或秘或溏，腰腹疼痛，苔黄腻，脉滑数。

治法：清热化湿通淋。

方药：三仁汤合导赤承气汤加减。杏仁、竹叶、白蔻仁、半夏、厚朴、薏苡仁、滑石、木通、通草、车前子（包煎）、生地、黄芩、黄连、黄柏。

加减：便秘者，加生大黄，以泻火通便；便溏者，加山药、茯苓，以健脾止泻；脘腹满闷者，加枳实、陈皮，以理气。

2.慢性期

（1）肾阴不足证

证候：小便黄赤频数，淋沥不已，潮热盗汗，头晕耳鸣，腰酸腰痛，四肢乏力，舌红少苔，脉弦细数。

治法：滋阴清热。

方药：知柏地黄丸加减。生地、山药、山萸肉、丹皮、茯苓、泽泻、知母、黄柏、白茅根、车前子（包煎）、蒲公英、川牛膝。

加减：眩晕耳鸣者，加天麻、菊花、钩藤、石决明，以平肝；小便涩痛明显者，加瞿麦、车前子（包煎），以清利下焦湿热。

（2）脾肾阳虚证

证候：尿涩滞不畅，小便淋沥不已，腰膝冷痛，夜间尿频，头面下肢水肿，精神不振，四肢乏力，腹胀便溏，食少纳呆，舌淡，脉沉细无力。

治法：温肾健脾，化湿通淋。

方药：济生肾气丸合香砂六君子汤加减。生地、山药、山萸肉、丹皮、茯苓、泽泻、桂枝、熟附子、车前子（包煎）、川牛膝、白术、薏苡仁、党参、木香、杜仲、陈皮。

加减：呕恶纳呆者，加紫苏、半夏、鸡内金，以化浊降逆开胃；畏寒肢冷者，加仙灵脾、仙茅，以温肾祛寒；面浮肢肿者，加车前子（包煎）、大腹皮，以利水消肿；尿有余沥者，加益智仁、菟丝子，以补肾固涩。

（3）肝肾阴虚证

证候：水肿不明显，头晕耳鸣，腰酸痛，膝软无力，头晕目眩或视物模糊，口咽痛，舌淡红少苔，脉弦细数。

治法：滋补肝肾。

方药：杞菊地黄丸合一贯煎加减。生地、熟地、山萸肉、茯苓、丹皮、泽泻、山药、枸杞子、菊花、当归、麦冬、沙参、旱莲草、白茅根、夏枯草、车前子（包煎）、川

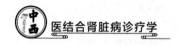

牛膝、石决明（包煎）。

（4）气虚下陷证

证候：小便频多，尿意不尽，小腹重坠，食欲缺乏，腹胀便溏，面色萎黄，气短乏力，舌淡苔薄，脉沉弱无力。

治法：健脾升阳益气。

方药：补中益气汤合参苓白术散加减。黄芪、党参、柴胡、陈皮、白术、当归、升麻、甘草、泽泻、猪苓、茯苓、白扁豆、砂仁、薏苡仁、白蔻仁、竹叶、白茅根、通草、旱莲草。

加减：兼有肾气不固者，可加用菟丝子丸和无比山药丸。

（四）中医医疗技术

针灸疗法：选穴肾俞、三阴交、关元、飞扬、复溜、归来，平补平泻；配耳针肾区、膀胱区、肾上腺区等；隔日一次。

第三节　肾结核

肾结核（renal tuberculosis）是由结核分枝杆菌引起的肾脏感染，是全身结核的一部分，其原发病灶多在肺部，是仅次于淋巴结结核的第二常见肺外结核。

一、西医诊疗

（一）概述

肾结核是肺外结核的一种，可导致肾脏实质性病变，因其早期症状不典型，往往易漏诊、误诊、延误治疗。肾结核可损伤患者的泌尿生殖系统，最终导致肾功能丧失，威胁患者生命。

1.发病机制和感染途径

肾结核的病原体是结核分枝杆菌，血行感染是最主要的途径。原发病灶几乎都在肺内，其次为附睾、女性生殖器附件、骨关节和淋巴结，偶见继发于肠道和全身粟粒性结核。

原发病灶的结核杆菌经过血行进入肾脏，主要在肾小球的毛细血管丛中发展为结核病，形成双侧肾皮质多发性微结核病灶，称为"病理性结核"。机体免疫力较差者，病灶不愈合，结核杆菌经肾小管侵犯髓质，发展为肾髓质结核，形成临床肾结核病。病变再进行性发展，肾乳头溃破、坏死，病变蔓延至肾盏形成空洞性溃疡。

输尿管结核纤维化后管腔狭窄,影响尿流,加重肾结核病变的发展。偶见输尿管完全闭合。膀胱结核继发于肾结核,病变严重发生广泛纤维化时,可形成挛缩性膀胱,膀胱容量多不足 50 mL,多有健侧输尿管口狭窄或闭合不全,引起肾积水。尿道结核可由膀胱结核蔓延而引起,亦可为前列腺精囊结核形成空洞破坏后尿道所致。

男性肾结核患者中 50％～70％合并生殖系统结核,在临床上最多见的是附睾结核,约 40％的附睾结核出现在肾结核之前或与肾结核同时出现。13％有肺结核病史的女性存在生殖泌尿系结核,大多通过结核菌血行播散至泌尿生殖道或腹腔感染,可累及肾脏,也可以累及输卵管、卵巢、子宫内膜等,形成输卵管粘连梗阻、卵巢结核脓肿等。

2.病理变化

本病的基本病理变化是结核性结节和结核性肉芽肿,多为干酪样坏死。肾结核在病理上 90％为双侧病变,但临床上仅 10％属双侧肾结核。

(二)临床表现

肾结核的临床表现取决于病变范围以及输尿管、膀胱继发结核的严重程度。

肾结核可表现为尿路或生殖道的急性或慢性炎症、腹痛、腹部肿块、梗阻性尿路病变、不孕症、月经不规律和肾功能检查异常。结核病变发展到肾髓质时才成为临床肾结核病,由于双肾病灶的发展不一致,临床上 90％的病例表现为单侧性肾结核。早期病变局限于肾实质时,患者可无临床表现,这时尿液检查可发现结核杆菌,这是此阶段唯一有异常的检查结果。晚期肾结核可引起肾瘢痕、肾盏和盆腔变形、输尿管狭窄、尿流出道梗阻、输尿管积水、肾积水、肾衰竭和膀胱容量降低。

当病变蔓延至膀胱时,可出现膀胱刺激征。膀胱刺激征是肾结核最常见(约占 78％)的首发症状,其次为血尿,68％的患者有肉眼血尿,多为终末血尿,有时可表现为全程血尿,在排尿终末时加重。

除晚期病例外,肾结核患者全身情况多不受影响,体检时多无异常体征,部分患者可有肾区压痛和(或)叩击痛。肾结核患者合并尿路普通细菌感染和肾结石的发生率较一般人群高,肾结核伴有混合性尿路感染者可达 1/3～1/2。可同时合并生殖系统结核,男性出现阴囊或附睾肿块、阴囊窦道形成、有水样脓液排出提示结核感染,女性可出现月经不规律、腹痛、不孕等症状。

（三）辅助检查

1.实验室检查

尿液检查对肾结核的诊断有决定性的意义。

（1）尿常规：新鲜排出的尿呈酸性，这是肾结核尿液的特点。尿蛋白±～＋，常有镜下脓尿和血尿。发生混合性尿路感染时则尿液可呈碱性反应，镜下可见大量的白细胞。

（2）尿沉渣找抗酸杆菌：由于肾结核的结核杆菌常间断、少量地从尿中排泄，故应连续多次检查（至少 3 次）。50%～70%的病例为阳性，但约有 12%的假阳性，主要为阴垢杆菌、非典型分枝杆菌污染尿液导致假阳性，故阳性仅有参考价值，不能作为确诊依据。

（3）尿结核杆菌培养：不同研究阳性率报道为 10.7%～80%，培养出结核杆菌是确诊肾结核的关键。应在抗结核治疗前至少留 3 次晨尿做结核杆菌培养。凡对结核杆菌有抑制的药物，应先停药 1 周，可提高阳性率。

2.影像学检查

（1）X 线腹部平片：可见肾外形增大或呈分叶状，晚期缩小、钙化。部分患者可显示肾结核的特征性改变，即片状、云絮状或斑块状钙化灶，其分布不规则，常限于一侧肾脏。若钙化遍及结核肾的全部，甚至输尿管时，即形成"肾自截"。该检查早期诊断价值不大，约 40%的患者无异常 X 线表现。

（2）静脉肾盂造影（IVP）：当肾实质有明显破坏时，IVP 可在 63%～90%的病例中发现异常。最先局限在肾乳头和肾小盏的病变为杯口模糊，如虫蛀样变，或其漏斗部由于炎症病变或瘢痕收缩，使小盏变形、缩小或尿消失；随后是肾乳头小空洞形成，干酪性病灶内可有散在性钙化影。如病变广泛，可见肾盏完全被破坏，干酪坏死呈现边缘不齐的"棉桃样"结核性空洞。晚期可见整个肾脏钙化（肾自截），多个肾盏不显影或呈大空洞。输尿管结核可呈现为僵直索状管道的"腊肠状""串珠状"特征性改变。IVP 发现空洞形成和尿路狭窄，为诊断肾结核的强有力依据。

（3）逆行造影：患肾功能受损，IVP 显影不佳或 IVP 有可疑病变，必要时可考虑逆行肾盂造影。

（4）CT：可提供病肾的结构和功能资料，能显示实质瘢痕及干酪样坏死灶，尤适用于一侧肾不显影或肾盏不显影，并有助于肾结核和肾肿瘤的鉴别。该检查对肾结核的诊断有重要意义，对诊断肾内播散和肾周围脓肿亦有帮助。

（5）B超：可表现为肾囊肿、肾积水、肾积脓、肾钙化和上述混合性病变，此外，可利用超声引导，细针穿刺脓腔和抽吸坏死组织，进行细胞学、细菌学检查，对诊断有帮助。对于静脉或逆行肾盂造影不能进行,难以明确的病变,又不能肯定病变性质的病例,可在 B 超引导下做肾盂穿刺造影,这是目前较安全准确的检查方法。

(6)膀胱镜检查:可直接看到膀胱内的典型结核变化而确立诊断。病变多围绕在病肾同侧输尿管口周围,然后向膀胱三角区和其他部位蔓延。膀胱镜可见黏膜广泛充血水肿,有小溃疡和结核结节,黏膜壁易出血,输尿管口向上回缩成洞穴样变化。

当膀胱挛缩至膀胱容量过小(小于 100 mL)时难以看清膀胱内情况,有严重的膀胱刺激征者不宜做膀胱镜检查。

(7)病理活检:当与肿瘤或其他感染鉴别困难时,可考虑通过超声引导下穿刺、腹腔镜、膀胱镜等方式活检行病理检查明确诊断。

(四)诊断与鉴别诊断

1.诊断

有如下情况存在时,应怀疑有肾结核存在,应做进一步检查。

①慢性膀胱刺激征,经抗生素治疗无效,尤其呈进行性加重者。②尿路感染经有效的抗菌治疗,细菌转阴,而脓尿持续存在。③脓尿、酸性尿,普通细菌培养呈阴性。④有不明原因的脓尿和(或)血尿而普通细菌培养多次呈阴性。⑤有肾外结核,尿液检查有红细胞尿。⑥男性附睾、精囊或前列腺发现硬结,阴囊有慢性窦道者。⑦人类免疫缺陷病毒感染患者出现蛋白尿或肾功能损害。

有下列三项之任何一项可确诊:①不明原因的膀胱刺激征,尿结核杆菌培养阳性。②有泌尿系统结核病的影像学证据。③膀胱镜检查有典型的结核性膀胱炎表现和(或)病理活检发现结核结节和(或)肉芽肿形成。

肾结核的早期诊断,不能单纯依靠临床症状,而应重视实验室检查。肾结核的早期,尿常规已有异常表现,如血尿和(或)脓尿,此时反复做结核杆菌培养多能早期确诊(临床前期肾结核)。IVP 对晚期肾结核的诊断有重要价值。此外,还可检查肺、生殖系统、淋巴结、骨关节等是否有肾外结核病存在。

2.鉴别诊断

本病主要是膀胱刺激症状、血尿及影像学改变的鉴别诊断,应与非特异性膀胱炎、肾盂肾炎、泌尿系统结石鉴别,有时这些疾病可共存,值得注意。肾结核有时可与肾肿瘤、肾囊肿混淆,需做 IVP、CT、B 超检查,必要时做增强造影、病理活检加以鉴别。

(五)治疗

肾结核在治疗上必须重视全身治疗并结合局部肾脏病变情况全面考虑,以选择最恰当的治疗方法。

1.一般治疗

一般治疗包括适当的休息、医疗体育活动以及充分的营养。

2.抗结核化学药物治疗(简称"化疗")

(1)化疗的基本条件为病肾功能尚好和尿液引流无梗阻。适应证:①临床前期肾结核。②局限在一组大肾盏以内的单侧或双侧肾结核。③合并肾外活动性结核,暂不宜手术者。④孤立肾肾结核。⑤双侧肾结核,属晚期不宜手术者。⑥合并有严重疾病不宜手术者。⑦配合手术治疗,作为术前和术后用药。

(2)化疗原则:早期、联合用药、适量、规律和全程使用敏感药物,彻底治疗。最常见的治疗失败的原因是治疗不充分。

常见抗结核药:抗结核药物首选异烟肼、利福平、乙胺丁醇、吡嗪酰胺、链霉素等杀菌药物。第二线抗结核药有乙胺丁醇、环丝氨酸等。

抗结核药的选择:抗结核药种类繁多,最理想的药物选择是对结核杆菌敏感,在血液中达到足以制菌或杀菌的浓度,并能为机体所忍受。目前认为最有效的抗结核治疗药物为异烟肼、利福平和吡嗪酰胺。因抗结核药物多数有肝毒性,故服药期间应同时服用保肝药物,并定期检查肝功能。链霉素对第八对脑神经有损害,可影响听力,一旦发现应立即停药。

(3)常用的治疗方案:①经典疗法:大都采用长程疗法,持续服用18～24个月。多采用3种抗结核药物治疗6个月后,再联用2种抗结核药1年,总疗程18个月。公认此法的疗效可靠,复发机会少。②短程疗法:目前欧洲泌尿外科指南推荐,6个月的抗结核治疗可有效治疗一般泌尿生殖系结核,即使用异烟肼、利福平、吡嗪酰胺、乙胺丁醇2个月强化治疗,然后使用异烟肼、利福平4个月维持治疗。

3.手术治疗

对于中、晚期肾结核,手术仍是治愈的有效方法,凡药物治疗6～9个月无效,肾脏破坏严重者,应在药物治疗配合下进行手术治疗。目前治疗肾结核的手术方法主要包括肾切除术和肾部分切除术。

(1)肾切除术:肾结核破坏严重,而对侧肾正常者,应切除患肾。若对侧肾病变较轻,应抗结核药物治疗一段时间后,择期切除严重的一侧患肾。肾结核对侧肾积水,如果积水肾功能代偿不良,应先引流肾积水,保护肾功能,等肾功能好转再手术。肾切除术需在患者全身状况稳定时择期施行。

注意事项:①术前需要药物治疗1个月,至少1周。术后继续抗结核药物短程治疗。②术后并发症有肾出血、肾脏感染。③术后护理有全麻后常规护理、伤口清洁、引流管畅通、健康宣教等,患者术后 6 小时可采取患侧卧位,以减轻腹胀,术后 24～48 小时鼓励下床活动。④恢复情况因人而异,与个人年龄、基础疾病有关。

(2)肾部分切除术:适用于病灶局限于肾的一极者。术前需要用抗结核药物治疗 1～3 个月,术后继续用药至少半年。术后并发症主要有继发性出血、尿瘘。术后护理有全麻后常规护理、伤口清洁、引流管畅通、健康宣教等,患者术后应绝对卧床 10～14 天,以平卧为主,鼓励肢体自主活动,术后 2 周后可沿床活动。恢复情况因人而异,与个人年龄、基础疾病有关。

二、中医诊疗

(一)中医对肾结核的认识

肾痨是由痨虫经血脉侵及肾脏,耗伤气阴所致的,以尿频、尿急、尿痛、颧红、潮热、盗汗为主要表现的痨病类疾病。肾痨迁延不愈,可发展为肾衰。

(二)病因病机

本病病位在肾,与肺、脾、肝、膀胱等脏腑有关。病因是痨虫侵犯,经肺传于肾脏或直接入肾。肾为肺之子,则出现肺肾同病,气阴亏损;肾与膀胱相为表里,故见尿频、尿急、尿痛等膀胱湿热证候;乙癸同源,日久肝肾阴亏,阴虚火旺;至后期还可导致脾肾阳虚、气滞血瘀等。

(三)辨证论治

本病当辨病变脏器及病理性质。病变脏器主要在肾,以肾阴虚为主。同时注意主症的主次轻重及其病理特点,结合其他兼症,辨其证候所属。

治疗以补虚培元,治痨杀虫为主要原则。根据体质强弱分别主次,但尤需重视补虚培元,增强正气,以提高抗病能力,并应注意脏腑整体关系。

1.肺肾阴虚证

证候:咳嗽,咳声短促,少痰或痰中带血鲜红,尿血,尿痛,腰痛,口干咽燥,手足心热,盗汗,舌红,苔少,脉细数。

治法:滋润肺肾,养阴止血。

方药:百合固金丸合青蒿鳖甲汤加减。百合、麦冬、玄参、生地、白芍、桔梗、贝母、鳖甲、知母、青蒿、丹皮、大蓟草、白茅根、百部、甘草梢。

加减:咯血、尿血甚者,加白及、小蓟,以止血尿;小便涩痛者,加萹蓄、瞿麦,以清利下焦湿热。

2.湿热下注证

证候:小便短少数频,尿急,灼热刺痛,血尿或脓尿,少腹拘急胀痛,腰胀而

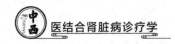

痛,苔黄腻,脉濡数或滑数。

治法:清利膀胱,化湿解毒。

方药:八正散合导赤散加味。萹蓄、瞿麦、车前子(包煎)、滑石、木通、竹叶、黄柏、知母、生地、百部、甘草梢。

加减:腰痛甚者,加牛膝、桑寄生,以补肾壮腰;尿血者,加大蓟、小蓟、茜草炭,以止血。

3.肝肾阴虚证

证候:眩晕目涩,视物模糊,午后潮热,颧红,五心烦热,盗汗,小便短赤带血,形体消瘦,腰膝酸痛,四肢麻木,耳鸣,女子月经不调,男子梦遗失精,舌红,苔少或苔黄,脉细数。

治法:补益肝肾,滋阴降火。

方药:一贯煎合大补阴丸加减。生地、沙参、麦冬、枸杞子、龟板、鳖甲、当归、炒川楝子、知母、黄柏、百部。

加减:眩晕甚者,加天麻,以平肝;目糊者,加菊花、青葙子,以清肝明目;耳鸣者,加石菖蒲、磁石,以补肾开耳窍;小便带血者,加大蓟、小蓟,以清热止血。

4.脾肾阳虚证

证候:尿少、尿闭或小便失禁,腰酸或胀痛,食后腹胀,恶心呕吐,纳少便溏,神疲乏力,四肢沉重不温,或口中异味,面色萎黄,舌淡苔白,脉细弱无力。

治法:健脾益气,温肾泄浊。

方药:补中益气汤合济生肾气丸加减。肉桂、附子、黄芪、党参、白术、山药、熟地、牛膝、当归、车前子(包煎)、泽泻、茯苓、百部、陈皮。

加减:小便失禁者,加金樱子、桑椹子,以补肾固涩;恶心呕吐、口中尿臭者,加黄连、吴茱萸,以辛开苦降;纳少者,加鸡内金、神曲,以消食;便溏者,加薏苡仁、白扁豆,以健脾止泻。

5.气滞血瘀证

证候:腰背刺痛或酸痛,夜间加重,尿少而频,尿痛,尿血,口唇舌黯或有瘀斑,脉沉紧甚则涩滞。

治法:活血化瘀,行气通脉。

方药:沉香散合代抵当丸加减。沉香、陈皮、乌药、枳实、桃仁、红花、赤芍、当归、穿山甲、王不留行、石韦、冬葵子、滑石(包煎)。

加减:腰背刺痛或酸痛甚者,加杜仲、牛膝、桑寄生,以补肾壮腰;尿血者,加三七粉,以止血。

（四）中医医疗技术

1.针刺疗法

(1)体针:取穴肾俞、膀胱俞、命门、行间、三阴交、大横、阴陵泉等。每次取4～5穴,用泻法,每日1次。

(2)耳针:取穴膀胱、肾、交感、枕、肾上腺、肝、内分泌、输尿管等。每次取2～4穴,中等强度刺激,留针15～30分钟,每日1次,10次为一个疗程。或用耳压疗法。

2.推拿疗法

(1)揉腰眼法:患者坐或俯卧位,医者以拳面关节突起部或拇指指腹部置于一侧章门穴下的腰眼处,持续揉3～5分钟,具有温阳补肾功效。

(2)拇指分腰法:患者俯卧位,医者以两手拇指掌侧部分别置于腰部脊柱两侧肾俞穴处,余四指分置于腰际,由内向外下方分推至带脉穴处止,反复操作3～5分钟,具有温补脾肾,行气止痛作用。

(3)双掌分腰法:患者俯卧位,医者以两手掌根部分别置于腰部脊柱两侧肾俞穴下缘处,余四指分置于腰际,自内向外下方推至带脉穴处,反复操作3～5分钟,具有温补脾肾,行气止痛作用。

3.艾灸

艾灸适用于肾阳虚的患者,选取肾俞、腰痛点、三阴交、足三里等穴进行艾灸,每日1次,可扶助阳气,促进病情好转。

4.运动治疗

练习八段锦、太极拳等,可以强身健体,调畅人体气机,使气血顺畅,机体代谢旺盛,则病情康复迅速。

第九章 其他

第一节 高血压肾损害

一、西医诊疗

（一）概述

高血压肾损害系原发性高血压引起的肾脏结构和功能损害,分为良性高血压肾硬化症和恶性高血压肾硬化症。良性高血压肾硬化症是高血压长期作用于肾脏所致;恶性高血压肾硬化症指在原发性高血压基础上,发展为恶性高血压后引起的肾脏损害。高血压和肾损害同时存在会互为因果、互相加重,需积极控制患者血压水平,避免持续高压对于人体,包括肾脏在内的靶器官的损伤,缓解患者病情。该病又称为"高血压肾小动脉硬化""高血压性肾病"等。

1.疾病分类

Ⅰ期,即微量白蛋白尿期,以尿中白蛋白排泄率异常为特征,肾功能正常,尿常规蛋白阴性。

Ⅱ期,即临床蛋白尿期,以尿常规蛋白阳性、24 小时尿蛋白定量 1～2 g 为特征,肾功能正常。

Ⅲ期,即肾功能不全期,以 Ccr 下降、Scr 升高为特征,分非透析期和透析期。

2.主要病因

肾脏本身用于过滤体内毒素,通过尿液排出多余的水和钠盐,同时防止蛋白、血细胞等漏出血管。高血压使血管内血液压力增高,导致蛋白漏出至尿液里,蛋白一旦漏出会对肾脏的滤网系统造成破坏。高血压长期控制不佳,造成肾脏结构破坏难以逆转,就会逐渐出现肾功能损害,甚至慢性肾衰竭,最后严重阶段为尿毒症。

3.流行病学

高血压肾损害患病年龄多在 40 岁以上,患者有 5～10 年高血压病史。其中有一小部分患者(1％～8％)可转为恶性高血压肾硬化症,此类患者若不及时治疗,死亡率极高。

(二)诊断与鉴别诊断

1.临床中高血压肾损害的诊断标准

(1)高血压病史:患者可能表现为数年或数十年血压持续＞140/90 mmHg。

(2)尿液检查异常:患者进行尿常规检查,通常会提示尿液中存在微量或少量的蛋白质。

(3)肾功能损害:患者可通过血液检查判断肾功能,如血液中的肌酐、尿素氮水平升高,控制血压的同时需使用保护肾功能的排毒药物进行治疗。

2.肾性高血压与高血压肾损害的鉴别

(1)根据病史:高血压肾损害的患者往往有长期的高血压病史,之后才出现蛋白尿、肾功能不全等肾脏损害。而肾性高血压的患者往往先有急性或者慢性肾炎、肾病综合征的病史,之后才会出现血压升高。

(2)其他靶器官的损害:高血压引起的肾损害往往合并其他靶器官的损害,如视网膜病变、左心室肥厚、外周血管疾病。而肾性高血压的患者如果病史不是很长,一般不会出现多个靶器官的损害。

3.原发性高血压肾损害与慢性肾小球肾炎的鉴别

原发性高血压肾损害属于一种继发于高血压的肾脏损伤,与慢性肾小球肾炎不同。首先,原发性高血压肾损害患者首先会出现高血压,然后才会出现肾脏的损伤,主要表现为肾脏对尿液浓缩功能的减退,即以肾小管功能的损伤为主,表现为多尿、夜尿增多等症状;而慢性肾小球肾炎首先出现的特征性表现在肾小球,患者不会出现以肾小管损伤为主的表现。

(三)治疗

1.一般治疗

(1)合理膳食:首先要控制钠盐摄入量,正常成年人应控制在每日 5～6 g,部分肾脏病患者要控制在 3 g 以内。蛋白质的摄入以容易被机体消化吸收的动物蛋白为主,肾功能异常者需要根据体重控制蛋白质摄入量。绿色蔬菜和水果富含维生素及微量元素,高血压患者可以适当摄入。但是需要提醒肾功能异常的患者,尤其是高钾血症的患者,避免食用橘子、香蕉、大枣等含钾量高的水果,青菜可以用热水焯一下去掉部分钾离子。

（2）戒烟戒酒：吸烟和饮酒与动脉粥样硬化、高血压有密切关系，饮酒还会降低降压药疗效，故高血压患者要戒烟戒酒。

（3）适量运动，控制体重：高血压患者可以进行游泳、骑自行车、慢跑、打太极拳等有氧运动。中医传统保健操八段锦能够调节气机，疏通经络，对高血压患者大有裨益。超重与高血压密切相关，将体重控制在合理范围内，对改善高血压患者胰岛素抵抗、高脂血症和左心室肥厚等均有益。控制体重的方法，一方面是减少总热量摄入，另一方面是根据年龄及身体状况进行合适的体育锻炼。

2.药物治疗

（1）降压目的及目标：积极有效地控制血压是预防靶器官损害的根本措施，是降低并发症的发生率和病死率的关键。血压每增加 20/10 mmHg，对心脑肾等重要器官的危害便增加一倍。对于没有并发症的高血压，治疗目标是将血压控制在 140/90 mmHg 以下；已经出现肾损害者需要根据蛋白尿水平来确定不同的降压目标：24 小时尿蛋白定量小于 1 g 时，血压应控制在 130/80 mmHg 以下，平均动脉压为 97 mmHg；24 小时尿蛋白定量大于 1 g 时，血压最好控制在 125/75 mmHg 以下，平均动脉压为 92 mmHg。血压达标时不仅心脑血管并发症不容易发生，而且对于已经发生的肾脏损害，还能够减少尿蛋白，延缓终末期肾病的发生。然而需要注意的是，血压并不是控制得越低越好，如果血压太低，容易影响重要脏器的供血，反而会增加死亡率。在有条件的情况下，还可以监测 24 小时动态血压，避免血压波动太大。

（2）降压药物：临床常用的降压药包括 CCB、ACEI、ARB、利尿剂、β 受体阻滞剂、α 受体阻滞剂。

（3）降压药物选择方面要注意以下几点：血压应逐渐下降，避免血压下降过快过猛；可以选择常规剂量联合治疗，避免单药剂量过大，减少不良反应的发生；尽可能选择长效的降压药，以减少血压的波动；ACEI 和 ARB 是高血压肾损害的首选药物，具有非血压依赖性的肾脏保护作用。

（4）血液透析患者的降压药物选择：通过调整透析血压仍无法满意控制的终末期肾病患者，降压药首选 ACEI、ARB 和交感神经活性阻滞剂。尽量选择不会被透析清除的药物。应用可被透析清除的药物时，应在透析过程中或者是透析后追加剂量。钙离子拮抗剂不会被透析清除。β 受体阻滞剂可被透析清除，容易出现透析后血压反跳。血管紧张素Ⅱ受体拮抗剂可被透析清除。血管紧张素转化酶抑制剂中，除了福辛普利和贝那普利，其他药物大多数可被透析清除。

3.手术治疗

本病的手术治疗一般不作为常规治疗方式,应在药物治疗基础上进行。常用的是血管重建术,包括介入治疗或者是肾动脉搭桥。介入治疗包括经皮腔内肾动脉支架成形术和经皮腔内肾动脉球囊成形术。两者再狭窄的发生率分别为 16％和 40％,所以置入支架是最主要的介入治疗方式。

外科手术肾动脉搭桥一般可以选择肾血管旁路移植、肾动脉内膜切除、肾动脉再移植、肾动脉狭窄段切除、离体肾动脉成形术、自体肾动脉移植术或肾切除术。这种治疗一般是在介入治疗失败,肾动脉畸形,伴有腹主动脉瘤、肾动脉阻塞、孤立肾伴严重肾动脉狭窄的情况下应用。手术应权衡利弊,个体化选择治疗方案。

二、中医诊疗

(一)中医对高血压肾损害的认识

中医学历代古医籍中无"高血压肾损害"病名的明确记载,根据临床表现,多将高血压肾损害归属于"眩晕""腰痛""水肿""虚劳""肾劳""关格"等范畴。《素问·阴阳应象大论》云:"年四十,而阴气自半也,起居衰矣。年五十,体重,耳目不聪明矣。年六十,阴痿,气大衰,九窍不利,下虚上实,涕泣俱出矣……"《黄帝内经太素》对"年五十,体重,耳目不聪明矣"的注解是:"人年五十,脾气衰,故体重;肝气衰,故目不明;肾气衰,故听不聪也。"

(二)病因病机

高血压肾损害与饮食不节、先天不足、七情失调、劳伤过度及年老体衰等有关。高血压患者以中老年人为多,高血压所导致的肾损害又需要一个 5 年以上的进程,患者本身处于机体逐渐衰退的阶段,又加之长期疾病的消耗,故以虚证多见。病位主要在肝、肾,涉及脾,气虚运化推动无力,又可兼有湿热、瘀血等,具体到每个患者又有偏阴偏阳、偏虚偏实的不同,但总体来讲,虚实夹杂是该病的一个特点。

(三)辨证论治

1.虚证

(1)肝肾阴虚证

证候:腰膝酸软,眩晕耳鸣,失眠多梦,潮热盗汗,五心烦热,咽干颧红,溲黄便干,舌红少津,脉弦细数。

治法:滋补肝肾。

方药:杞菊地黄汤加减。枸杞 15 g,菊花 15 g,熟地 15 g,山药 15 g,山萸肉

10 g,茯苓 15 g,泽泻 12 g,白芍 30 g,珍珠母 30 g。方中熟地、山药、山萸肉滋阴补肾,枸杞、白芍滋补肝肾,茯苓、泽泻补中有泻、利浊泻火,菊花清利肝目,珍珠母滋阴潜阳。目视昏涩者,加石斛,或者合用一贯煎加减;失眠多梦者,加生龙牡、炒枣仁;肝阳上亢甚者或有风动之象者,加钩藤、石决明、夏枯草。

(2)气阴两虚证

证候:夜尿频多,腰膝酸软,疲乏无力,动则尤甚,纳呆便溏,心烦不舒,口干咽燥,舌质红胖,边有齿痕,脉沉细。

治法:益气养阴。

方药:生脉饮加减。太子参 15 g,黄芪 15 g,麦冬 15 g,石斛 10 g,玉竹 10 g,五味子 10 g。方中太子参、黄芪补气,麦冬、石斛、玉竹滋阴,五味子滋阴敛气。头晕甚者,加黄精、熟地;腹胀纳呆者,加神曲、鸡内金;水肿者,加猪苓、车前子。

(3)阴阳两虚证

证候:肾精不足者多见眩晕耳鸣,失眠多梦,腰膝酸软。偏于阳虚者,四肢不温,形寒怯冷,食欲缺乏,便溏,舌质淡,脉沉细无力;偏于阴虚者,五心烦热,头晕耳鸣,舌红少苔,脉沉细数。

治法:滋阴助阳。

方药:偏于阴虚者于左归丸加减:熟地 20 g,山药 12 g,山萸肉 12 g,菟丝子 15 g,枸杞 12 g,怀牛膝 12 g,鹿角胶 15 g,龟板胶 15 g。方中熟地、山药、山萸肉、枸杞补益肝肾;菟丝子、怀牛膝健补腰膝,强壮筋骨;鹿角胶、龟板胶增补精髓。偏于阳虚者于右归丸加减:熟地 15 g,山药 12 g,山萸肉 12 g,枸杞子 10 g,杜仲 12 g,菟丝子 12 g,怀牛膝 12 g,附子 10 g,肉桂 6 g,鹿角胶 10 g。方中肉桂、附子、鹿角胶温补肾阳;熟地、山萸肉、山药、菟丝子、枸杞子填补肾阴;杜仲、牛膝甘温补肾,强壮筋骨。阴虚内热明显者,加鳖甲、知母;阴阳两虚明显者,加龙骨、牡蛎。

2.实证

(1)瘀血证

证候:眩晕伴头胀痛,痛处固定,经久不愈,面色晦暗,舌淡伴有瘀斑,脉弦涩。

治法:活血化瘀。

方药:血府逐瘀汤加减。当归 10 g,川芎 10 g,赤芍 12 g,熟地 12 g,桃仁 10 g,红花 10 g,柴胡 10 g,枳壳 10 g,益母草 10 g。方中当归、川芎、赤芍、熟地、桃仁、红花养血活血,祛瘀通络;柴胡疏肝理气;益母草行气利水。瘀血重者,加三棱、土鳖虫;水肿者,加白茅根、车前子。

(2)湿热证

证候:头晕重着,胸闷恶心,水肿,小便不利,口渴不欲饮,舌红苔黄腻,脉濡滑。

治法:清热利湿。

方药:黄连温胆汤加减。黄连 10 g,清半夏 9 g,陈皮 10 g,茯苓 10 g,竹茹 12 g。方中清半夏、陈皮、茯苓祛湿化饮,黄连清热燥湿,竹茹清热利痰。痰浊甚者,加石菖蒲 12 g、胆南星 10 g;呕吐明显者,加藿香 10 g、干姜 10 g。

(四)中医医疗技术

1.足浴

主要成分:黄芪、当归、桑枝、威灵仙、杜仲、桂枝、红花、丹参、夏枯草、六月雪、透骨草、甘松、虎杖、牛膝、白花蛇舌草、川芎。功效:补气祛湿活血,适用于高血压肾损害肝肾气虚、湿浊瘀血证。

2.穴位贴敷

主要成分:黄芪、肉桂、吴茱萸、生大黄、莱菔子、川芎、远志。功效:补气温阳,祛湿活血,适用于高血压肾损害阳虚湿浊、瘀血内停证。

第二节　肾结石

一、西医诊疗

(一)概述

肾结石又称"肾石病",指肾盂、肾盏内藏有结石,是泌尿系常见病之一。其发病原因复杂,与诸多因素相关,常见的致病因素可以是全身性的,亦可是局部性的。临床可表现为腰部钝痛、血尿、脓尿、急性梗阻性少尿或无尿,甚至出现肾绞痛、肾衰竭等。

本病多发于 30～60 岁人群,左、右侧肾发病率相似,双侧肾结石发病率为 7%～10%,男女患者之比为(3～9):1。

1.肾结石的定义

肾结石是指发生于肾盂、肾盏及肾盂与输尿管连接部的结石。肾结石的临床表现个别差异很大,取决于结石的病因、成分、大小、数目、位置、活动度、有无梗阻感染以及肾实质病理损害的程度。肾结石可能长期存在而无症状,特别是较大的结石。较小的结石活动范围大,当结石嵌顿在肾盂输尿管交界部或在输尿管内下降时,可出现肾绞痛,为突然发作的阵发性刀割样疼痛;疼痛剧烈难忍,患者辗转不安,疼痛从腰部或侧腹部向下放射至膀胱区、外阴部及大腿内侧;有时有大汗、恶心、呕吐等表现。由于结石对黏膜损伤较重,故常有镜下血尿或肉眼血尿。疼痛和血尿常在患者活动较多时诱发。

肾结石常见并发症是梗阻和感染,梗阻可引起肾积水,出现上腹部或腰部肿块,查体可触及肿大肾脏,结石梗阻双侧肾盂出口处可引起无尿或肾功能不全。结石并发感染时,尿中出现脓细胞,有尿频、尿痛症状。

2.肾结石的自然病程

肾结石大多数为草酸钙结石。根据肾结石形成机制的不同,可分为与代谢因素有关的结石和感染性结石。代谢性结石由代谢紊乱所致,如甲状腺功能亢进,各种原因引起的高尿钙症、高尿酸尿症、高草酸尿症和胱氨酸尿症等。高浓度化学成分损害肾小管,使尿中的尿素产生氨,使尿液碱化,尿中磷酸盐及尿酸氨等处于相对过饱和状态,发生沉积形成结石。细菌、感染产物及坏死组织亦为形成结石之核心。

(二)临床表现

1.症状

(1)疼痛:肾结石的疼痛可以是剧烈的肾绞痛,也可以是肾区钝痛,主要由结石的活动度决定。40%～50%的患者有间歇发作的疼痛史,常位于脊肋角、腰部、上腹部,多数呈阵发性,亦可为持续性。钝痛表现为腰部酸胀不适、隐痛等,活动或劳动可促使疼痛发作或加重。绞痛呈严重刀割样,常突然发作,放射至下腹部、腹股沟、股内侧,女性则放射至阴唇部位。严重时患者面色苍白,出冷汗,脉细而速,甚至血压下降呈休克状态。同时多伴有恶心呕吐、腹胀便秘。绞痛发作时,尿量减少,缓解后可有多尿现象。肾绞痛可自行缓解,患者常诉有多次类似发作史。

(2)血尿:此为上尿路结石另一常见症状,可呈镜下血尿或肉眼血尿。肾结石患者疼痛发作时,常伴血尿,以镜下血尿居多,大量血尿并不多见。体力活动后血尿可加重。肾结石患者偶可因无痛血尿而就医,但也有以疼痛为主而无血尿者。

(3)排石史:肾结石患者尿中可排出砂石,特别是在疼痛和血尿发作时,尿内混有砂粒或小结石。当有疼痛和镜下血尿疑为肾结石时,如X线片未见钙化影像,应嘱患者密切观察有无砂石随尿排出。

(4)其他:肾结石常见并发症是梗阻和感染。不少患者因尿路感染症状就医。梗阻则可引起肾积水,出现上腹部或腰部肿块。鹿角形结石疼痛症状并不突出,易引起患者忽视,患者因体检时 B 超发现肾积水而就诊,临床上并不少见。孤立肾或双肾结石因梗阻而引起无尿,即所谓"结石性无尿"。对于结石病史长、近期疼痛、血尿症状异常明显且有低热、消瘦等全身症状者,应警惕是否合并恶性肿瘤。虽合并恶性肿瘤者较少,但若术前漏诊,将严重影响疗效和预后,故对怀疑有恶变者,应尽量做细致的鉴别诊断。

2.体征

肾绞痛发作静止期,仅有患侧脊肋角叩击痛。绞痛发作时,患者体屈曲,腹肌紧张,脊肋角可有压痛及局部肌紧张,并发肾积水者于腹肌放松时可触及肿大而有压痛的肾脏。多数没有梗阻的肾结石病例,可无明显体征。

(三)辅助检查

1.实验室检查

尿常规检查可见红细胞、白细胞或结晶,在草酸盐及尿酸盐结石患者,尿pH 值常为酸性,磷酸盐结石者则常为碱性。合并感染时,尿中出现较多的脓细胞,尿细菌学培养常为阳性。并发急性感染及感染较重时,血常规检查可见白细胞总数及中性粒细胞数升高。多发性和复发性结石的患者,应测定血、尿的钙磷值及尿酸值等,以进一步明确结石的病因。

实验室检查最常见的异常是血尿,肾结石患者活动或绞痛后常有血尿,且以镜下血尿为多。肾结石致肾绞痛后第一次尿检血尿阳性率为 97.2%,88.5% 的患者血尿高峰期出现在绞痛发作后 12 小时内。

2.X 线检查

X 线检查是诊断肾及输尿管结石的重要方法,95% 以上的尿路结石可在 X 线平片上显影,辅以排泄性或逆行肾盂造影,确定结石的部位、有无梗阻及梗阻程度、对侧肾功能是否良好、区别来自尿路以外的钙化阴影、排除上尿路的其他病变、确定治疗方案,以及治疗后结石部位、大小及数目的对比等都有重要价值。对密度低或透 X 线性结石,进行逆行输尿管、肾盂充气造影,则结石显示更为清晰。

3.B 超检查

该检查的优点是方便、快捷、无损伤。目前对泌尿系结石患者应常规进行B 超检查,其目的是诊断泌尿系结石,了解结石引起的肾损害,查找某些结石的病因。

4.CT 检查

CT 扫描也能诊断泌尿系结石。阴性结石占肾结石的 $5\%\sim8\%$,X 线平片上不能发现,CT 平扫可显示高密度结石影,CT 值为 100~586 Hu。CT 可用于鉴别结石、肿瘤、血块等,肿瘤 CT 值为 30~60 Hu,血块 CT 值为 60~70 Hu,均远远低于结石的密度。

5.放射性核素检查

此检查不能直接观察结石。肾动态显像可观察结石对肾功能的影响及尿路梗阻的程度。放射性核素肾图检查可见患侧尿路呈梗阻型图形。

（四）诊断及鉴别诊断

1.诊断标准

（1）腰部或上腹部持续钝痛或阵发剧痛,常放射至同侧下腹部或外阴。绞痛发作时可伴有出冷汗、呕吐。双侧同时有梗阻者可致无尿。

（2）肉眼或镜下可见血尿。绞痛发作时血尿加重。

（3）X 线腹部尿路平片大多数可见结石阴影。

（4）肾盂造影可进一步确定腹部平片中钙化影是否与泌尿系有关,可确定结石所在部位,有无梗阻,并可显示 X 线阴性的结石。

（5）核素肾图及 B 超、CT 对诊断有一定的帮助。

2.鉴别诊断

（1）急性胆囊炎、胆结石、胆道蛔虫:一般肾结石肾绞痛以右侧为主者,须与上述疾病相鉴别。此三者病变的疼痛均在右上腹,向肩背放射,且多伴有压痛、反跳痛,尿常规阴性;而肾结石的疼痛在肋脊角或上腹部,向腹股沟放射,尿检可见红细胞,结合 B 超、腹部平片、静脉肾盂造影检查有助于鉴别。

（2）急性阑尾炎:该病变的疼痛性质为转移性持续右下腹痛伴压痛、反跳痛、肌紧张等腹膜刺激征,尿常规多正常。肾绞痛呈间歇性发作,间歇时疼痛减轻或消失,尿检可见红细胞。

（3）卵巢囊肿蒂扭转、宫外孕:任何一侧的肾绞痛在女性须与卵巢囊肿蒂扭转、宫外孕相鉴别。二者均为下腹剧痛,后者有停经史,尿中无红细胞,尿妊娠试验为阳性。腹部平片、静脉肾盂造影及 B 超可协助诊断。

（五）治疗

1.一般疗法

（1）多饮水:大量饮水,每日饮水量在 3000 mL 以上,维持尿量在 2000~3000 mL,稀释尿液浓度,降低尿结石盐类的饱和度,防止结石复发,延缓结石生长速度,有利于并发感染的控制。

（2）饮食疗法:尿酸结石采用低嘌呤饮食;胱氨酸结石采用低蛋氨酸饮食;钙结石者应避免高钙和高草酸盐饮食,适当减少钠和蛋白的摄入量。

（3）运动疗法:适当的运动如体操、跳跃等可增加结石的活动度,有利于结石的外排。在大量饮水的基础上增大运动量,排石的效果更好。

2.对症治疗

（1）解痉镇痛:肾绞痛时可选用解痉镇痛药。疼痛甚者可选用肌内注射哌替啶 50 mg 或与异丙嗪 25 mg 并用,症状无明显改善者,4 小时后可重复用药。疼痛轻微者,可用阿托品 0.5 mg,皮下注射,或可待因 15 mg 口服。肾区热敷也可减轻疼痛。

（2）抗感染:积极治疗尿路感染。抗菌药物的使用原则为应选择对致病菌敏感,在尿和肾内浓度高,对肾毒性小的药物。同时注意酸化尿液,使尿 pH 值低于 6.2,可用氯化铵每日 3～9 g,分 3 次口服,可酸化尿液,也可杀灭或抑制感染菌。

（3）支持疗法:恶心、呕吐严重时,注意纠正水、电解质紊乱和酸中毒。可静脉滴注葡萄糖盐水或补充 5% 碳酸氢钠、乳酸钠等。

3.手术治疗

（1）常用的手术治疗方法:体外冲击波碎石术,经皮肾镜取石术,输尿管软镜、后腹腔镜手术取石术,开放手术。

（2）手术适应证:①体外冲击波碎石适应证:肾输尿管上端（第三腰椎横突以上）结石,直径在 2.5 cm 以内效果较好;集中于一个肾盂内的多发性结石;小型鹿角形结石;感染性结石需先控制感染后进行碎石;经皮肾镜或外科手术后残留在肾内的结石。②手术取石适应证:结石横径大于 1 cm,肾绞痛反复发作,估计不能从尿路排出或溶解;结石合并严重梗阻、感染和肾功能损害;急性梗阻性无尿;无功能的脓肾;结石引起癌变或癌合并结石;不适合体内和体外碎石术者。

4.治疗方案的选择

一般来讲,对于直径小于 0.8 cm 的结石,可先采用保守疗法。对于直径小于 0.4 cm 的光滑结石,可多饮水,一天进水量达 3000 mL,临睡前宜饮一大杯水,维持尿量在 2000 mL 以上多能自行排出。大一些的结石可在专科医生指导下,根据结石的位置等具体情况选择药物治疗（包括西药及中药）、体外冲击波碎石术、输尿管肾镜取石或碎石术、经皮肾镜取石或碎石术以及手术切开取石等治疗方法。

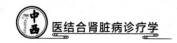

二、中医诊疗

（一）中医对肾结石的认识

祖国医学文献中很早就有关于肾结石的记载。最早描述石淋症状的是汉代的张仲景，但他并未称之为"石淋"。最早载有"石淋"（砂淋）一名的是汉代华佗的《中藏经》。古人在长期的医疗实践中对石淋的症状做了细致的观察，如所描述的"茎中痛不可忍，相引胁下痛""发则小肠大痛，至握其茎，跳跃转旋，号呼不已""痛大作连腰腹"等，便是较典型的肾绞痛的表现。

（二）病因病机

肾结石的主要症状为腰痛、血尿、小便混浊。

（1）腰痛：有绞痛和钝痛之分。绞痛多是由于湿热蕴结于下焦，尿液受其煎熬，日久则尿中杂质结聚成石，梗阻尿路，不能随尿排出；或是由于气滞不行，砂石停聚，血行受阻，瘀血内生。钝痛多是由于湿热之邪耗伤肾精，或房劳过度，肾精亏损所致。另外，肝气郁结，疏泄不畅，也可致腰部胀痛。

（2）血尿：湿热之邪，蕴结下焦，或津液不足，阴虚火旺，均可灼伤肾络引起血尿；或病久脾气亏虚，不能摄血，亦致血尿。

（3）小便混浊：湿热蕴结膀胱，酿成热毒，可出现小便混浊，多呈脓尿，此时可伴有发热、寒战等症；或由于病程日久，损伤及肾，肾气不能固涩，精微之液下流而致。

（三）辨证论治

本病之早期多属实证，治疗应以"实则治标"为原则，以清热利湿，通淋排石，活血化瘀为法；后期则属虚实夹杂之证，治疗应以"标本兼治"为原则，在利湿清热通淋的同时，或补脾益肾，或滋阴清热。

1.肝气郁结证

证候：腰腹疼痛，小便不利或突然中断，或腰痛如绞，常伴有胀闷不舒，神疲少食，头晕目眩，口燥咽干，舌苔薄白，脉弦或弦紧。

治法：疏肝理气，通淋排石。

方药：逍遥散加味。柴胡 10 g，当归 10 g，白芍 10 g，白术 10 g，茯苓 15 g，金钱草 20 g，滑石 15 g，陈皮 10 g，郁金 9 g，鸡内金 20 g，车前子 10 g，王不留行 15 g，瞿麦 10 g，甘草 10 g。湿热重者，加萹蓄、木通；体虚者，加黄芪、党参；偏瘀者，加川芎、赤芍。

2.湿热蕴结证

证候：尿急、尿频、尿痛、尿血，或尿涩而短少，或小便灼热，伴发热，腰痛，头身沉重,舌红,苔黄腻,脉濡数或弦滑。

治法:清热利湿,通淋排石。

方药:八正散加减。瞿麦 10 g,萹蓄 10 g,木通 10 g,车前子 10 g,山栀 6 g,大黄 6 g,滑石 12 g,甘草 3 g,金钱草 30 g,海金沙 15 g,鸡内金 15 g。排尿涩痛伴血尿者,加蒲黄、五灵脂、牛膝、桃仁;腰酸腰痛者,加白芍、元胡、旱莲草、生地。

3.气滞血瘀证

证候:小便涩滞或淋沥不已,尿痛或尿血,腰腹绞痛或钝痛,固定不移,伴胸胁胀满且闷,舌质暗紫,或有瘀斑、瘀点,脉弦紧或涩。

治法:行气活血,通淋排石。

方药:沉香散加减。石韦 12 g,滑石 12 g,当归 10 g,陈皮 10 g,白芍 12 g,冬葵子 15 g,王不留行 9 g,甘草 6 g,沉香 10 g,金钱草 40 g,海金沙 20 g,鸡内金 15 g,丹参 10 g,琥珀 6 g,刘寄奴 15 g。疼痛剧烈者,加元胡、五灵脂;尿血、发热者,加蒲公英、金银花、白茅根、藕节、小蓟。

4.脾肾气虚证

证候:尿频、尿痛或血尿,小便不甚赤涩,但淋沥不已,时作时止,时有肾区绞痛或钝痛,腰膝酸软,倦怠乏力,或食少纳呆,脘腹胀满,少气懒言,舌淡苔白,脉沉小或弦细。

治法:健脾益肾,补气消石。

方药:桂附八味汤合补中益气汤加减。金钱草 60 g,海金沙 20 g,鸡内金 30 g,牛膝 10 g,王不留行 10 g,黄芪 15 g,白术 15 g,茯苓 20 g,当归 10 g,枸杞子 15 g,山萸肉 10 g,熟地 12 g,桂枝 6 g,川断 10 g,炮附子 6 g。

5.肝肾阴虚证

证候:小便淋沥不畅,排尿无力,头晕耳鸣,失眠多梦,五心烦热,颜红唇赤,潮热盗汗,口渴咽干,腰膝酸软,舌红少苔或无苔,脉细数或沉细数。

治法:滋阴清热,益肾消石。

方药:六味地黄丸加味。熟地 12 g,山萸肉 6 g,山药 15 g,泽泻 15 g,茯苓 30 g,丹皮 15 g,金钱草 30 g,鸡内金 20 g,生苡仁 15 g,滑石 15 g,瞿麦 9 g,石韦 10 g,海金沙 15 g。血尿明显者,加小蓟、地榆炭、黄柏。

(四)中医医疗技术

1.中药外治法

(1)适应证:①气滞型:腰部或少腹部剧烈绞痛,阵发性加剧。②湿热型:腰部或少腹部疼痛持续,身热不扬。③肾阴虚型:腰酸腿痛,五心烦热,盗汗,小便淋沥或不禁。④肾阳虚型:腰腿酸重,畏寒喜热,自汗,尿频或小便不利,尤以夜尿为多。

(2)药物组成:滑石 60 g,金钱草 300 g,穿破石 30 g,瞿麦 30 g,王不留行 15 g,乌药 9 g,鸡内金 18 g,海金沙 30 g,冬葵子 12 g,白茯苓 15 g,桑葚 10 g,海浮石 10 g,生大黄 10 g,地龙 9 g,郁金 20 g,炮山甲 15 g,生甘草梢 6 g,黄芪 15 g,鱼脑石 15 g。

(3)制法:将上药分别加工成粗末,混合均匀,用香油浸泡 7～10 日,香油超过药面 2 cm。放入砂锅里熬至药物变黄,尔后过滤去药渣,待油熬至沸腾时放入黄丹(1 斤油用黄丹 100 g),至滴水成珠收膏。

(4)用法:选穴肾俞、命门、神阙。每 2 日换一次,12 次为一个疗程。连续用 3～4 个疗程。

(5)功能:该疗法具有较强的通淋排石作用。药物直接贴敷于有关穴位及反应点,通过经络作用和人体自身微循环渗入病灶,并随血液循环向全身灌注,调节机体的免疫机制,利用人体新陈代谢的功能,起到消石止痛祛病的作用。

2.针灸疗法

(1)针刺疗法:体针疗法主穴选肾俞、膀胱俞、三阴交、关元,疼痛者加足三里、京门。强刺激,每日 2 次,每次留针 20～30 分钟。

(2)电针疗法:取穴肾俞、膀胱俞。进针后使针感传至患侧肾区或少腹部,接电针治疗仪,电流强度宜由弱到强至患者能耐受为度,持续 20～30 分钟,每日 1～2 次。

(3)耳针疗法:取穴肾、输尿管区或压痛点区,强刺激,留针 15～40 分钟。取穴膀胱、肾、尿道、腹、皮质下、交感,常规消毒后针刺,用平补平泻法,每次取 2～4 穴,留针 30 分钟。

3.肾区体位叩击疗法

采用肾区体位叩击疗法,辅以中草药、电针和理疗等综合治疗,可提高肾结石的排石率。须依结石部位采用不同的体位,同时适当地进行肾区叩击,变静为动,有利于结石排出。

具体方法为结石位于下盏者,采用头低臀高半倒立位;结石位于上盏时,采用坐位并加跳跃;结石位于中盏时,采用患侧向上位置侧卧。在 12 肋下缘,骶棘肌外缘的腰上三角处,以手握拳,每秒 1 次有规律叩击,以不感到疼痛为宜,每次3～10 分钟,每日 3 次。肾区体位叩击疗法最好在服用中药汤剂或大量饮水后进行。

第三节　肾性贫血

一、西医诊疗

（一）概述

肾性贫血是由于肾功能受损尤其是患者肾小球滤过率低于 30 mL/min 或血清肌酐浓度高于 300 μmol/L 且血红蛋白降低时导致的正色素正细胞性、增生低下性贫血。本病是慢性肾脏病的常见并发症，也是慢性肾脏病患者合并心血管并发症的独立危险因素。

红细胞是血液中数量最多的一种血细胞，健康人身体里的红细胞寿命约为 120 天，而慢性肾脏病患者的红细胞寿命却约为 90 天。红细胞把氧气运输给人体组织各部位，再从各部位运送出代谢产物，所以红细胞是人体内不可缺少的"运输队"。

贫血，就是血液中功能正常的血红蛋白浓度减少及红细胞数量减少。健康人靠身体自身调节机能可维持稳定的血红蛋白浓度及红细胞数量，这种自身调节机能是靠具有相应功能的激素传递信息给造血器官——骨髓来实现的。促红细胞生成素（erythropoietin，EPO）就是这种负责传递造血信息的"传令兵"。当身体缺乏这种激素的时候，就会使骨髓减少造血，造成贫血。肾脏就是产生这种激素的器官，当肾脏功能减退时，促红细胞生成素生成减少，便逐渐出现贫血。

肾性贫血产生的主要原因是促红细胞生成素生成减少。患者慢性肾脏病不断发展，残余肾功能下降，一方面促红细胞生成素生成减少，另一方面残余肾无法对贫血引起的缺氧刺激产生足够的应答反应。并且，尿毒症毒素和红细胞生成抑制因子均可导致患者对促红细胞生成素的反应性降低；尿毒症毒素可影响骨髓微环境，合并营养不良患者可有铁、叶酸缺乏；合并潜在出血因素患者可有失血；患者红细胞寿命缩短和溶血等。此外，继发性甲状旁腺功能亢进症、铝中毒等亦可导致并加重肾性贫血。

（二）临床表现

长期肾性贫血患者可有非特异性的各系统症状，如畏寒、疲惫、嗜睡、食欲缺乏、肌无力、活动能力下降、注意力集中困难、记忆力和智力下降、休息或活动时气促、心悸、心绞痛及性欲下降等。体格检查患者可有贫血面容，呼吸频率加

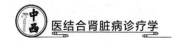

快,心动过速等。

(三)辅助检查

1.实验室检查

(1)血常规检查:网织红细胞计数减少,但同贫血程度不成比例。血细胞比容下降,红细胞计数减少,血红蛋白减少。

(2)外周血涂片:偶见破碎红细胞,多正常。

(3)肾功能检查:血清肌酐升高,内生肌酐清除率降低。

(4)铁代谢检查:血清铁蛋白降低($<12\ \mu g/L$),血清铁降低($<8.95\ \mu mol/L$),转铁蛋白饱和度降低($<15\%$),提示铁缺乏。

2.脑电图

脑电图可见患者认知功能受损。

(四)诊断及鉴别诊断

1.诊断

慢性肾脏病患者(尤其肾功能不全时)女性血红蛋白低于 120 g/L,男性血红蛋白低于 130 g/L,并能排除其他病因所致贫血时,肾性贫血即可诊断。肾性贫血一般为正细胞正色素性贫血,但伴缺铁时也可为小细胞低色素性贫血。

2.鉴别诊断

肾性贫血需要同其他原因导致的贫血进行鉴别,如贫血程度和肾脏损害程度不成比例,则应考虑其他原因。血涂片,血清促红细胞生成素、血清铁、血清转铁蛋白饱和度检查等可辅助鉴别,如促红细胞生成素水平升高则几乎可以肯定存在其他原因导致的贫血。应注意肾性贫血亦可合并其他类型的贫血(如缺铁性贫血)。

(五)治疗

1.铁剂的使用

铁缺乏在慢性肾衰竭患者中十分常见,是造成红细胞刺激剂(erythropoiesis stimulating agent,ESA)低反应性的首要原因;但是静脉铁剂应用于临床后,又必须谨防另一个极端出现,即铁过载。因此,治疗肾性贫血时,合理补铁(尤其是补静脉铁)极重要。

目前仅用口服或静脉两途径补铁,不主张肌内注射补铁。口服铁使用方便,无严重不良反应,但是常存在胃肠反应,且胃肠吸收率低,补铁疗效不确定;静脉铁补铁效果好,但是需要静脉通路,且有出现严重不良反应(急性过敏反应、急性铁中毒反应及慢性铁过载)的可能性。

具体应用铁剂时,要考虑贫血严重程度、铁缺乏程度、既往口服铁剂的疗效及耐受性、有无条件静脉给药及药物价格等,来个体化地决定。一般而言,可参考下列意见:①非透析患者:口服及静脉补铁皆可,其中轻度铁缺乏患者可优先考虑口服铁。但是,口服补铁1～3个月无效时,仍应改用静脉铁。②腹膜透析患者:尽管口服及静脉补铁皆可,但已有临床试验显示后者疗效优于前者,故仍应优先考虑静脉补铁。③血液透析患者:应静脉补铁。

2.红细胞刺激剂的使用

ESA中,临床常用的为基因重组人红细胞生成素(recombinant human erythropoietin,rHuEPO)。

(1)Hb靶目标值:用rHuEPO治疗肾性贫血时,Hb的靶目标值为110～120 g/L,不应该超过130 g/L(超过此值会增加心脑血管事件等不良反应)。Hb的靶目标值应该逐渐达到。用rHuEPO治疗肾性贫血时,Hb的上升速度以每4周增加10～20 g/L为宜,不宜超过20 g/L。

(2)rHuEPO的给药途径:血液透析患者主张皮下或静脉给药,非透析及腹膜透析患者主张皮下给药,腹膜透析患者不主张腹腔给药。

(3)rHuEPO剂量及用法:①矫正相治疗:Hb降到90～100 g/L时即应开始rHuEPO治疗。起始剂量需要根据患者Hb水平、体重及临床情况(如有无高血压、心血管疾病、血栓栓塞疾病及癫痫发作史等)来确定。一般而言,开始治疗时rHuEPO的周剂量常为100～150 IU/kg,分3次注射。而后每4周检验一次Hb,如果Hb上升幅度达不到10 g/L,可以适当上调rHuEPO用量。当Hb上升达到目标值后即应改为维持量。②维持相治疗:rHuEPO用量应视患者具体情况而定,通常比矫正相剂量少25%～50%。

应用rHuEPO治疗,患者可能出现高血压、癫痫、透析管路凝血及血栓形成,应予以注意。另外,给肿瘤患者或曾患过肿瘤的患者应用rHuEPO需格外谨慎。

3.低氧诱导因子脯氨酰羟化酶抑制剂(HIF-PHI)的使用

全球第一个用于临床治疗肾性贫血的HIF-PHI类新药罗沙司他,2019年已被国家药品监督管理局批准上市。罗沙司他可抑制脯氨酰羟化酶活性,使低氧诱导因子-α(HIF-α)不被羟化及降解,而后HIF-α进入细胞核,与HIF-β形成功能二聚体,通过识别DNA的低氧反应元件(HRE),促进下游基因转录。如此,它能促进肾脏的内源性EPO生成,提高血中EPO水平;另外,还能降低血中铁调素水平,增加肠道铁吸收及单核-巨噬细胞系统铁释放,改善机体铁状态。因此,罗沙司他能够有效地治疗肾性贫血。

罗沙司他说明书上推荐的用法如下:透析患者起始剂量为100 mg(45～

60 kg体重的患者)或 120 mg(＞60 kg 体重的患者),非透析患者起始剂量为 70 mg(45～60 kg体重的患者)或 100 mg(＞60 kg 体重的患者),每周 3 次口服。开始时每 2 周测量 Hb 一次,当达到 100～120 g/L 水平后,改为每 4 周测量 Hb 一次。根据患者当前的 Hb 水平及过去 4 周的 Hb 变化,每 4 周调整剂量一次。

二、中医诊疗

(一)中医对肾性贫血的认识

中医将肾性贫血归属于"虚劳""血劳""血虚"等范畴,多数学者将其病因病机概括为正虚邪实。

(二)病因病机

肾衰竭的主要病位在肾,肾虚是根本。脾胃虚弱最为多见。脾胃虚弱,运化水谷的功能障碍,气血生化无源,而致血虚;脾胃虚弱,统摄无权,气不摄血,而致出血,是血虚的原因之一;脾胃虚弱,运化水湿的功能障碍,湿浊内停,更会加重脾胃损伤,脾虚与湿浊互为因果,缠绵难愈,血虚更加严重。肾虚精亏,骨髓空虚,精不生血,则致血虚;肾虚火不生土,必致脾肾两虚,脾虚则生化乏源,后天之精不得滋养先天之精,致精亏更甚,脾虚不得生化气血,使血虚不断加重。因此,肾性贫血病机概括为,脾肾衰败、气血肾精生化不足为本,瘀血浊毒、耗伤气血为标,本虚标实。

(三)辨证论治

本病宜辨清虚实。虚者多为脾胃虚弱、肝肾亏虚、气血不足所致,实者多为外邪或毒物侵袭入络伤血、气血被耗所致。

1.脾肾气虚证

证候:面色苍白,气短乏力,腰酸腿软,舌质淡红,脉沉细无力。

治法:脾肾双补。

方药:大补元煎加减。人参 10 g,山药 10 g,熟地 15 g,杜仲 10 g,当归 15 g,黄芪 30 g,白术 15 g。

2.脾肾阳虚证

证候:形寒肢冷,面色㿠白,神疲乏力,少腹冷痛,腰酸膝冷,小便频数,舌质淡红,边有齿痕,脉沉迟。

治法:温补脾肾。

方药:右归丸加减。山萸肉 10 g,熟地 10 g,山药 10 g,枸杞 10 g,菟丝子 10 g,牛膝 6 g,附子 12 g,杜仲 15 g,当归 12 g,人参 6 g。

3.浊毒内蕴证

证候:面色灰暗无神,犯恶欲呕,口中尿臭,皮肤瘙痒,舌质红,苔腻,脉细。

治法:利湿化浊。

方药:自拟祛湿生血方(王海燕,赵明辉.肾脏病学[M].4版.北京:人民卫生出版社,2021)。苏叶10 g,白芷10 g,防风10 g,荆芥6 g,槐花6 g,大黄3 g,法半夏10 g,独活10 g,藿香6 g。

4.气阴两虚证

证候:全身乏力,恶心呕吐,口黏口干,饮水不多,腰膝酸软,手足心热,舌淡红,舌体胖大,边有齿痕,脉沉细。

治法:益气养阴生血。

方药:参芪地黄汤加减。人参5 g,黄芪30 g,当归10 g,熟地10 g,山萸肉10 g,山药10 g,丹皮12 g,茯苓15 g,泽泻6 g。

5.脾胃虚弱证

证候:面色萎黄,口唇色淡,纳少恶心,时有呕吐,腹胀便溏,舌质淡红,苔薄白,脉沉细。

治法:益气养血,健脾和胃。

方药:补中益气汤加减。当归10 g,黄芪30 g,砂仁6 g,人参5 g,茯苓15 g,白术10 g,炙甘草6 g,桑椹10 g,炒内金10 g。

(四)中医医疗技术

中医特色疗法包括针刺、艾灸、穴位贴敷、穴位注射、中药灌肠等多种治疗方法,其历史悠久,疗效肯定,具有简、便、廉、验的独特优势,在肾性贫血的治疗中同样应用广泛且疗效显著。

1.针刺疗法

治则:补益心脾肾,调养气血。针灸并用,用补法(肾阴亏虚者只针不灸,平补平泻)。

选穴:以足太阳经背俞穴为主。气海、血海、膈俞、心俞、脾俞、肾俞、悬钟、足三里。

加减:头晕加百会补脑止晕;心悸加内关宁心定悸;食欲缺乏加中脘健胃增食;潮热盗汗、五心烦热加劳宫清热除烦;两颧潮红加太溪益肾滋阴;遗精阳痿加关元固肾培元;月经不调、月经过多或崩漏不止加灸关元、三阴交、隐白理脾调经。

2.耳针疗法

选穴:皮质下、肝、肾、膈、内分泌、肾上腺。每次选用3~4穴,毫针予以中度刺激;或用耳穴压丸法。

3.穴位注射

选穴:血海、膈俞、脾俞、足三里。

用当归注射液或黄芪注射液,每穴注射 0.5 mL;或维生素 B$_{12}$注射液,每穴注射 100 μg。每日 1 次。

4.中药灌肠

方药:生大黄(后下)60 g,生龙骨 30 g,煅牡蛎 30 g,蒲公英 30 g,槐米 30 g。

上药浓煎成 250 mL,加入利多卡因 5 mL,先清空肠道,臀部与床面成 45°,选用 14~16 号细肛管,插入肛门 25~30 cm,在 30 分钟左右滴完。灌肠液温度 37~38 ℃,在肠道保留不少于 1 小时。每晚 1 次,10 天为一个疗程,间隔 3~5 天后进行第二个疗程。

中药灌肠模仿腹膜透析原理,通过弥散超滤作用,促进毒素排泄。方中大黄可减少尿素氮、血清肌酐等毒素的合成,促使其排泄,改善残余肾小球高代谢状态,抑制促炎因子及炎症介质产生,抑制肾小球系膜细胞及肾小管上皮细胞增生硬化,改善脂质代谢,纠正钙、磷代谢异常,并有利尿、抗凝、调节免疫等功能。龙骨、牡蛎可提高肠道渗透压,降低毛细血管通透性,增加灌肠液保留时间,减少大黄的不良反应。

参考文献

一、古籍

[1]（汉）华佗.中藏经[M].农汉才,点校.北京:学苑出版社,2007.

[2]（汉）张仲景.金匮要略[M].于志贤,张智基,点校.北京:中医古籍出版社,1997.

[3]（汉）张仲景.伤寒论[M].钱超尘,郝万山,整理.北京:人民卫生出版社,2005.

[4]（梁）陶弘景.名医别录[M].尚志钧,辑校.北京:人民卫生出版社,1986.

[5]（隋）巢元方.诸病源候论[M].宋白杨,校注.北京:中国医药科技出版社,2011.

[6]（唐）王冰.黄帝内经素问[M].戴铭,张淑贤,林怡,等点校.南宁:广西科学技术出版社,2016.

[7]（唐）杨上善.黄帝内经太素[M].王洪图,李云,点校.北京:科学技术出版社,2000.

[8]（宋）陈无择.三因极一病证方论[M].王象礼,张玲,赵怀舟,校注.北京:中国中医药出版社,2007.

[9]（金）李杲.内外伤辨惑论[M].尚冰,校注.北京:科学出版社,2021.

[10]（元）王好古.汤液本草[M].陆拯,郭教礼,薛今俊,校点.北京:中国中医药出版社,2013.

[11]（元）朱震亨.局方发挥[M].胡春雨,马湃,点校.天津:天津科学技术出版社,2003.

[12]（元）朱震亨.丹溪心法[M].王英,竹剑平,江玲圳,整理.北京:人民卫生出版社,2005.

[13]（明）龚信.古今医鉴[M].达美君,等校注.北京:中国中医药出版社,1997.

［14］（明）李时珍.本草纲目［M］.马松源,译注.北京:线装书局,2019.

［15］（明）李梴.医学入门［M］.金嫣莉,等校注.北京:中国中医药出版社,1995.

［16］（明）李中梓.医宗必读［M］.顾宏平,校注.北京:中国中医药出版社,1998.

［17］（明）倪朱谟.本草汇言［M］.戴慎,陈仁寿,虞舜,点校.上海:上海科学技术出版社,2005.

［18］（明）秦昌遇.症因脉治［M］.王晨,等校点.北京:中国中医药出版社,1998.

［19］（明）虞抟.医学正传［M］.郭瑞华,等点校.北京:中医古籍出版社,2002.

［20］（明）张介宾.类经［M］.郭洪耀,吴少祯,校注.北京:中国中医药出版社,1997.

［21］（明）张介宾.景岳全书［M］.李继明,王大淳,王小平,等整理.北京:人民卫生出版社,2007.

［22］（清）程国彭.医学心悟［M］.田代华,等点校.天津:天津科学技术出版社,1999.

［23］（清）强健.伤寒直指［M］.吉文辉,王大妹,点校.上海:上海科学技术出版社,2005.

［24］（清）吴谦.医宗金鉴［M］.刘国正,校注.北京:中医古籍出版社,1995.

［25］（清）吴瑭.温病条辨［M］.宋咏梅,臧守虎,张永臣,点校.北京:中国中医药出版社,2006.

［26］（清）叶霖.难经正义［M］.吴考盘,点校.上海:上海科学技术出版社,1981.

［27］（清）尤怡.金匮翼［M］.许有玲,校注.北京:中国中医药出版社,2005.

［28］栾英杰,侯万升.神农本草经合注［M］.北京:人民军医出版社,2010.

［29］田代华,刘更生.灵枢经校注［M］.北京:人民军医出版社,2011.

二、现代著作

［1］陈贤.中西医结合治疗肾脏常见病［M］.2版.广州:广东人民出版社,2005.

［2］李金叶,李宁文,李新龙.药性赋新解［M］.福州:福建科学技术出版社,2010.

［3］王海燕,赵明辉.肾脏病学［M］.4版.北京:人民卫生出版社,2021.

[4]国家中医药管理局.中医病证诊断疗效标准[M].南京:南京大学出版社,1994.

三、中文论文

[1]蔡瑞怡,田哲菁,徐书,等.徐书教授少阴辨治狼疮性肾炎经验采撷[J].四川中医,2022,40(10):10-12.

[2]丁樱,孙晓旭,毕玲莉,等.过敏性紫癜中医诊疗指南[J].中医儿科杂志,2011,7(6):1-4.

[3]付平,秦伟.KDIGO指南解读:狼疮性肾炎治疗[J].中国实用内科杂志,2012,32(12):921-922.

[4]季兰岚,张卓莉.欧洲抗风湿联盟发布系统性红斑狼疮新的管理指南[J].中华风湿病学杂志,2020,24(7):500-502.

[5]蒋紫嫣,王颖."肾主水"理论探源及今析[J].浙江中医杂志,2017,52(9):630-631.

[6]李文,吴承玉."肾主纳气"理论源流探析[J].中医学报,2011,26(6):671-672.

[7]刘烨.慢性肾盂肾炎证治规律探讨[J].实用中医内科杂志,2008(4):44-46.

[8]刘毅,王芳,薛莎,等.肾性贫血的中西医结合治疗[J].湖北中医杂志,2001(5):21-22.

[9]鲁盈,张丹君,潘峰.利妥昔单抗在难治性系统性红斑狼疮及狼疮肾炎中的临床应用[J].浙江医学,2019,41(20):2133-2136.

[10]吕宏生,彭勃.吕承全老中医治疗急性肾功能衰竭经验[J].河南中医,1994,14(3):147-148.

[11]闵立贵,文彬,王英刚,等.肾结核的早期诊断与治疗[J].中华泌尿外科杂志,2010(11):761-763.

[12]任占敏."肾主蛰"初探[J].新中医,1990(6):12-13.

[13]糖尿病肾病多学科诊治与管理共识专家组.糖尿病肾病多学科诊治与管理专家共识[J].中国临床医生杂志,2020,48(5):522-527.

[14]陶素莹,鲁盈.浅述从络论治维持期狼疮性肾炎[J].浙江中医杂志,2022,57(7):528-529.

[15]王继红.慢性肾盂肾炎的诊断与治疗方法[J].保健文汇,2021(2):53.

[16]王键,胡建鹏,何玲,等."肾藏精"研究述评[J].安徽中医学院学报,

2009,28(2):1-5.

[17]应振华,张园,王小冬.《2020 中国系统性红斑狼疮诊疗指南》解读[J].浙江医学,2022,44(1):2-4.

[18]于梅,秦曼,王立范,等.张琪治疗急性肾功能衰竭经验[J].中医杂志,2004,45(10):741-742.

[19]赵延红,刘秉仁.急性肾功能不全的中医治疗[J].现代中医药,2004,2(24):30-31.

[20]郑立华,鲁辛辛.降钙素原的临床研究进展[J].中国实验诊断学杂志,2007(1):137-139.

[21]中华医学会儿科学分会.肾脏学组紫癜性肾炎诊治循证指南(2016)[J].中华儿科杂志,2017,55(9):647-659.

[22]中华医学会糖尿病学分会.中国 2 型糖尿病防治指南(2020 年版)[J].中华糖尿病杂志,2021,13(4):315-409.

[23]朱虹,王灿晖.论通导瘀热是治疗急性肾衰的重要治法[J].中华中医药杂志,2007,22(9):618-621.

[24]中国高血压防治指南修订委员会.中国高血压防治指南 2010[S].中华心血管病杂志,2011,39(7):579-616.

四、英文论文

[1]DHILLON S. Telitacicept: first approval [J]. Drugs, 2021, 81(14): 1671-1675.

[2] GAO Y, CHEN Y, ZHANG Z, et al. Recent advances in mouse models of Sjögren's syndrome[J]. Front Immunol, 2020(11):1158.

[3] GUPTA K, HOOTON T M, NABER K G, et al. International clinical practice guidelines for the treatment of acute uncomplicated cystitis and pyelonephritis in women: A 2010 update by the Infectious Diseases Society of America and the European Society for Microbiology and Infectious Diseases [J]. Clin Infect Dis, 2011, 52(5): 103-120.

[4] HUANG Y, LI R, YE S, et al. Recent advances in the use of exosomes in Sjögren's syndrome[J]. Front Immunol, 2020(11):1509.

[5] SCHNEEBERGER C, VAN DEN HEUVEL E R, ERWICH J, et al. Contamination rates of three urine-sampling methods to assess bacteriuria in pregnant women [J]. Obstet Gynecol, 2013, 121(2 Pt 1): 299-305.

责任编辑　毕文霞
封面设计　王秋忆

ISBN 978-7-5607-7915-7

9 787560 779157 >

定价：88.00元